Berühmte Maler auf einen Blick

Paul Gauguin

W0339671

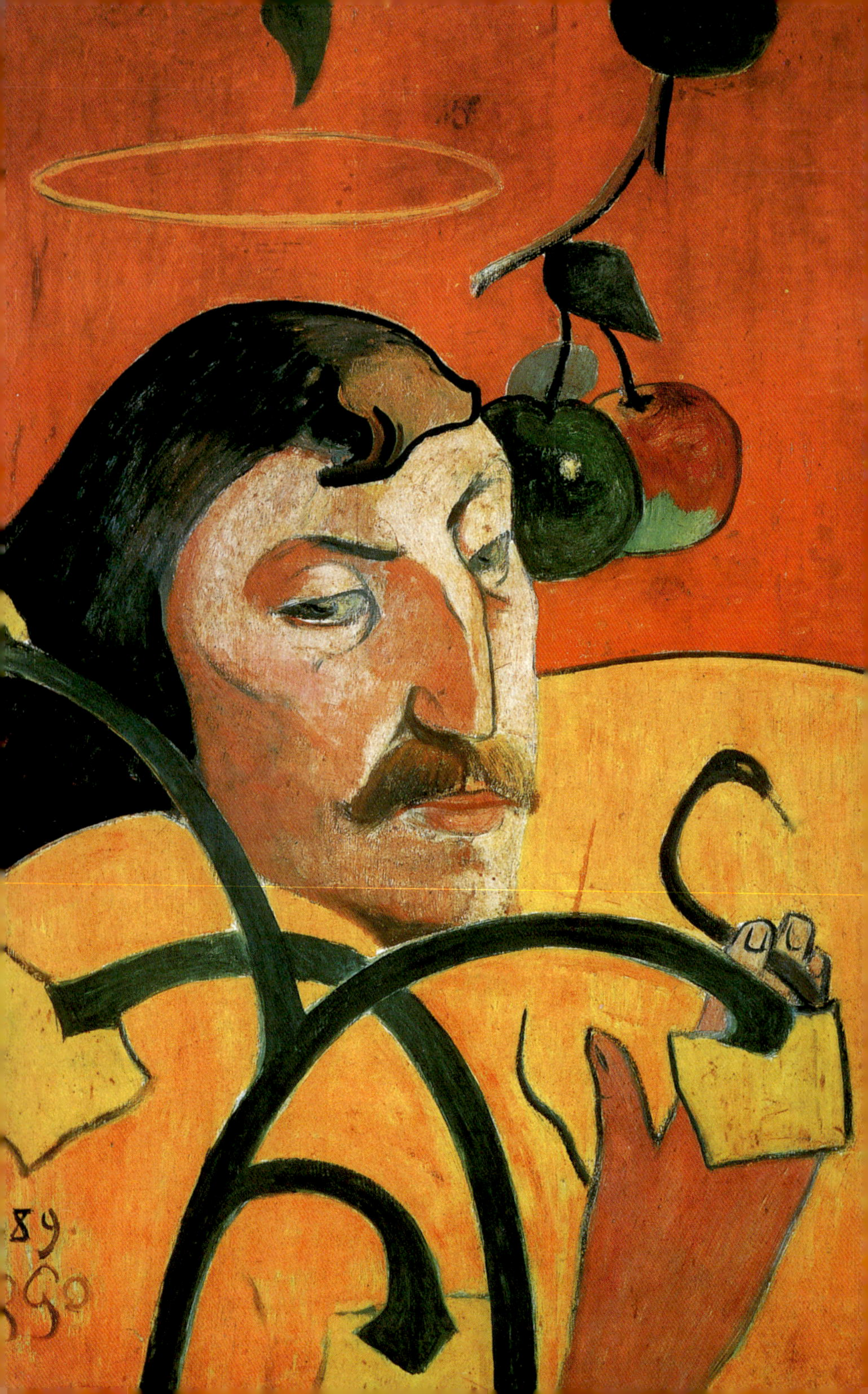

Paul Gauguin

DUMONT

LEBEN UND WERK

HISTORISCHER KONTEXT

DIE HAUPTWERKE

Hinweis

Diese Reihe stellt das Leben und die Werke der Künstler im kulturellen, sozialen und politischen Kontext ihrer Zeit vor. Um dem Leser die Benutzung zu erleichtern, ist jeder Band in drei Themenbereiche unterteilt, die anhand der seitlichen Streifen unterschiedlicher Farbe schnell zu finden sind. Die gelb markierten Seiten sind Leben und Werk des Künstlers gewidmet, Blau steht für die Behandlung des historischen und kulturellen Hintergrunds und Rosa für die eingehende Betrachtung der Hauptwerke des Künstlers. Jede Doppelseite vertieft ein bestimmtes Thema mit einem einführenden Text und verschiedenen kommentierten Illustrationen. So kann der Leser selbst entscheiden, ob er alle Kapitel der Reihe nach lesen oder lieber einzelne Bereiche herausgreifen möchte. Das Buch wird vervollständigt durch ein Verzeichnis der Orte, an denen die abgebildeten Werke des Künstlers zu finden sind, und ein Verzeichnis mit kurzen Erläuterungen zu den wichtigsten im Text genannten Personen.

■ Seite 2: Gauguin, *Selbstbildnis,* Ausschnitt, 1889, Washington, National Gallery of Art.

Inhalt

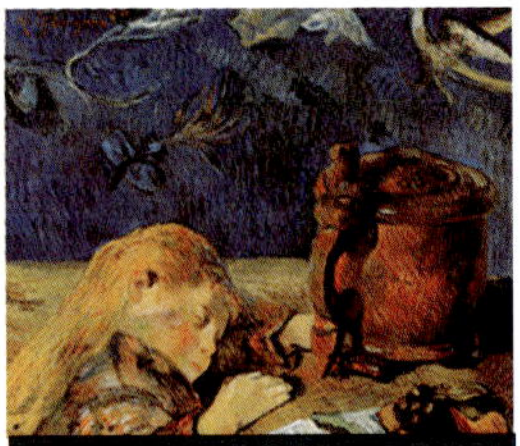

1848–1885

Der künstlerische Reifeprozeß

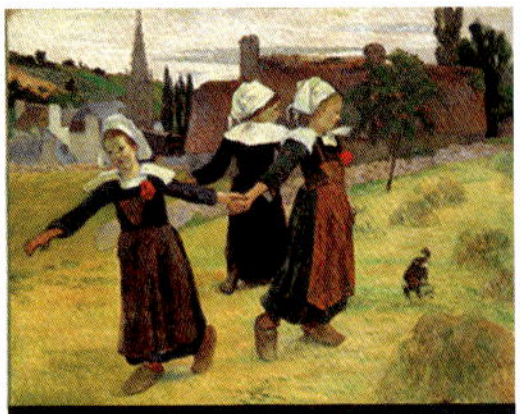

1886–1890

In der Bretagne

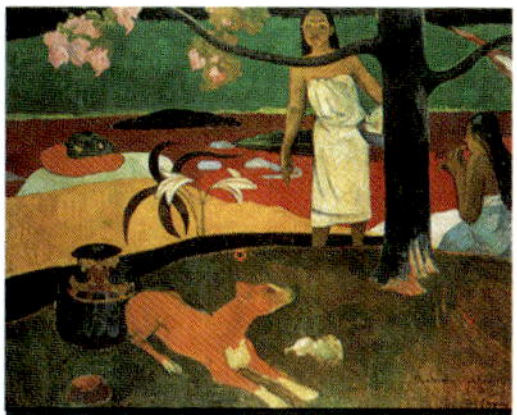

1891–1893

Ia Orana Tahiti

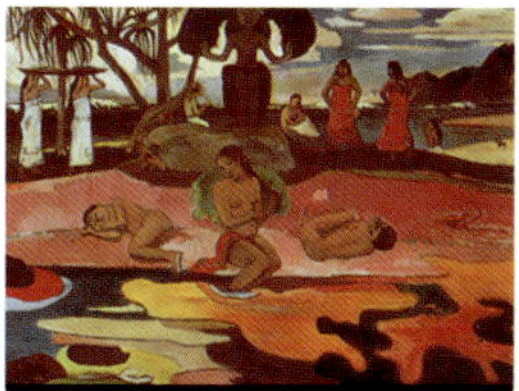

1893–1895

Rückkehr nach Paris

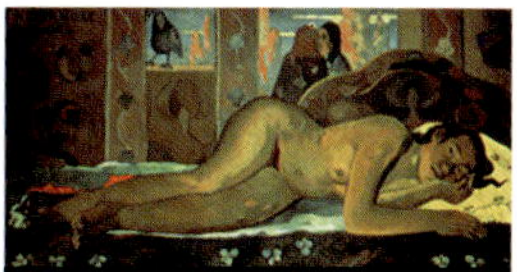

1895–1903

Tahiti und die Marquesas-Inseln

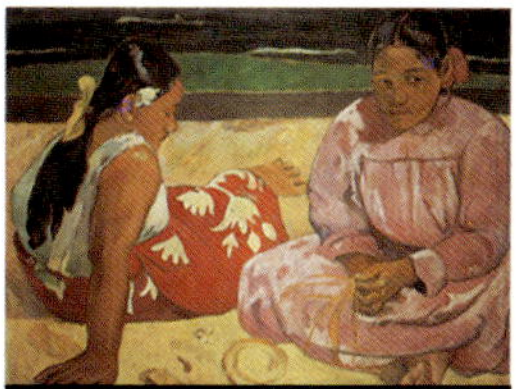

Anhang

1848–1885

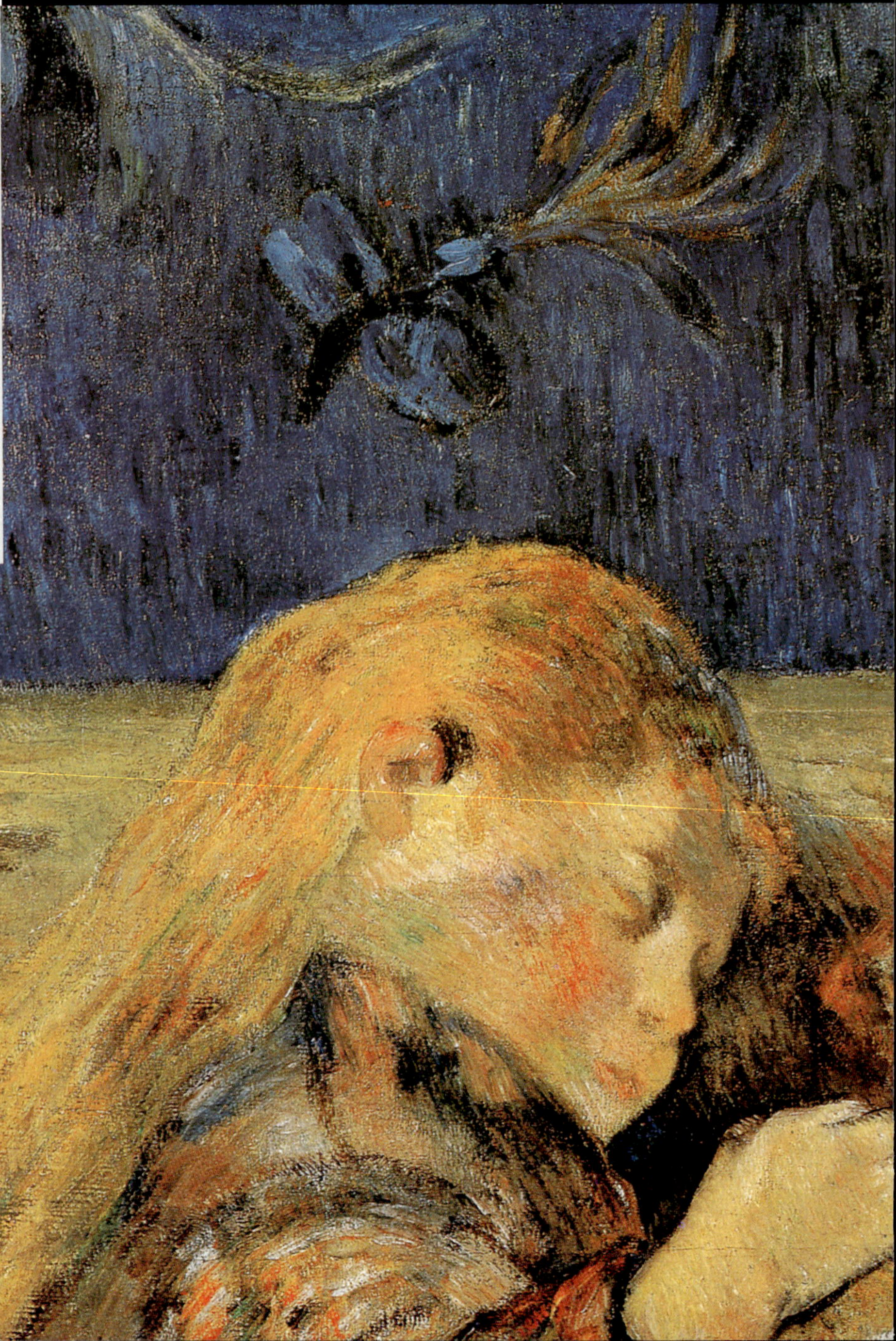

Gauguin, *Schlafendes Kind*, Ausschnitt, 1884, Lausanne, Sammlung Josefowitz

Der künstlerische Reifeprozeß

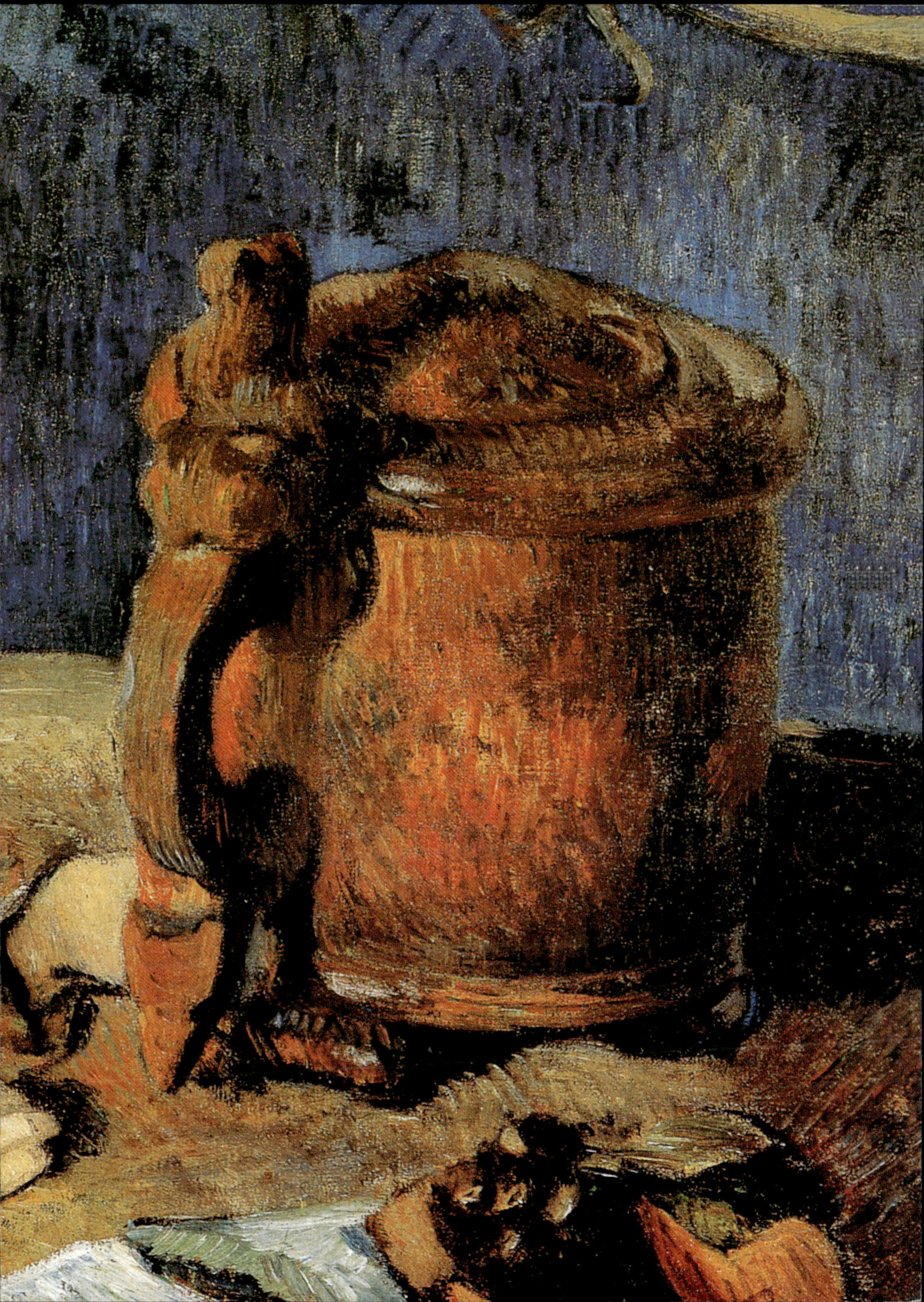

1848–1871: Kindheit und Jugend

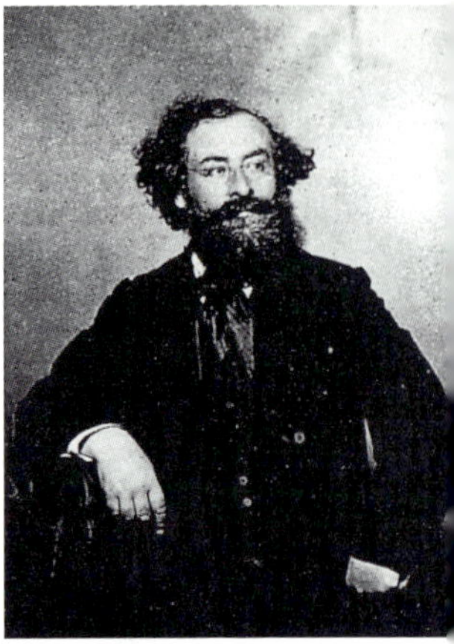

▲ Gustave Arosa, ein tüchtiger Geschäftsmann und leidlicher Fotograf, war ein Bekannter von Gauguins Mutter aus Kindertagen. Der gebildete, feinfühlige Kunstkenner bekundete als einer der ersten ernsthaftes Interesse an den Impressionisten und nahm einige ihrer Werke in seine Sammlung auf.

Am 7. Juni 1848 wird Eugène Henri Paul Gauguin im Künstlerviertel Montmartre in Paris geboren. Seine Mutter, Aline Chazal, entstammt einer spanischen Adelsfamilie, die während der Eroberung Amerikas nach Peru ausgewandert war. Der Vater, Clovis Gauguin, ist politischer Redakteur des liberalen »Le National«. Da er die bevorstehende Machtübernahme Louis Napoleons, zu dessen Gegnern er gehört, voraussieht, versucht er im Oktober 1851 mit seiner Familie ins Exil nach Peru zu gelangen, stirbt jedoch noch während der Überfahrt an einem Herzschlag. Die Familie kommt bei dem wohlhabenden Onkel Pio Tristan in Lima unter, kehrt aber 1855 nach Frankreich zurück, wo sie zunächst in Orléans, später in Paris bleibt. Paul besucht in Orléans ein Internat, doch die Umstellung vom Spanischen auf das Französische bereitet ihm Schwierigkeiten, weshalb seine schulischen Leistungen zu wünschen übrig lassen. So heuert er schließlich 1865 auf der »Luzitano« an. Als 1867 seine Mutter stirbt, wird Paul Gustave Arosa als sein Vormund eingesetzt. Nach dem Militärdienst kehrt Gauguin nach Paris zurück und bekommt dort durch Arosas Vermittlung eine Stellung bei dem Börsenmakler Bertin.

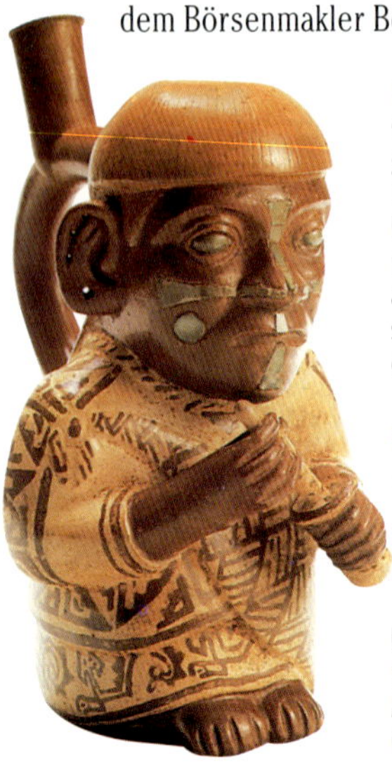

◄ Moche-Kultur, Peru, Gefäß mit bügelförmigem Henkel und Tülle, Lima, Museo Arqueológico Rafael Larco Herrera. Gauguin war stolz auf seine Herkunft. In seinen Adern, so glaubte er, floß Inkablut.

► Georges Guyon, *Eine Terrasse in Algier,* Privatsammlung. Im Jahr 1870 brach der Deutsch-Französische Krieg aus. Gauguin beteiligte sich aktiv am Kriegsgeschehen im Mittelmeer, vor allem in Algier.

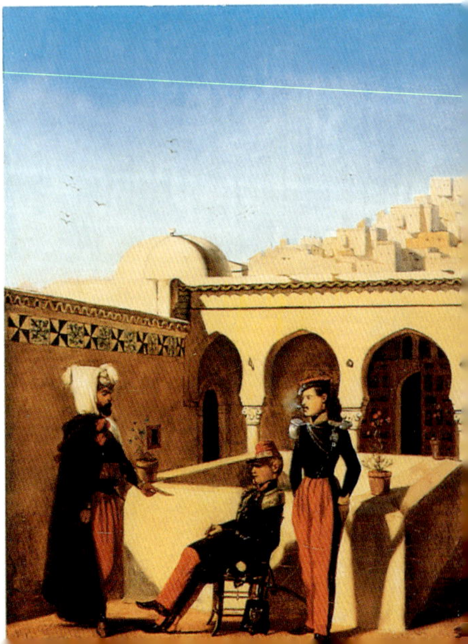

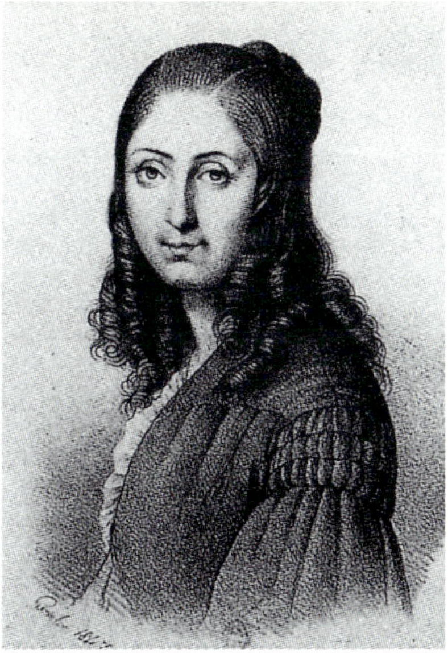

▲ Die Großmutter mütterlicherseits, Flora Tristan y Moscoso, war Schriftstellerin, Journalistin und militante Sozialistin. 1838 schrieb sie ihre Autobiographie, *Pérégrinations d'une Paria.* Sie wurde von ihrem Mann, dem Kupferstecher Antoine Chazal, 1844 ermordet.

▼ Gauguin, *Bildnis Aline Gauguin*, 1890, Stuttgart, Staatsgalerie. Als Vorlage für dieses Porträt, das 23 Jahre nach dem Tod der Mutter entstand, diente dem Künstler ein Jugendfoto, dessen exotische Züge er besonders herausarbeitete. Die innige Beziehung zu seiner Mutter beschrieb Gauguin in seinen *Schriften eines Wilden.*

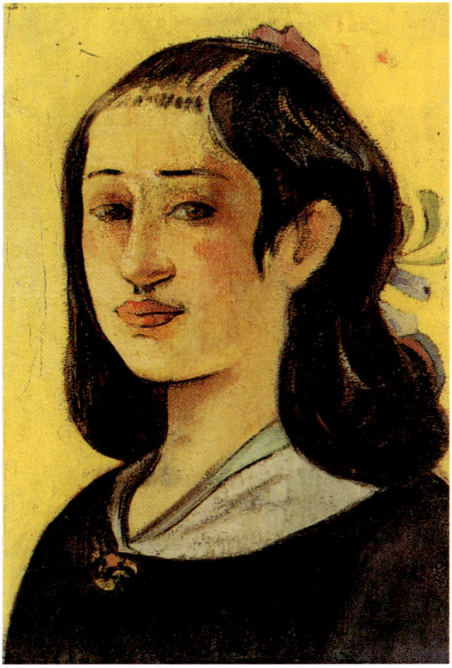

▼ François Etienne Musin, *Die Reede von Calais,* Privatsammlung. Gauguin heuerte zunächst auf der »Luzitano«, dann auf der »Chili« und der »Jérôme-Napoléon« an.

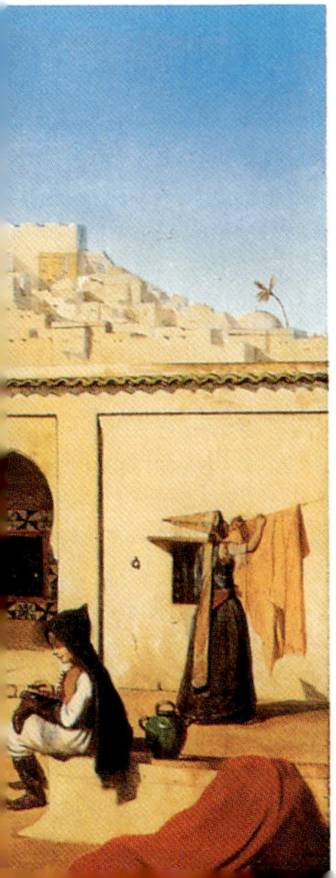

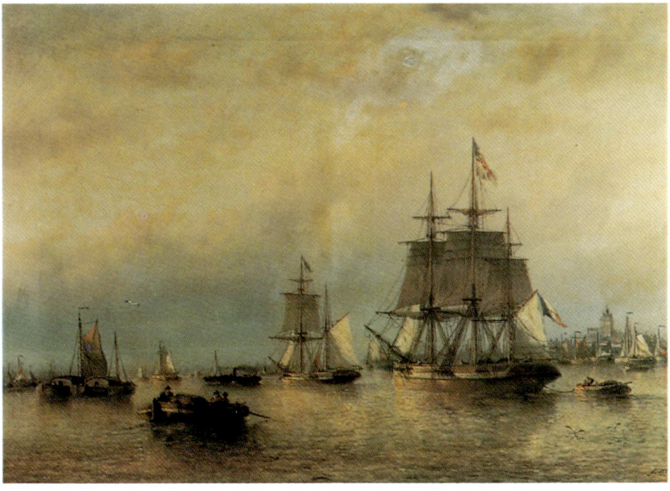

1848-1885

Frankreich unter Napoleon III.

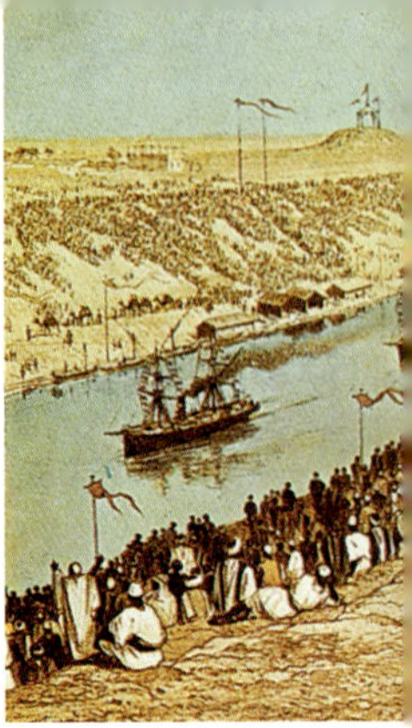

▲ *Einweihung des Suezkanals,* 1869, Mailand, Civica raccolta delle stampe Bertarelli. Zwischen 1859 und 1864 förderte Frankreich den Bau des Suezkanals. Das Unternehmen war von großer Bedeutung für die technische Entwicklung und wirkte sich erheblich auf Wirtschaft und Politik aus.

Die Februarrevolution von 1848 führt zum Sturz des »Bürgerkönigs« Louis Philippe und zur Gründung der Zweiten Republik. Am 10. Dezember desselben Jahres wählen die Franzosen unter dem Eindruck der Arbeiterunruhen vom Juni Louis Bonaparte zu ihrem Präsidenten, der schon 1851 in einem Staatsstreich das Parlament auflöst und sich kurz darauf als Napoleon III. zum Kaiser ausrufen läßt. Innenpolitisch leitet er nach den Plänen des Präfekten Haussmann in Paris ein umfassendes öffentliches Bauprogramm ein. Im Laufe weniger Jahrzehnte entstehen 60000 neue Wohnungen und eindrucksvolle, durch weitläufige Boulevards miteinander verbundene öffentliche Bauten. Napoleon III. erobert Neu-Kaledonien, Algerien, den Senegal und Kambodscha und meldet auch in China, Syrien und in Mexiko gewichtige Ansprüche an. Doch trotz einiger militärischer Erfolge erreicht er nicht das selbstgesteckte außenpolitische Ziel. Wegen seines Einsatzes für den Kirchenstaat kühlt das Verhältnis zu Italien ab, und die wiederholten Versuche, Luxemburg unter seine Kontrolle zu bringen, scheitern ebenso wie das »mexikanische Abenteuer«. Die Niederlage bei Sedan im Deutsch-Französischen Krieg führt 1870 zu seinem Sturz und damit zum Ende des Kaiserreichs.

▼ Angelo Inganni, *Die Zuaven auf den Stufen von San Giovanni in Brescia,* Brescia, Musei Civici d'Arte e Storia. Napoleon III. versuchte, den Österreichern Italien zu entreißen, gewann jedoch nur Nizza und Savoyen.

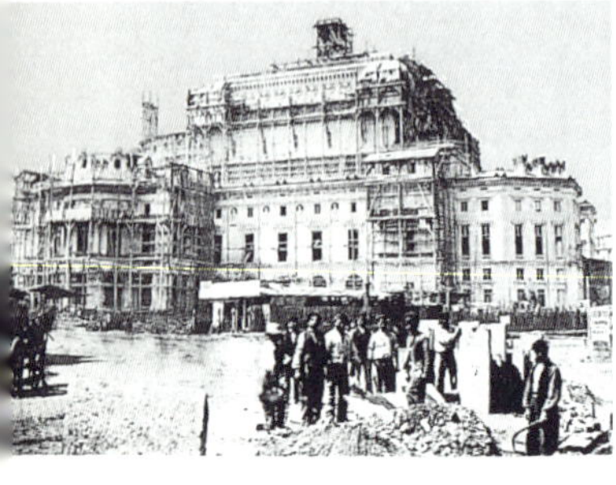

▲ Der Bau der Pariser Oper begann 1862 nach dem Plan des Architekten Garnier. Im Krieg von 1870/71 diente das Gebäude als Lebensmitteldepot und zu Zeiten der Kommune als Zufluchtsort für die Regierung Thiers. Die offizielle Einweihung fand erst am 15. Dezember 1875 statt.

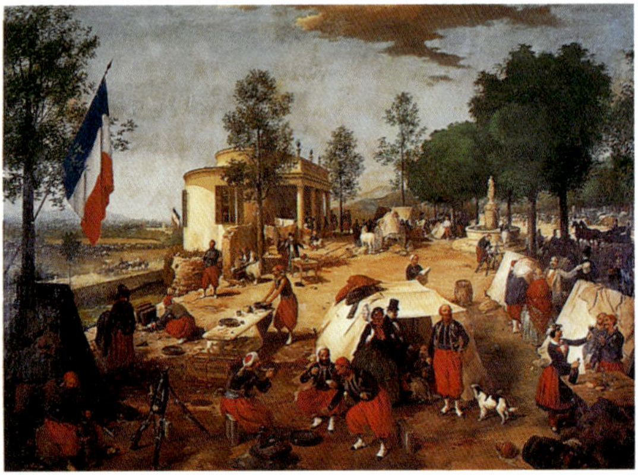

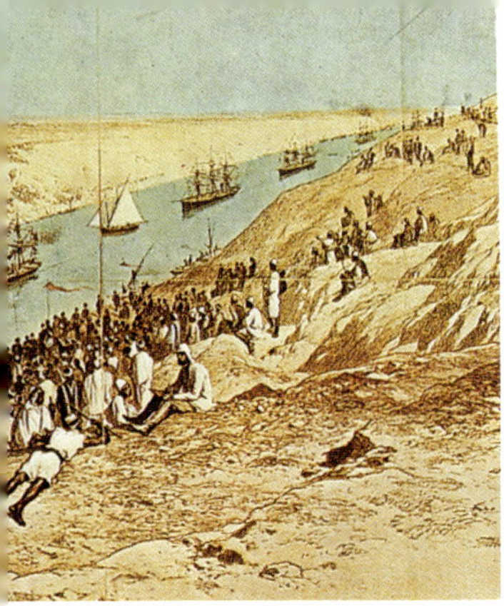

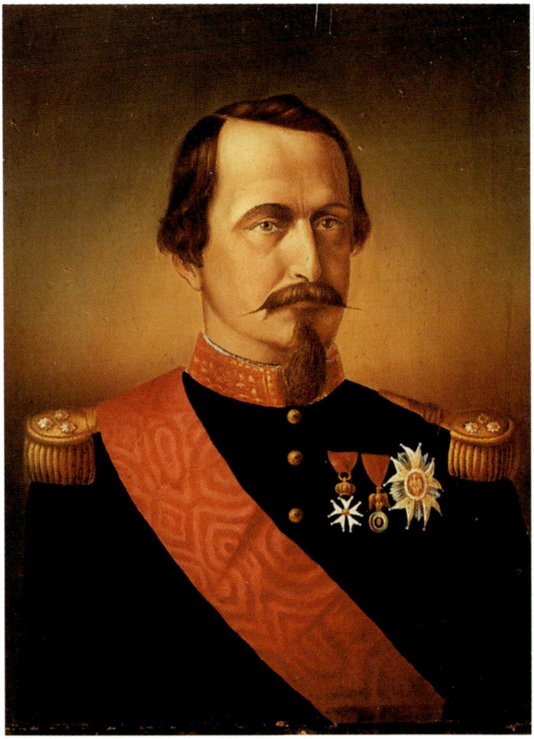

▶ Napoleon III. wurde 1808 geboren. 1840 scheiterte sein erster Putschversuch. Nach der Schlacht bei Sedan emigrierte er nach England, wo er 1873 starb.

▼ Aus der Pionierzeit der Fotografie: eine Anfang des 20. Jahrhunderts in London hergestellte Waston Acme.

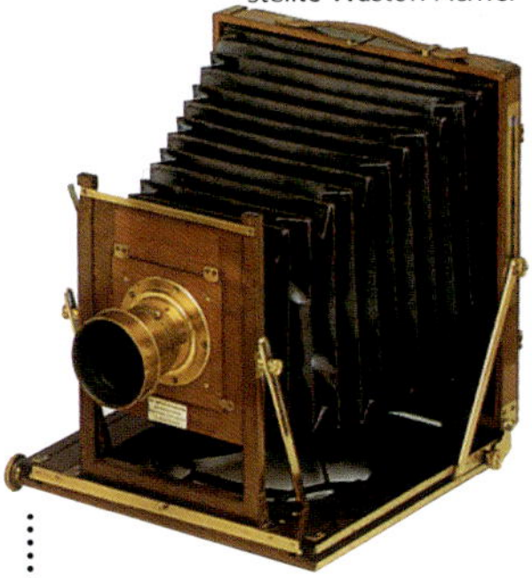

Fotografie und Malerei

1839 entwickelt Louis-Jacques Mandé Daguerre das erste fotografische Verfahren. Schnell verfeinert, tritt die Fotografie einen Siegeszug durch ganz Europa an. Von Anfang an ist abzusehen, daß mit dieser sensationellen technischen Neuerung eine ideologische und kulturelle Revolution einhergeht, die sowohl die Art der Malerei als auch ihr Selbstverständnis von Grund auf verändern wird.

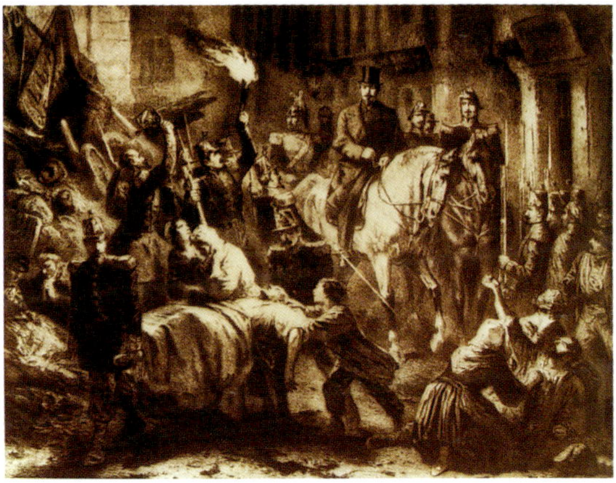

▲ *Louis Napoleon besucht die Barrikaden nach dem Staatsstreich vom 2. Dezember 1851,* Paris, Bibliothèque Nationale. Um die Macht an sich zu reißen, schaltete der zukünftige Napoleon III. die Opposition aus, indem er die Zahl der Wahlberechtigten reduzierte, die Presse zensierte und sich mit den Katholiken verbündete.

1872–1878: Der Anfang als Maler

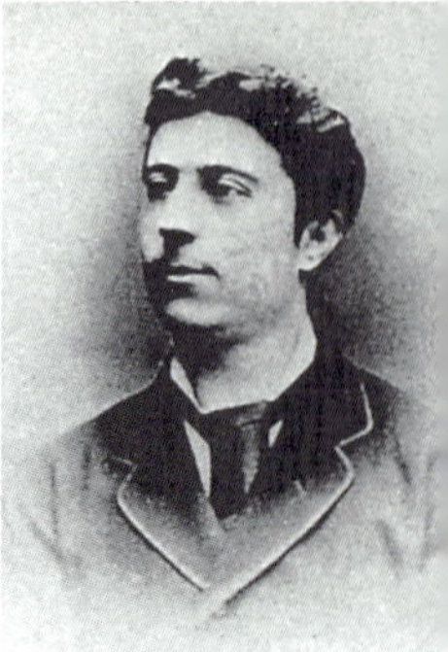

▲ Mit 25 Jahren war Gauguin ein breitschultriger Mann von stattlicher Gestalt. Seine Züge waren zwar ein wenig grob, sein durchdringender Blick wirkte jedoch anziehend und verlieh ihm gewinnenden Charme.

Gauguin tritt 1872 eine Stellung bei dem Börsenmakler Bertin an, der ihm neben dem monatlichen Gehalt eine geringfügige Gewinnbeteiligung auszahlt. Dieser Verdienst sichert ihm einen relativ hohen Lebensstandard. Gauguin schließt Freundschaft mit dem Elsässer Emile Schuffenecker, einem Arbeitskollegen. Mit ihm zusammen macht er erste Bekanntschaft mit der Malerei, besucht Ausstellungen und Museen und führt angeregte Diskussionen über die Kunst. Gauguin erwirbt einige Werke von Cézanne, Sisley, Monet, Manet, Renoir, Pissarro und anderen Impressionisten. Schließlich versucht er sich selbst als Maler und nimmt mit Schuffenecker an Kursen des akademischen Malers Colarossi teil. Über Arosa lernt er die junge Dänin Mette Sophie Gad kennen, die er am 22. November 1873 heiratet. 1874 kommt das erste Kind, Emile, zur Welt, gefolgt von Aline (1877), Clovis (1879), Jean-René (1881) und Paul (1883). In den Jahren 1873 und 1874 malt Gauguin mehrere Stilleben und Landschaften und kann eine seiner Landschaften im Salon von 1876 ausstellen.

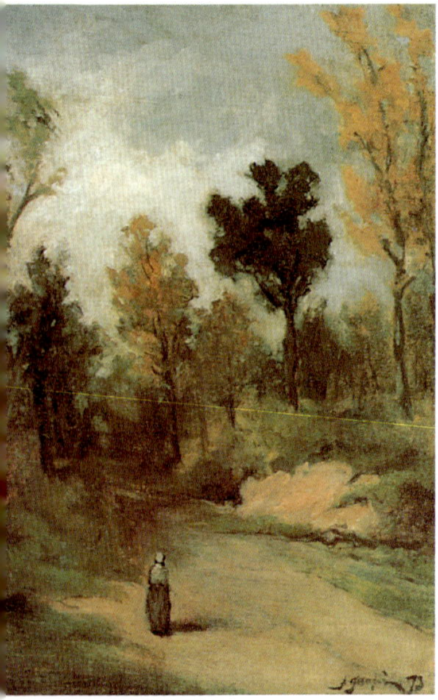

▲ Gauguin, *Unterholz,* 1873, Privatsammlung. Der Bildaufbau wirkt etwas statisch – noch fehlt die sichere Handschrift späterer Werke.

▼ Gauguin, *Landschaft,* 1873, Cambridge, Fitzwilliam Museum. Gauguins frühe Bilder erinnern noch sehr an Corot und die »Schule von Barbizon«, so benannt nach dem Dorf Barbizon nahe Fontainebleau, wo einige Künstler eine Landschaftsmalerei nach niederländischem und englischem Vorbild pflegten.

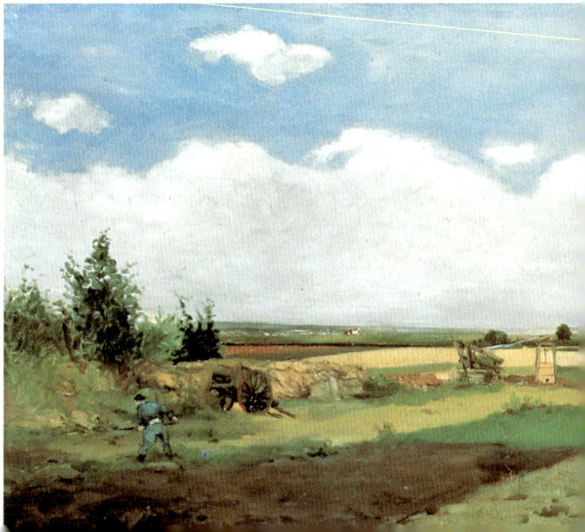

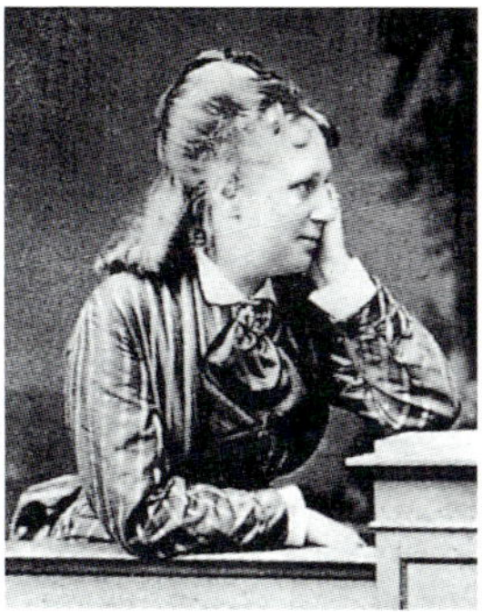

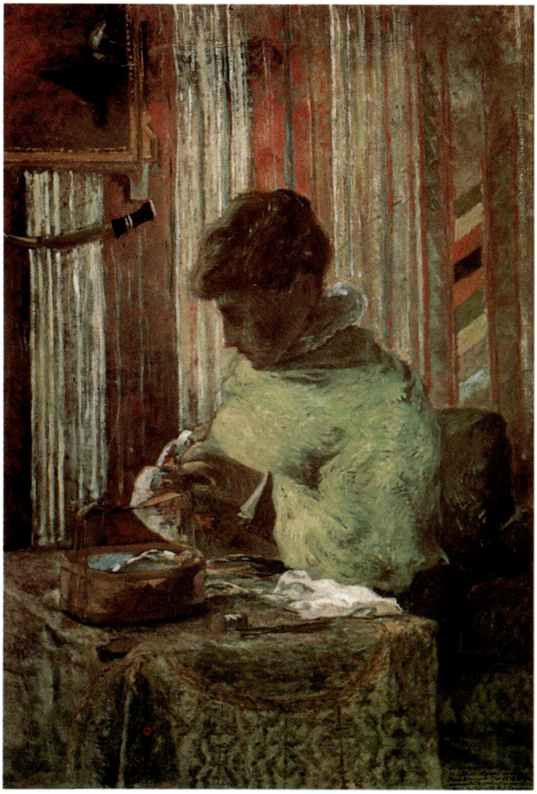

▲ Als Mette Sophie Gad den jungen Gauguin kennenlernte, war sie gerade 23 Jahre alt. Die junge Frau verliebte sich in den vielversprechenden jungen Angestellten, der ihr eine abgesicherte bürgerliche Existenz bieten konnte.

▶ Gauguin, *Mette beim Nähen,* um 1878, Zürich, Sammlung Bührle. Die ersten Ehejahre verliefen ruhig und harmonisch. Gauguins Berufsleben war erfolgversprechend, und noch herrschte in der Familie ein beschaulicher häuslicher Frieden, den auch dieses Gemälde ausstrahlt.

▼ Gauguin, *Herbstlandschaft,* 1877, Privatsammlung. Gauguins Farbbehandlung ist zwar noch konventionell, doch sind bereits Anklänge an den Stil Pissarros, den er kurz zuvor kennengelernt hatte, und der Impressionisten erkennbar.

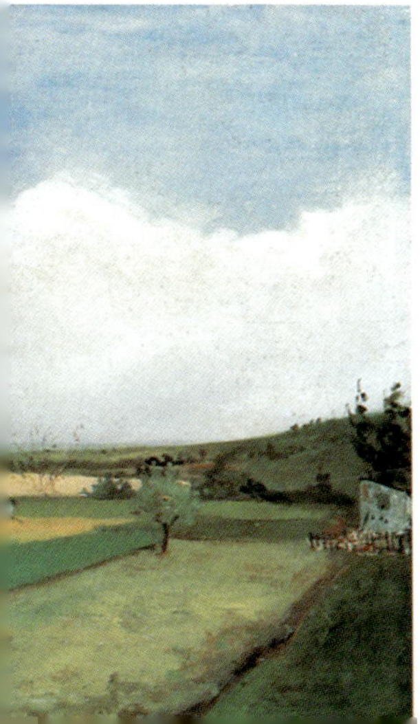

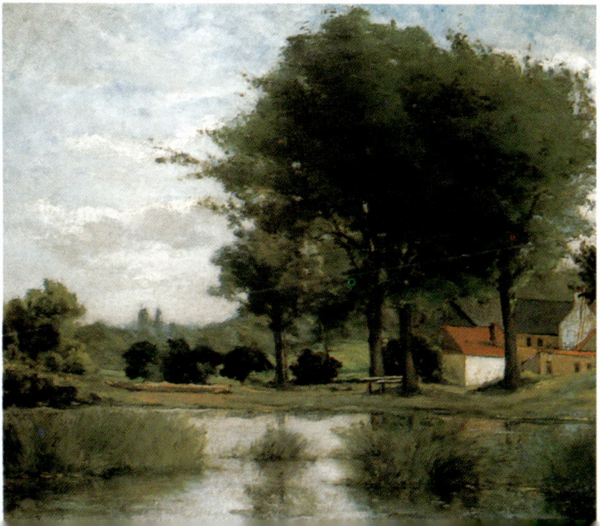

Die Seine bei der Brücke von Iéna

Das Gemälde, heute im Musée d'Orsay in Paris, ist 1875 entstanden. Zu dieser Zeit war die Malerei für Gauguin noch ein Zeitvertreib. Niemand ahnte, daß sie einmal sein ganzes Leben verändern sollte.

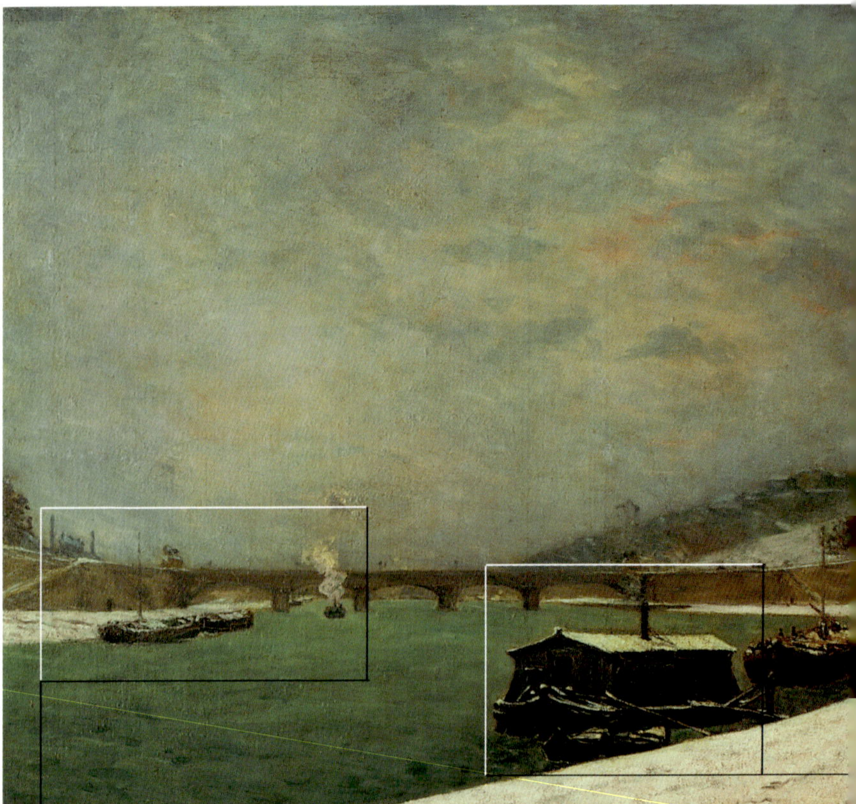

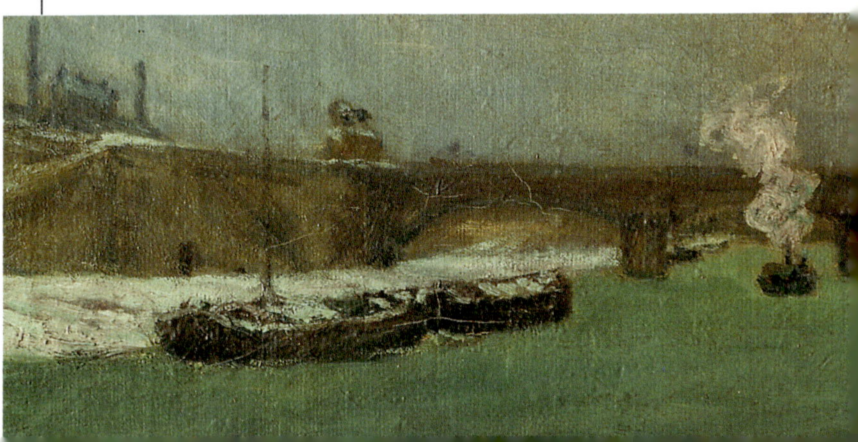

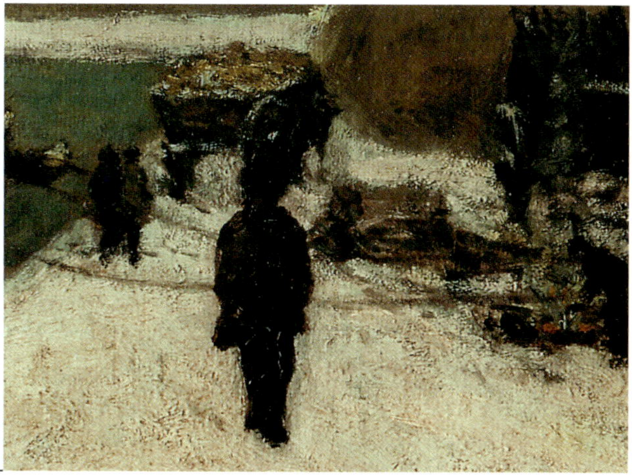

▼ Gauguin hatte ein sehr spontanes Verhältnis zur Natur. Die intellektuellen Abstraktionen aus der Tradition des 18. Jahrhunderts lagen ihm fern. Dennoch war es noch ein weiter Weg für ihn bis zur pantheistischen Auffassung seiner Südseelandschaften.

▲ Gauguin orientiert sich thematisch und im Bildaufbau am Impressionismus. Als Vorbild dienten ihm vor allem Armand Guillaumin und der Niederländer Johan Barthold Jongkind, dessen Ausstellungen er besuchte und von dem er einige Gemälde erwarb.

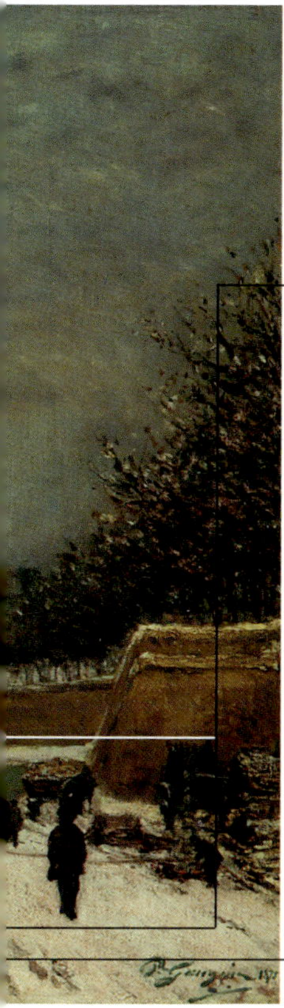

◀ In seinen ersten Werken verwendete Gauguin noch kühle Farbtöne, pastos aufgetragen, die seinen Werken Tiefe und Weite verleihen, sie zugleich aber auch statisch wirken lassen. Seine Strichführung ist wohlüberlegt, die Zeichnung präzise.

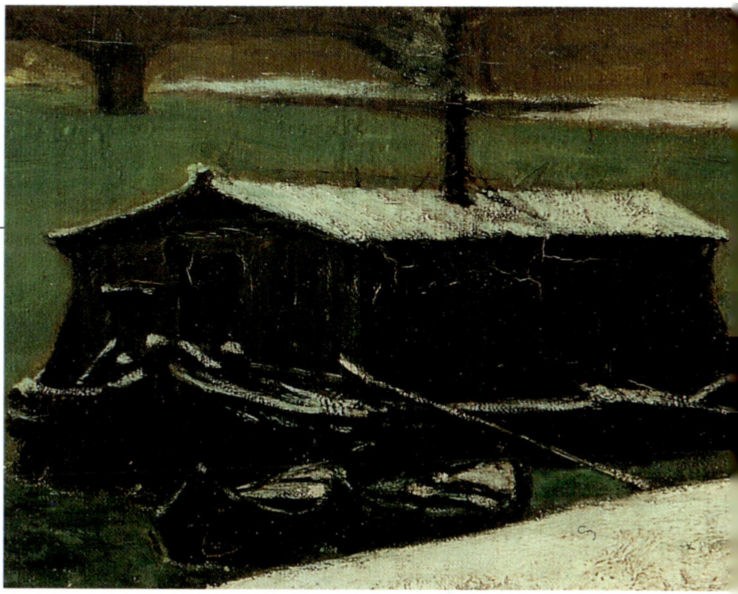

1848–1885

Camille Pissarro

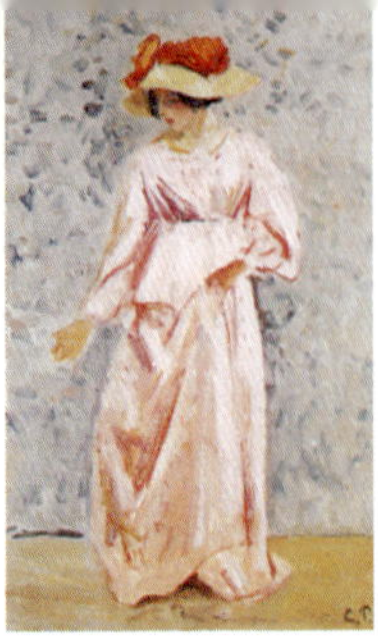

Camille Pissarro kommt 1830 als Sohn eines portugiesischen Juden und einer Kreolin in St. Thomas auf den Antillen zur Welt. 1855 beginnt er in Paris an der Ecole des Beaux-Arts und der Académie Suisse zu studieren, wo er auch Claude Monet kennenlernt. Obwohl er seit 1859 im offiziellen Salon ausstellen darf, polemisiert er gegen dessen strengen Akademismus. Ab 1863 zieht er es vor, seine Werke neben Künstlern wie Manet, Jongkind, Cézanne und Guillaumin im Salon des Refusés zu zeigen. Er gehört zu den Stammgästen des Café Guerbois, dem Treffpunkt der Impressionisten, auf die er entscheidenden Einfluß ausübt. Trotz seiner harmlosen Sujets wird er von Anfang an wegen seiner stilistischen Neuerungen, dem Verzicht auf Abschattungen und seinem revolutionären Umgang mit den Farben von der Kritik hart attackiert. 1870 vor dem Krieg geflohen, lernt er in London Paul Durand-Ruel kennen, der später für ihn und andere Impressionisten als Kunsthändler auftritt. Ab 1872 wählt er Pontoise als Domizil, 1884 geht er nach Eragny, und von 1896 bis zu seinem Tod 1903 lebt er in Paris. In diesen Jahren ist er in sämtlichen Ausstellungen der Impressionisten vertreten und gibt sein Können an viele junge Künstler weiter, unter ihnen Seurat, Signac und Gauguin. Ihnen vermittelt er seine Naturverbundenheit sowie seine Vorliebe für Landschaften und die Freiluftmalerei. Trotz einer pointillistischen Phase bleibt Pissarro grundsätzlich dem Impressionismus treu.

▼ Camille Pissarro, *Heuernte in Eragny,* 1891, Privatsammlung. Pissarros Malerei läßt uns seine Erdverbundenheit und Liebe zu den Dörfern auf dem Lande spüren, wo das Leben ruhig und beschaulich verläuft, getragen vom langsamen Rhythmus der Jahreszeiten. Das gleichmäßig verteilte Licht spiegelt sich mit gedämpften Reflexen in den kurzen Pinselstrichen wider.

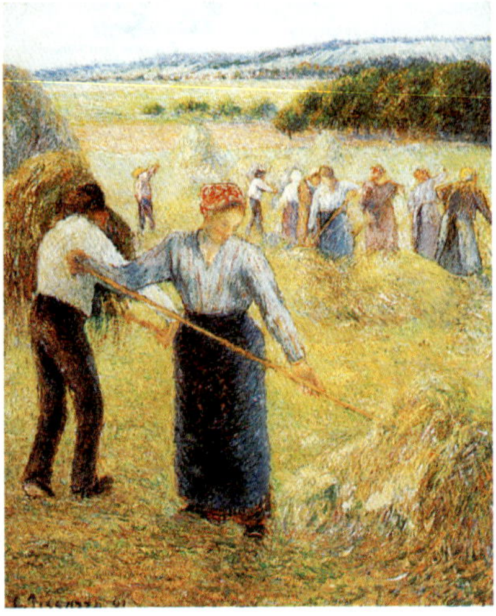

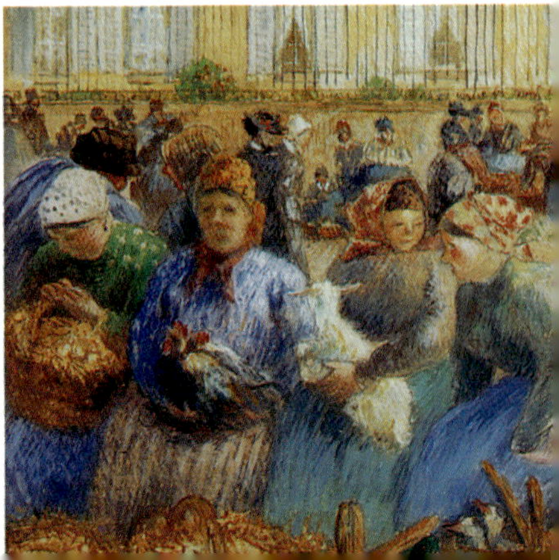

◀ Camille Pissarro, *Bildnis von Jeanne,* um 1897, Privatsammlung. Der Künstler befaßte sich mit den unterschiedlichsten Motiven, von einfachen volkstümlichen Szenen bis hin zu raffinierten und eleganten Kompositionen.

▶ Camille Pissarro, *Sitzende Bäuerin,* 1880, Privatsammlung. Seine Inspiration fand Pissarro in der Kunst von Delacroix und Corot. Wie sie lehnte er die unkritische Antikennachahmung und den Akademismus der Ecole des Beaux-Arts ab.

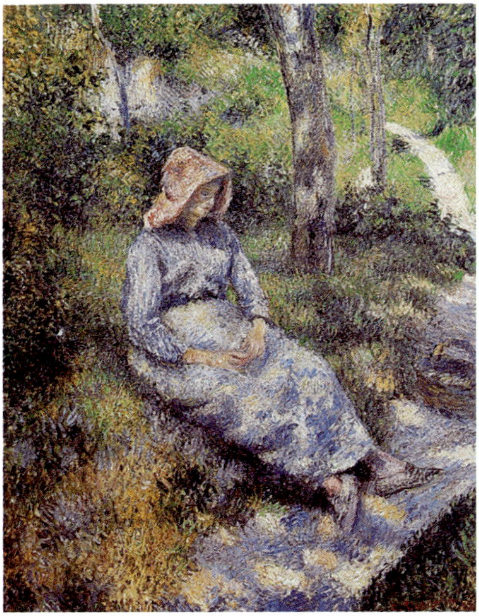

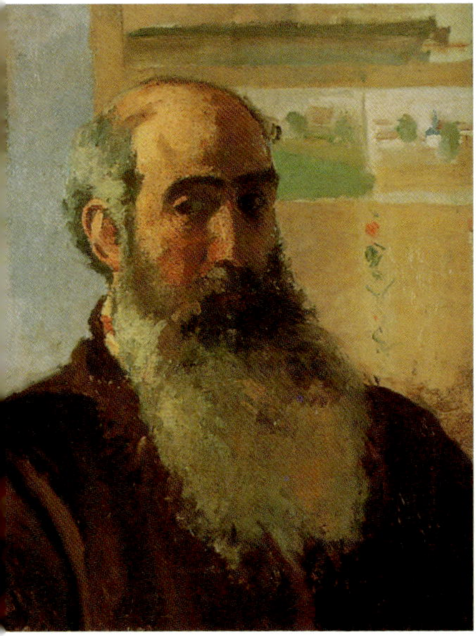

◀ Camille Pissarro, *Selbstbildnis,* 1873, Paris, Musée d'Orsay. Pissarro lernte Gauguin erst nach 1878 näher kennen. Der Maler fand Gefallen an Gauguins extrovertierter, redegewandter Art und wurde zu seinem ersten wirklichen Lehrer.

▼ Camille Pissarro, *Der Hafen von Dieppe,* 1902, Privatsammlung. Pissarros künstlerischer Lebensweg war lang und mühsam, erst spät stellte sich der Erfolg ein. Er arbeitete in Pontoise und Louveciennes, wo es billiger war als in Paris.

▼ Camille Pissarro, *Der Eiermarkt,* 1894, Privatsammlung. Gauguin war von Pissarros Darstellungen des bäuerlichen Lebens beeindruckt.

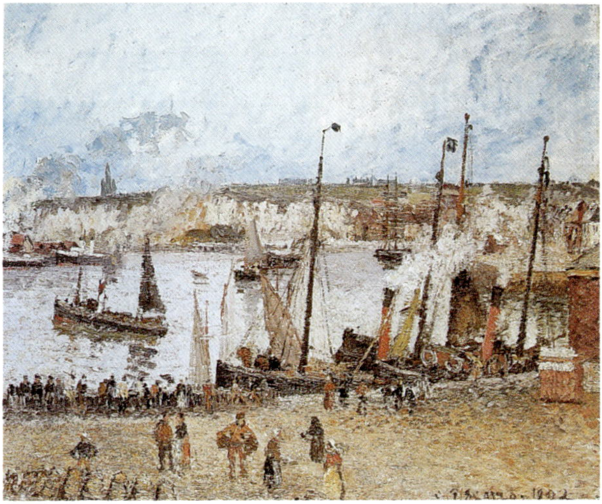

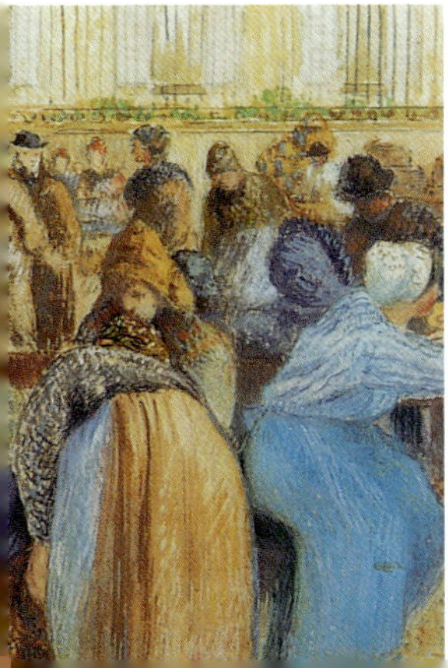

1879–1881: Die ersten Ausstellungen

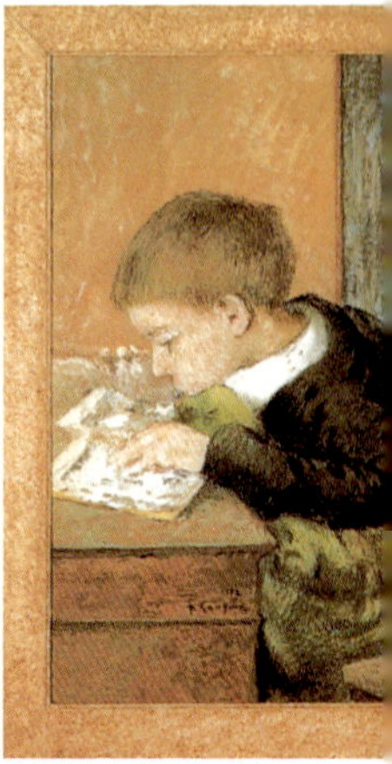

▲ Gauguin, *Der Bildhauer Aubé und sein Sohn,* 1882, Paris, Musée du Petit Palais. Eine ungewöhnliche Komposition: Zwei unterschiedliche Motive werden gegenübergestellt und durch die Vase in der Bildmitte verbunden.

Als 1879 Sohn Clovis zur Welt kommt, zieht Gauguin mit seiner Familie in eine größere Wohnung in die Rue Carcel Nr. 8, in der er sich auch ein Atelier einrichtet. Im selben Jahr hat er die Möglichkeit, mit einer Skulptur an der vierten Ausstellung der Impressionisten teilzunehmen. Den Sommer verbringt er bei Pissarro in Pontoise, unter dessen Anleitung er seine Landschaftsmalerei vervollkommnet. An der fünften Ausstellung der Impressionisten beteiligt er sich mit sieben Gemälden und einer Büste, auch wenn Renoir und Monet in ihm nur einen Dilettanten sehen. Doch er ist mit Feuereifer bei der Sache und gewinnt durch seine Teilnahme an Ansehen. Im Jahr darauf stellt Gauguin acht Gemälde und zwei Skulpturen aus, mit denen er erstmals die Aufmerksamkeit der Kunstkritiker auf sich zieht. Das Urteil über seine zwölf in der Ausstellung von 1882 präsentierten Gemälde ist allerdings wenig schmeichelhaft: Man hält sie für weniger innovativ als seine bisherigen Werke. Mit wachsender Sorge beobachtet unterdessen Mette, wie sich aus einer harmlosen Freizeitbeschäftigung langsam eine Besessenheit entwickelt. Sie macht Gauguin Vorhaltungen, erreicht damit aber nur das Gegenteil – zwischen den beiden entsteht eine unüberbrückbare Kluft.

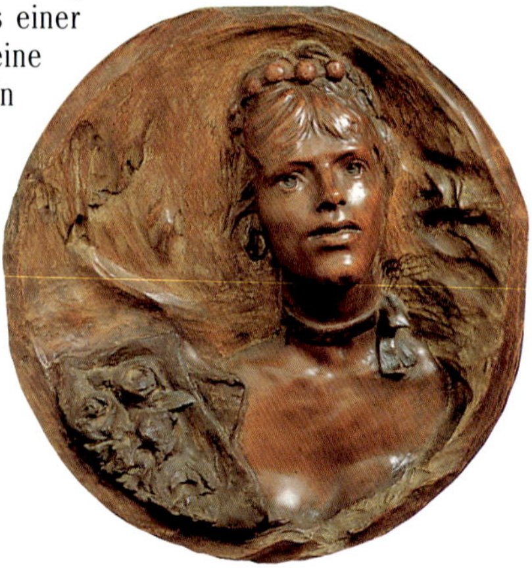

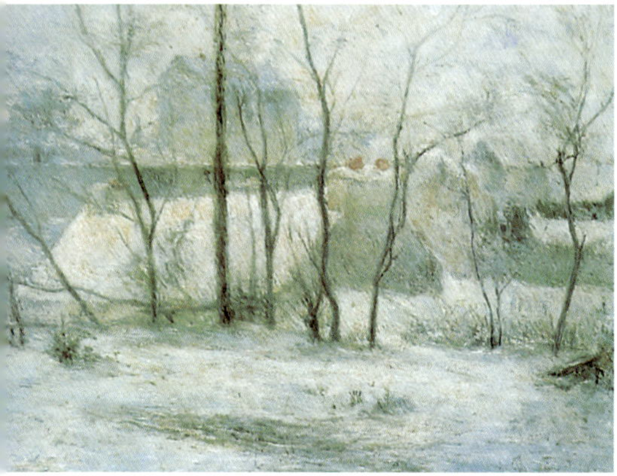

◄ Gauguin, *Garten im Schnee,* 1879, Budapest, Szépművészeti Múzeum. Der Schnee war eines der Lieblingsmotive der Impressionisten, und Gauguin eiferte ihnen sichtlich nach.

▲ Gauguin, *Die Sängerin Valérie Roumi,* 1880, Kopenhagen, Ny Carlsberg Glyptotek. Das Medaillon aus bemaltem Holz läßt Anklänge an Degas' Tänzerinnen erkennen.

▼ Gauguin, *Garten in der Rue Carcel,* 1881, Kopenhagen, Ny Carlsberg Glyptotek. Gauguin malte Mette mit den Kindern im Garten der Rue Carcel im Pariser Viertel Vaugirard mit der neoromanischen Kirche Saint-Lambert im Hintergrund. Auffällig die schnelle, unregelmäßige Strichführung, die an Pissarro erinnert.

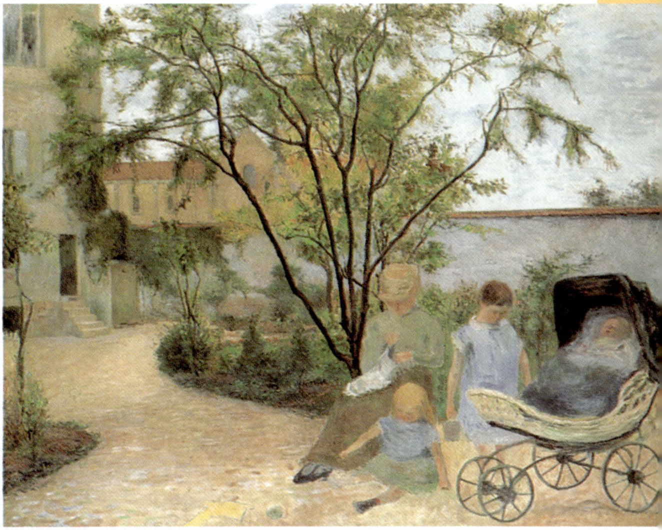

▼ Gauguin, *Die Gemüsegärten von Vaugirard,* 1879, Northampton, Massachusetts, Smith College Museum of Art. Verglichen mit früheren Werken ist Gauguins Strichführung unregelmäßiger geworden, er wählt hellere Farben und nähert sich mehr dem realistischen Stil Pissarros an.

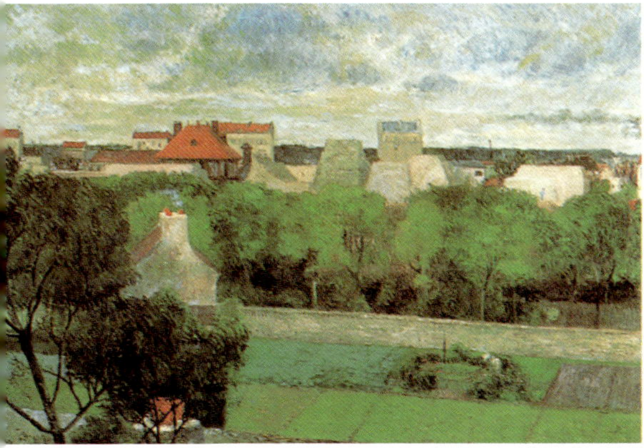

▶ Gauguin, *Aktstudie* oder *Suzanne beim Nähen,* 1880, Kopenhagen, Ny Carlsberg Glyptotek. Das Bild zeigt Gauguins Kindermädchen und erregte als erstes seiner Werke die Aufmerksamkeit der Kunstkritik. Besonders Huysmans rühmte die Ausdruckskraft und den Realismus des Bildes, und auch Degas war beeindruckt.

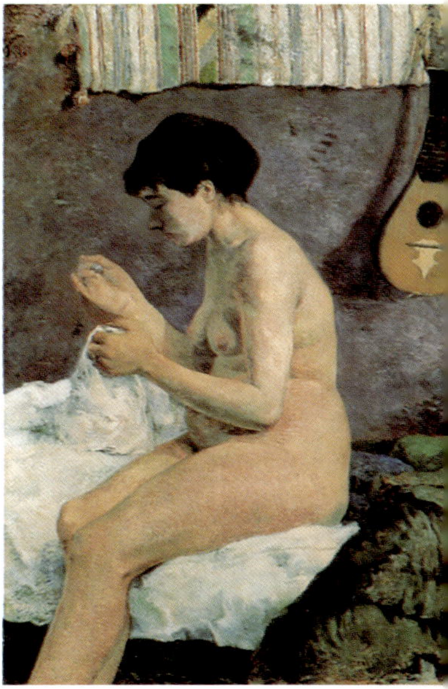

1848–1885

Der Impressionismus

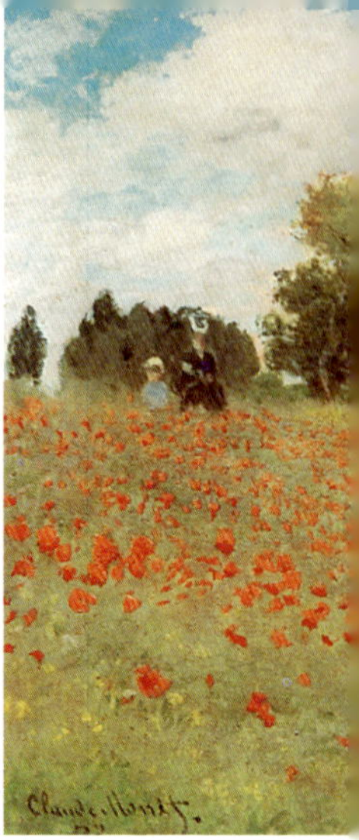

Die impressionistische Malweise entwickelt sich ab etwa 1860, als sich Monet, Pissarro, Guillaumin und Cézanne an der Pariser Académie Suisse kennenlernen. Monet, Renoir, Bazille und Sisley leiten 1862 mit ihren Zusammenkünften im Atelier von Charles Gleyre ein Jahrzehnt regen künstlerischen Austausches ein; sie treffen sich in den Pariser Cafés und später auch in Argenteuil. Oft kommt es zu heftigen Auseinandersetzungen mit Kunstkritikern und Mitgliedern der Akademie, die anläßlich der ersten Ausstellung im Atelier des Fotografen Nadar 1874 ihren Höhepunkt erreichen. Die folgenden sieben Ausstellungen werden von einem Teil der Kunstkritiker bereits mit mehr Wohlwollen aufgenommen, und auch der Erfolg beim Publikum wächst. Die Impressionisten verbindet ein gemeinsames Ziel: Sie wollen sich von der traditionellen Linie der Kunstakademien lösen. Ihre Aufmerksamkeit gilt der Landschaftsmalerei eines Courbet oder Corot und dem Kolorismus von Delacroix. Sie malen Landschaften unter freiem Himmel, bei denen die Zeichnung mehr und mehr in den Hintergrund tritt, so daß die Farbe an Eigenständigkeit gewinnt und schließlich zum einzigen Ausdrucksmittel für Gefühle und Sinneseindrücke wird.

▼ Auguste Renoir, *Le Moulin de la Galette*, 1876, Paris, Musée d'Orsay. Renoir war ein ausgezeichneter Landschaftsmaler, der es wie kein anderer verstand, in seinen Werken lichtdurchflutete, heitere Szenen des sonntäglichen Lebens in Paris festzuhalten – wie in diesem weltberühmten Gemälde, das eine der zahlreichen Tanzvergnügungen auf dem Montmartre darstellt.

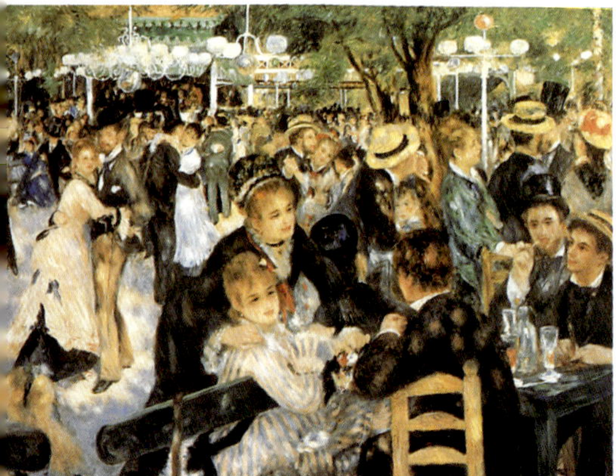

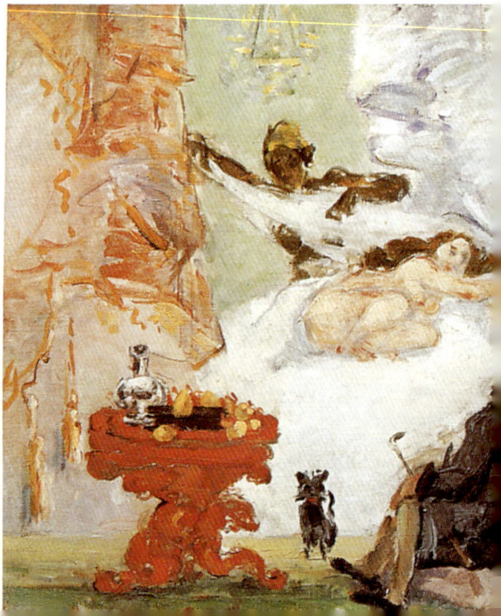

▼ Edgar Degas, *Die Tanzklasse,* 1873–75, Paris, Musée d'Orsay. Die Theateratmosphäre hatte es Degas angetan. Er begeisterte sich vor allem für Ballettänzerinnen, deren Anmut er mit unvergleichlicher Poesie darstellte. Dabei zeigte er sie nur selten beim Tanz – häufiger bannte er sie in intimen Momenten und mit alltäglichen Gesten auf die Leinwand.

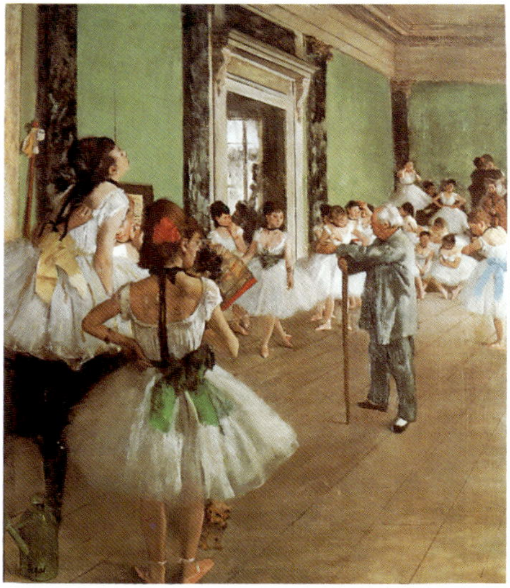

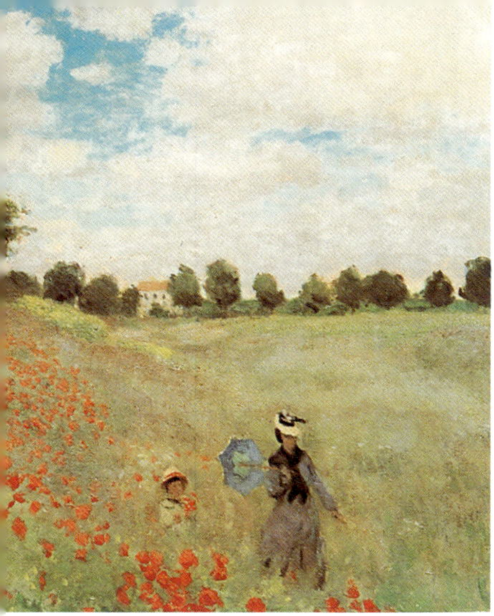

▲ Claude Monet, *Mohnfeld bei Argenteuil,* 1873, Paris, Musée d'Orsay. Die Figuren sind nur in Umrissen erkennbar, während die roten Farbflecken der Mohnblumen das Bild beherrschen.

▼ Edouard Manet, *Das Frühstück im Grünen,* 1863, Paris, Musée d'Orsay. Das Werk wurde vom offiziellen Salon nicht zugelassen und statt dessen im Salon des Refusés ausgestellt. Manet erregte damit einen großen Skandal.

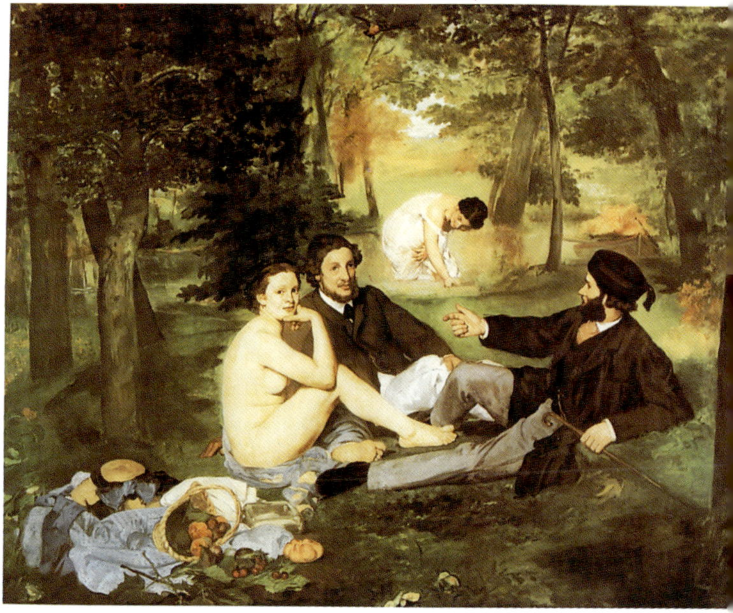

▼ Paul Cézanne, *Eine moderne Olympia,* 1873–74, Paris, Musée d'Orsay. Cézanne malte dieses Bild als Hommage an Manets *Olympia,* jedoch wählte er eine strengere Bildaufteilung und eine andere Farbgebung.

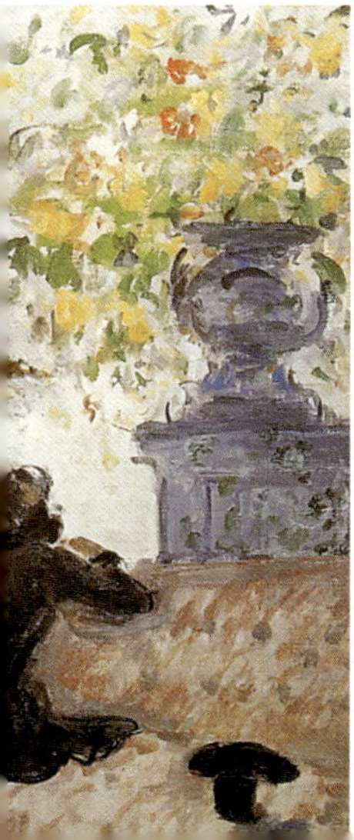

Interieur in der Rue Carcel

Das Bild, mit vollständigem Titel *Interieur der Wohnung des Künstlers in der Rue Carcel in Paris*, entstand 1881 (heute Oslo, Nasjonalgalleriet). Hier fällt der unkonventionelle Aufbau ins Auge: Der Zinnienstrauß steht im Mittelpunkt, während die beiden Hauptfiguren im Hintergrund bleiben.

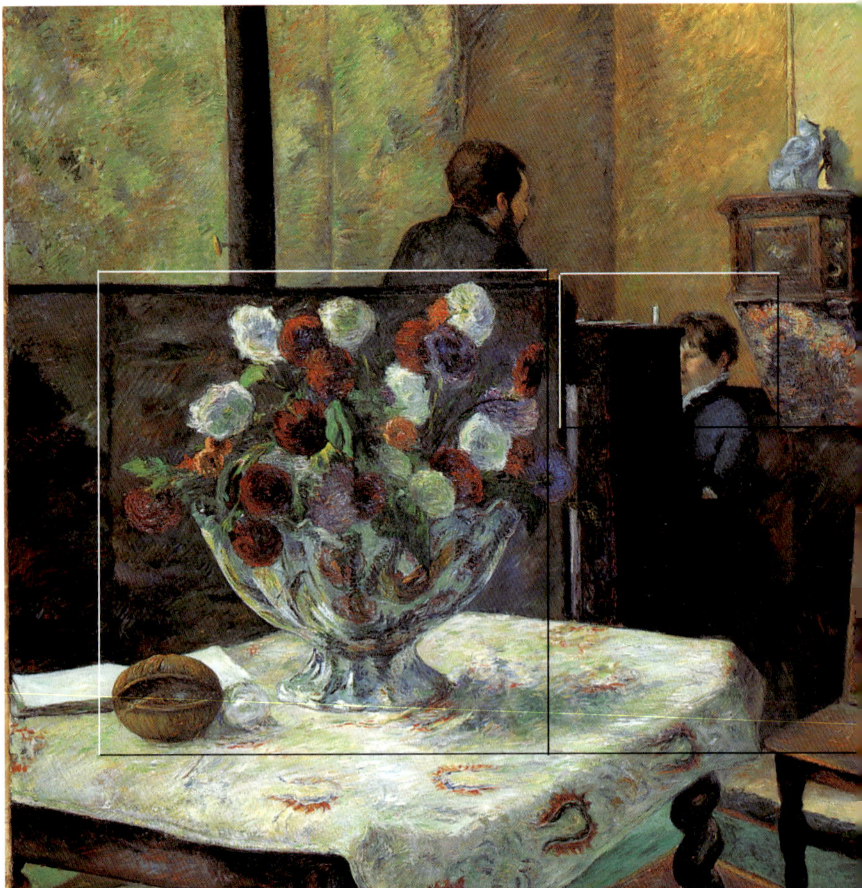

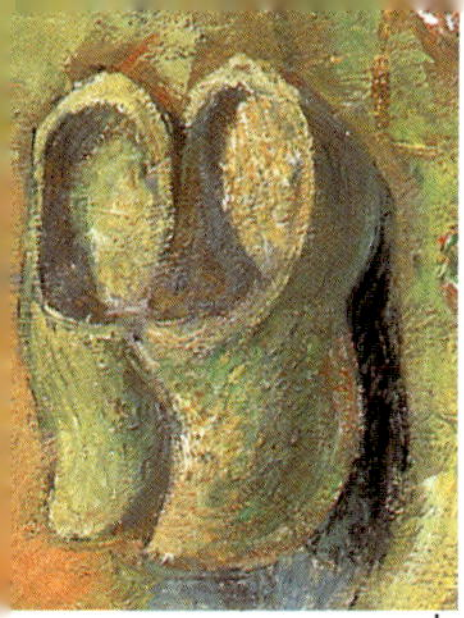

◀ Die Aufmerksamkeit für Details und die konventionelle Art ihrer Darstellung zeigen, wie sehr Gauguin noch mit dem realistischen Stil seiner Lehrmeister verbunden ist.

▼ Das Gemälde wurde auf der siebten Ausstellung der Impressionisten gezeigt, stieß aber bei der Kunstkritik auf nur mäßiges Interesse. Gauguin versuchte vergeblich, auch seine Frau für die Kunst zu begeistern, scheiterte aber an ihrem kühlen, berechnenden Naturell. Später warf er ihr in vielen Briefen vor, sie interessiere sich nur für »Geldangelegenheiten, die neueste Mode und Nachbarschaftstratsch«.

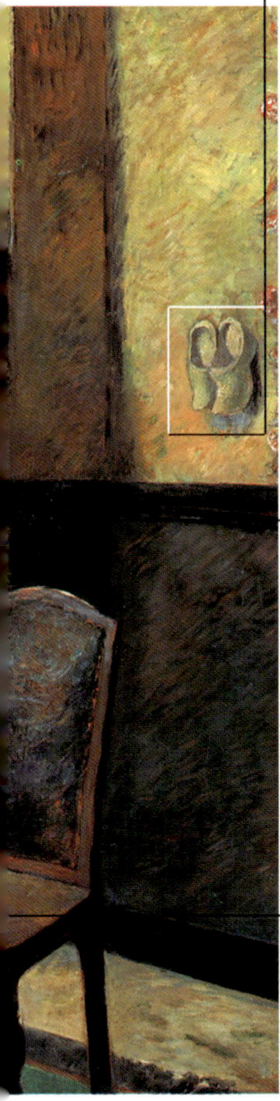

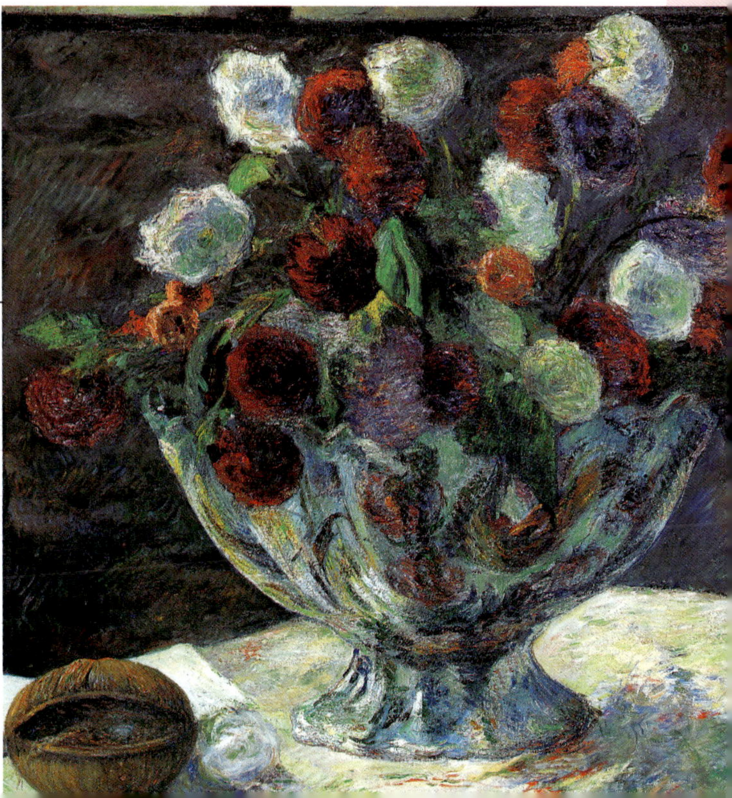

▶ Kennzeichnend für die Stilleben dieser Zeit sind die kurzen Pinselstriche und der pastose Farbauftrag sowie die miteinander verschmelzenden Farben, die dem Raum Tiefe geben sollen.

1882–1885: Rouen und Kopenhagen

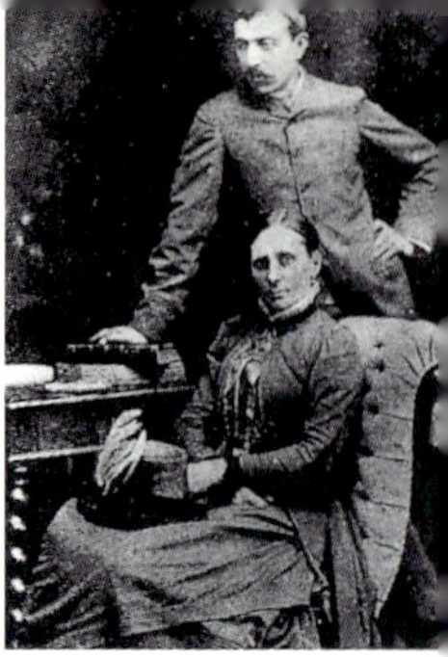

▲ Eines der letzten Bilder von Gauguin und seiner Frau in Kopenhagen, entstanden 1885 in ihrer Wohnung in der Gammel-Kongevej-Straße. Die Familie seiner Frau lehnte ihn ab, man zog den Schwager Fritz Thaulow vor, der ein mittelmäßiger aber erfolgreicher Maler war.

Im Januar 1883 verliert Gauguin mit dem finanziellen Zusammenbruch der Union Générale seine Stellung. Er beschließt, ungeachtet der Mißbilligung seiner Frau, sich von nun an ausschließlich der Malerei zu widmen. Im November zieht die Familie nach Rouen in die Normandie, denn dort ist das Leben billiger als in Paris. Sicherlich aber spielt auch Gauguins Wunsch eine Rolle, dem Beispiel Pissarros zu folgen. Hier will er sein Glück versuchen. Doch die kleinstädtische Umgebung kann mit seiner innovativen Kunst nichts anfangen. Seine Bilder verkaufen sich nicht, und so gehen die Ersparnisse bald zur Neige. Mette reist nach acht Monaten enttäuscht mit den fünf Kindern zu ihrer Familie nach Kopenhagen. Paul folgt ihr – doch erneut erlebt er eine Enttäuschung. Eine von der Gesellschaft der Kunstfreunde organisierte Ausstellung seiner Bilder bleibt unbeachtet und wird nach fünf Tagen geschlossen. Er nimmt widerwillig eine Arbeit als Vertreter an, scheitert aber auch damit. Und so trennt er sich von seiner Familie und kehrt nach Frankreich zurück.

▼ Gauguin, *Mette im Abendkleid,* 1884, Oslo, Nasjonalgalleriet. Das Kompositionsprinzip ist impressionistisch und vermittelt zugleich einen etwas unterkühlten Eindruck von Abwesenheit und Distanz.

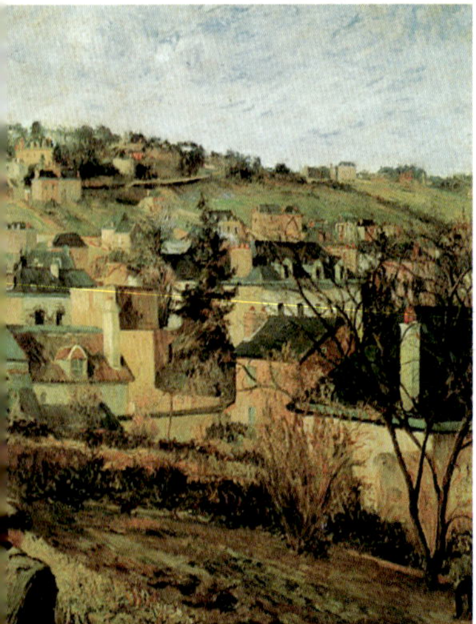

▲ Gauguin, *Blaue Dächer bei Rouen,* 1884, Winterthur, Privatsammlung. Auch Rouen empfing den Künstler nicht mit offenen Armen.

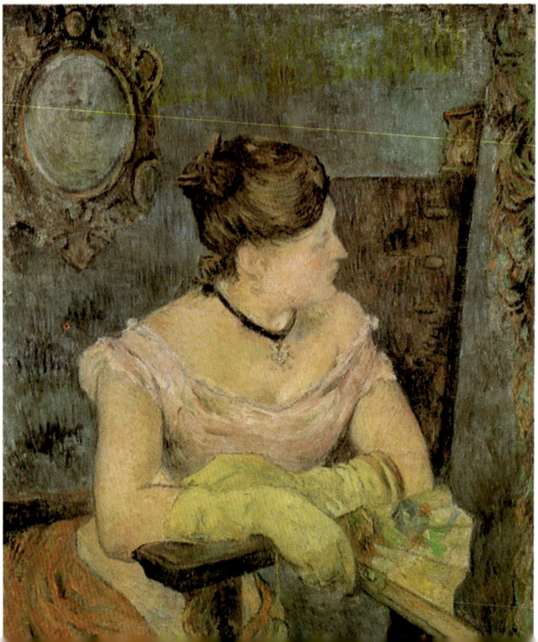

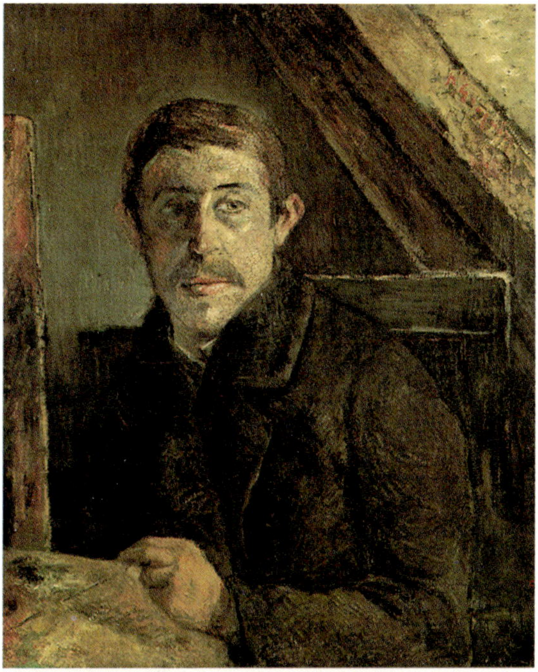

◀ Gauguin, *Selbstbildnis vor der Staffelei,* 1885, Privatsammlung. Der Künstler stellt sich hier in einem engem Raum dar, der Blick wirkt unsicher und etwas niedergeschlagen.

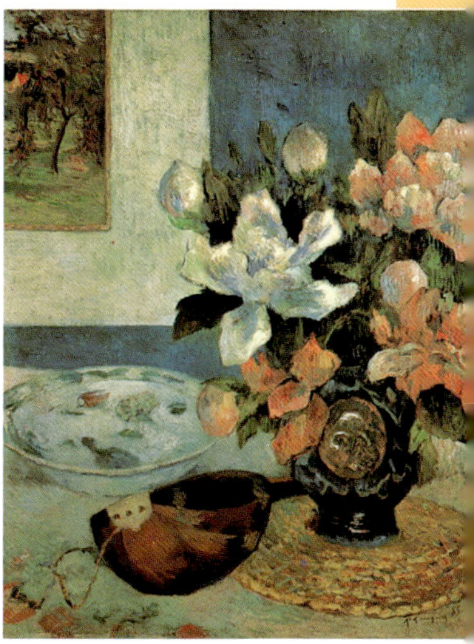

▲ Gauguin, *Stilleben mit Mandoline,* 1885, Paris, Musée d'Orsay. Gauguin läßt zwei persönliche Dinge in das Bild einfließen: die Mandoline, auf der er gelegentlich spielte, und im Hintergrund ein Gemälde von Pissarro oder vielleicht Guillaumin aus seiner Sammlung.

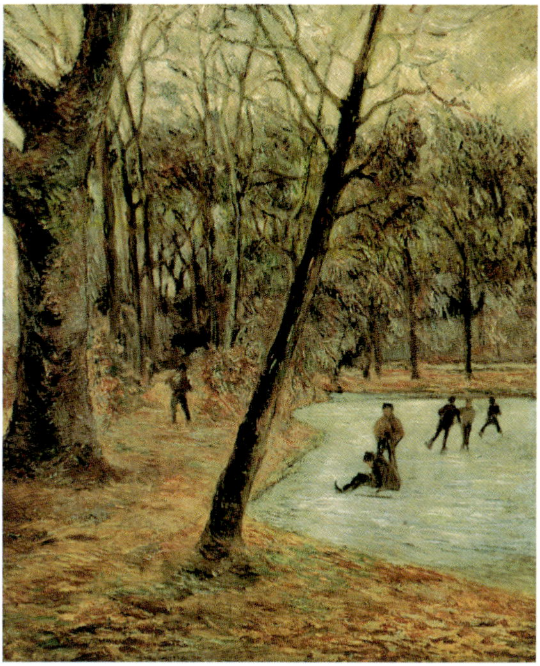

◀ Gauguin, *Eisläufer im Park von Frederiksberg,* 1884, Kopenhagen, Ny Carlsberg Glyptotek. »Im Augenblick habe ich kein Fünkchen Mut oder Energie mehr ... Ich frage mich tagtäglich, ob es nicht das Beste wäre, ... mir einen Strick um den Hals zu legen. Die Malerei ist das einzige, was mich noch davon abhält.«

Frankreich während der Dritten Republik

Nach dem Sieg in der Schlacht von Sedan greifen die preußischen Truppen Paris an. Am 28. Januar 1871 kapituliert die Hauptstadt. Frankreich muß das Elsaß und einen Großteil Lothringens an Deutschland abtreten. Das Kaiserreich Napoleons III. bricht zusammen, die Dritte Republik wird in Frankreich ausgerufen. Doch die Wogen glätten sich nicht: Am 18. März kommt es in Paris zum Volksaufstand gegen die Regierung Thiers. Die gewaltsame Niederschlagung der Kommune fordert 20000 Tote, 13000 Menschen werden verurteilt, 270 davon zum Tode und 7500 zur Zwangsdeportation. Die Versuche einer Wiederherstellung der Monarchie scheitern, da der Thronprätendent sich weigert, die Trikolore anzuerkennen. Nach 1884 entspannt sich unter der Regierung Jules Ferry die innenpolitische Situation. Dennoch fehlt es nicht an politischen Auseinandersetzungen. Anlässe hierzu bieten etwa die antiklerikalen Gesetze zur Verstaatlichung des Bildungswesens oder die Bewegung des Generals Georges Boulanger, der 1889 einen Staatsstreich plant, jedoch durch einen Wahlsieg der Republikaner daran gehindert wird. Außenpolitisch schreitet die Expansion der Kolonialmacht mit großer Geschwindigkeit voran, unterstützt durch Militärexpeditionen in Afrika und Asien.

▼ Als Theoretiker des französischen Sozialismus trat Pierre Joseph Proudhon für die Abschaffung des Privateigentums und eine neue, egalitäre Gesellschaftsform ein, die den Bürgern die ihnen zustehenden Rechte und Freiheiten garantieren sollte.

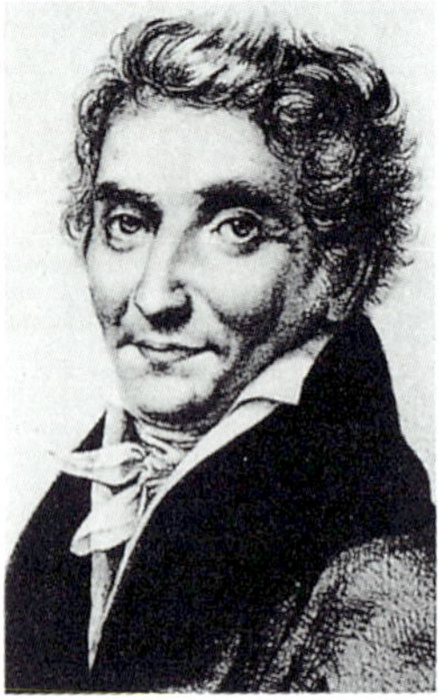

▶ Victor Hugo, Dichter, Romanautor und wichtigster Vertreter der Romantik, engagierte sich stark in der französischen Politik. Er gehörte zum Kreis um Louis Philippe, wurde später Republikaner und verbrachte nach dem Staatsstreich Napoleons III. 19 Jahre im Exil. Während der Dritten Republik übernahm der von allen bewunderte Schriftsteller wieder eine führende Rolle.

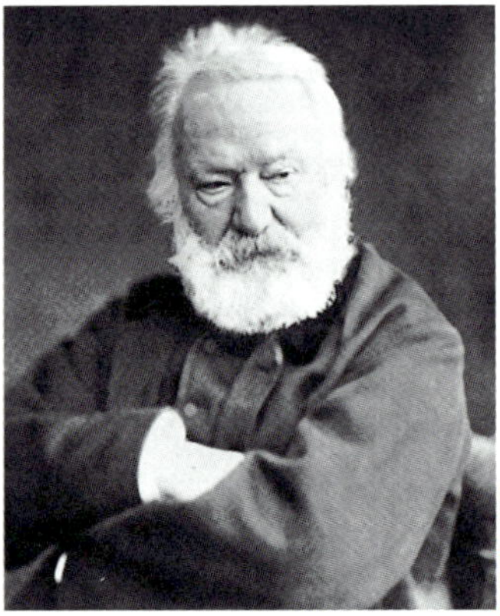

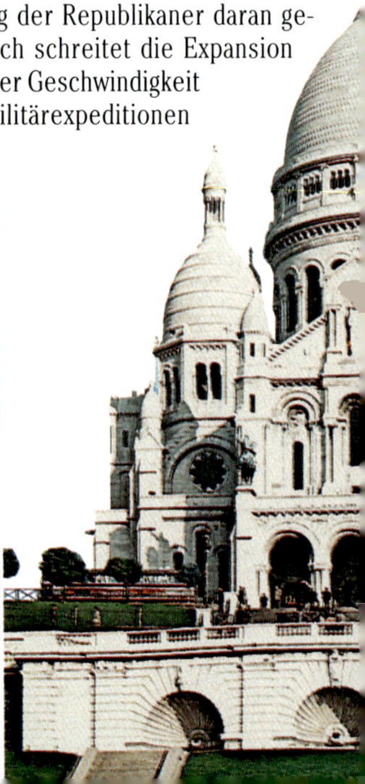

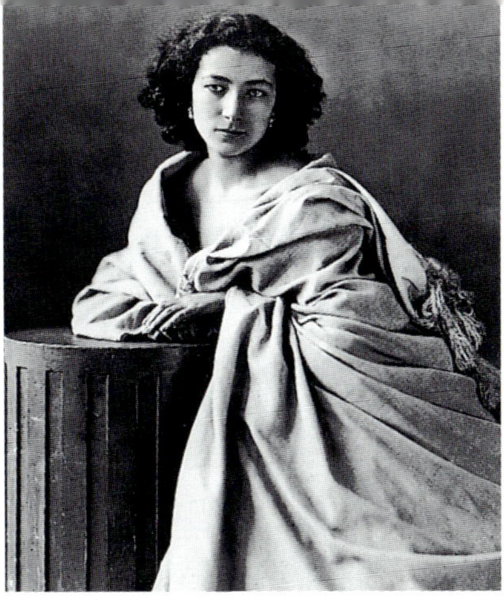

◄ Henriette Rosine Bernard (1844–1923), hier auf einer Fotografie von Nadar, avancierte unter dem Pseudonym Sarah Bernhardt zur berühmtesten Schauspielerin ihrer Zeit. 1872 gab sie ihr Debüt an der Comédie-Française und erwarb sich in kürzester Zeit großes Ansehen mit klassischen Rollen, aber auch in Stücken zeitgenössischer Autoren wie etwa Victorien Sardou.

▼ *Napoleon III. als Gefangener,* Paris, Musée Carnavalet. Bei Sedan erlitt die Armee von Marschall Mac-Mahon durch Moltkes Truppen eine demütigende Niederlage. Über 100 000 Franzosen gerieten in Gefangenschaft, darunter auch der Kaiser selbst. Am 4. September riefen die Pariser Bürger unter der Führung von Léon Gambetta und Jules Favre die Dritte Republik aus.

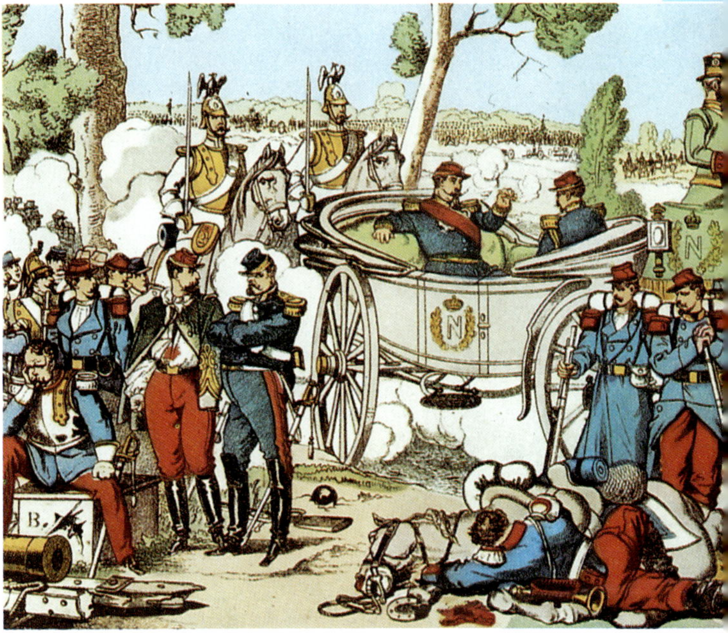

▼ Auf dem »La Butte« genannten Hügel im Pariser Viertel Montmartre erhebt sich die Basilika Sacré-Cœur. Mit ihrem Bau begann man 1876 nach einer nationalen Spendenaktion, 1919 wurde sie geweiht. Ihre Planer, zu denen der Architekt Paul Abadie gehörte, wählten einen Mischstil aus romanischen und byzantinischen Elementen.

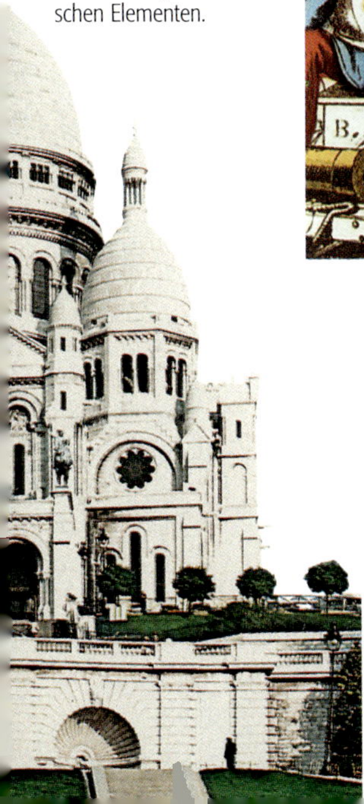

Der Sozialismus in Frankreich

1848 erscheint das Kommunistische Manifest von Karl Marx und Friedrich Engels, das die sozialistischen Thesen auch in Frankreich populär macht. 1864 wird die Erste Internationale der Arbeiterbewegung gegründet, aus der später die Kommune hervorgeht. Nach der Wiedereinführung der Versammlungsfreiheit im Jahr 1884 spaltet sich die französische Arbeiterbewegung in verschiedene Strömungen auf, wie etwa die Marxisten um Guesde, die Reformer um Brousse und Allemane und die Revolutionäre um Blanqui. 1895 formiert sich der Allgemeine Gewerkschaftsbund und 1899 die Zweite Internationale. Schließlich wird 1905 auf Betreiben von Jean Jaurès die Vereinigte Sozialistische Partei (PSU) gegründet.

Kühe an der Tränke

1885, als Gauguin dieses Gemälde schuf, hatte er bereits einen unverwechselbaren Stil entwickelt und damit seine Frühphase endgültig hinter sich gelassen. Das Bild befindet sich in der Galleria d'Arte Moderna in Mailand.

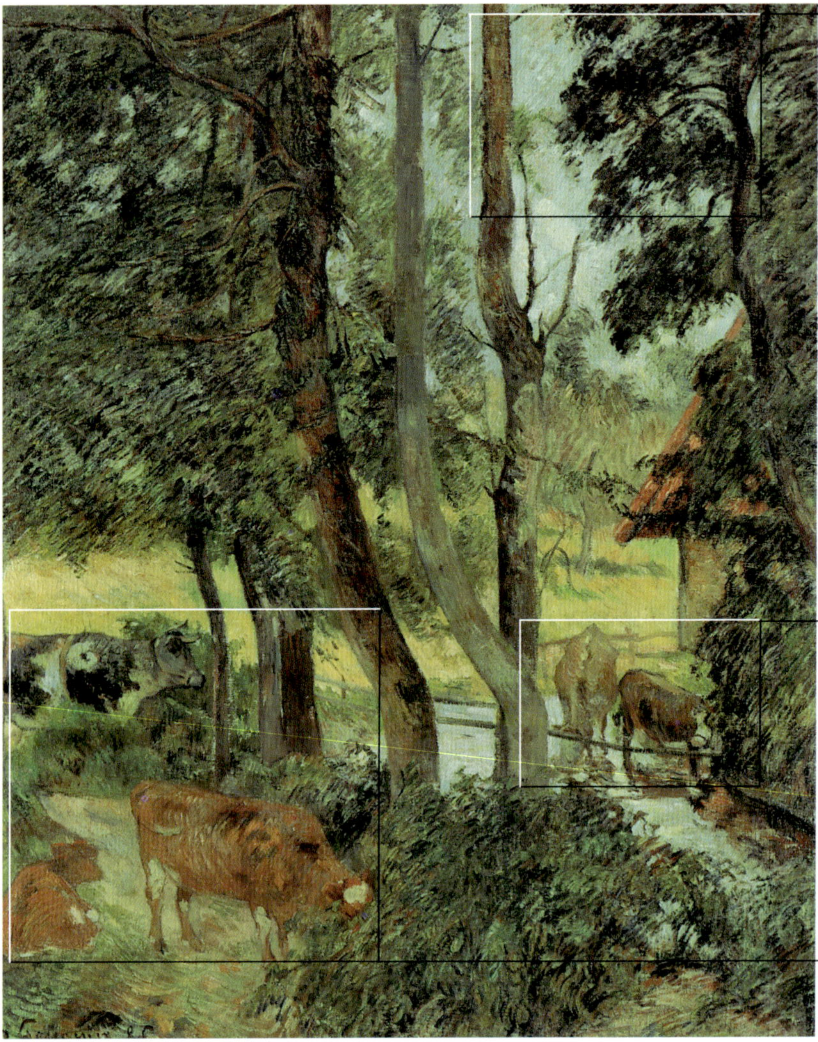

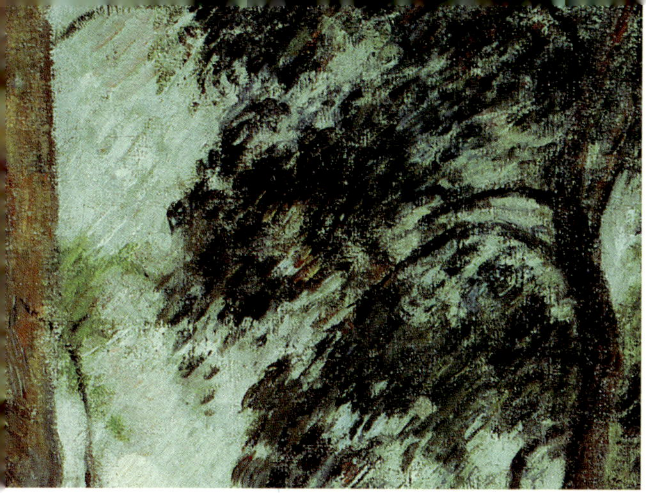

Beherrschendes Bildelement sind die Baumstämme, die die Komposition rhythmisieren und die Landschaft in einen helleren, sonnendurchfluteten und einen dunkleren, im Schatten liegenden Bereich unterteilen. Dazwischen spiegelt sich das Licht im Wasser. Die üppige Vegetation läßt bereits Anklänge an Gauguins spätere Werke erkennen.

Die gemächlich an der Wasserstelle trinkenden Kühe bereichern die Szenerie um ein friedliches, heiteres Element. Man fühlt sich an die idyllischen Landschaften der großen flämischen Maler des 17. Jahrhunderts erinnert, die Gauguin natürlich kannte. Besonderes Augenmerk verdient die hervorragende Herausarbeitung der Lichtreflexe im Wasser.

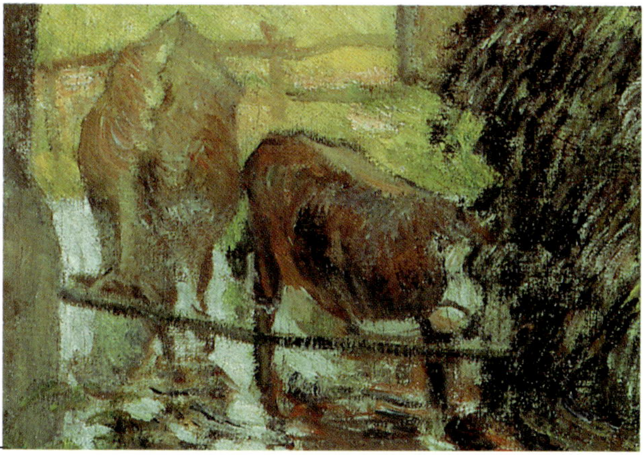

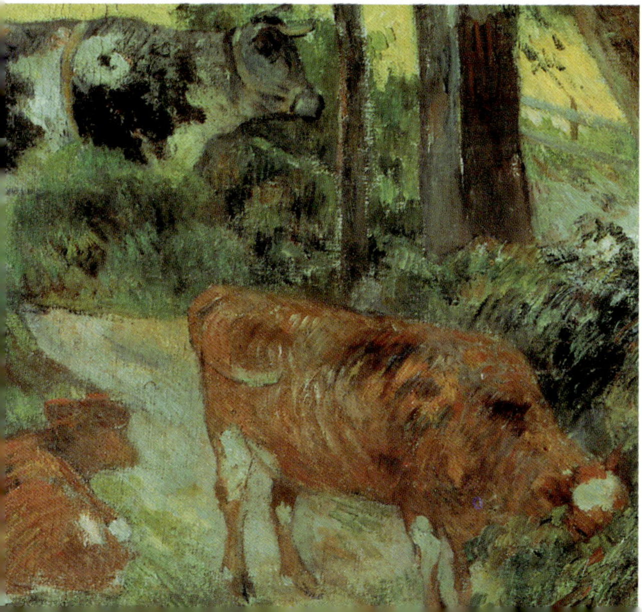

Gauguin trägt die Farben mit großzügigem, flachem Strich auf und legt dabei mehr Wert auf wirkungsvolle, dekorative Effekte als auf die Betonung der Tiefe. So entsteht eine einheitliche Komposition ohne scharfe Kontraste, unter klarer Herausarbeitung der Schattierungen und mit eher sparsamen Helldunkel-Effekten. Gauguin ist hier noch weit entfernt vom vielschichtigen Symbolismus seiner Werke, die in der Südsee entstanden.

1886–1890

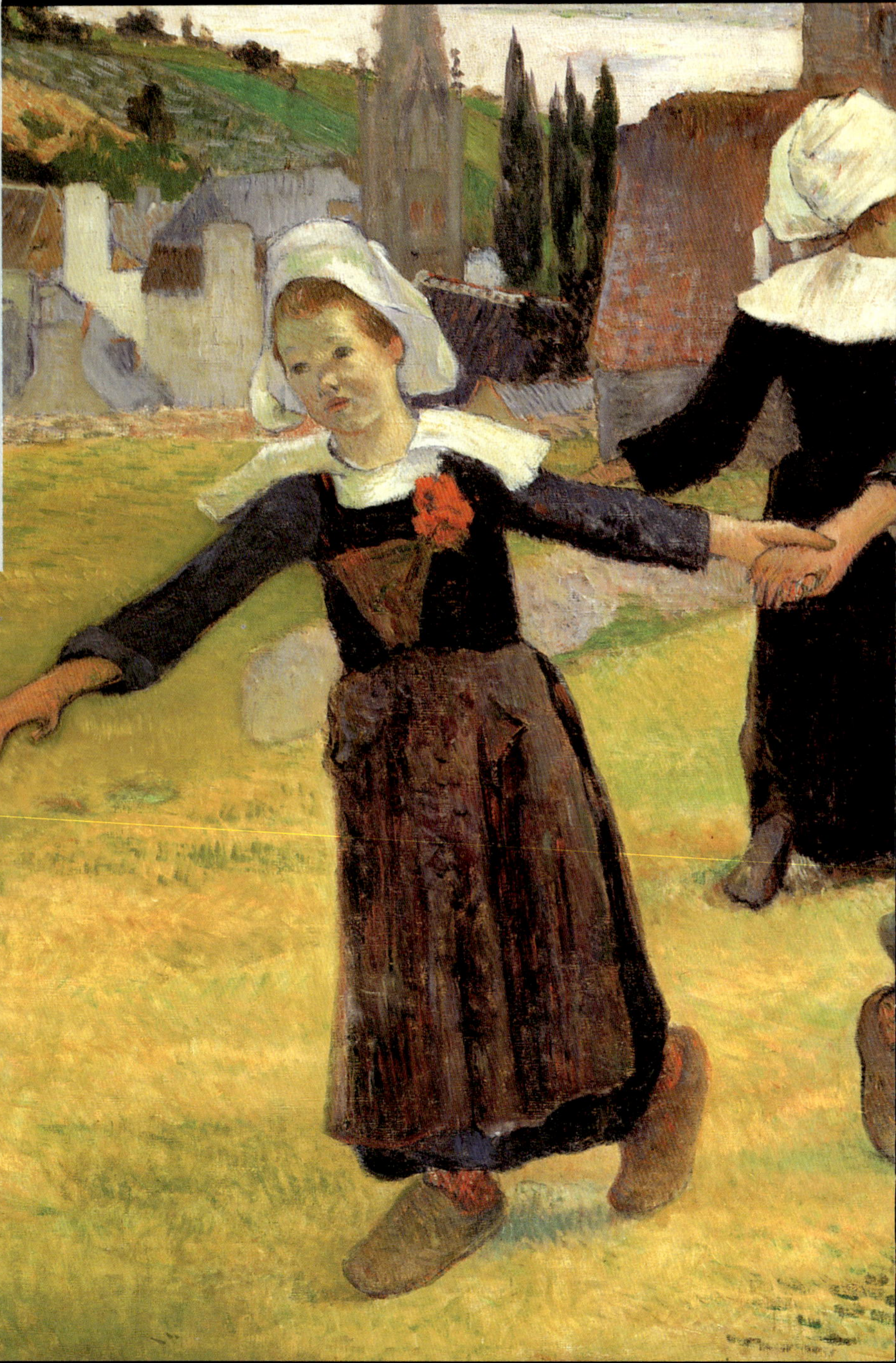

Gauguin, *Der Reigen der kleinen Bretoninnen*, Ausschnitt, 1888, Washington, National Gallery of Art

In der Bretagne

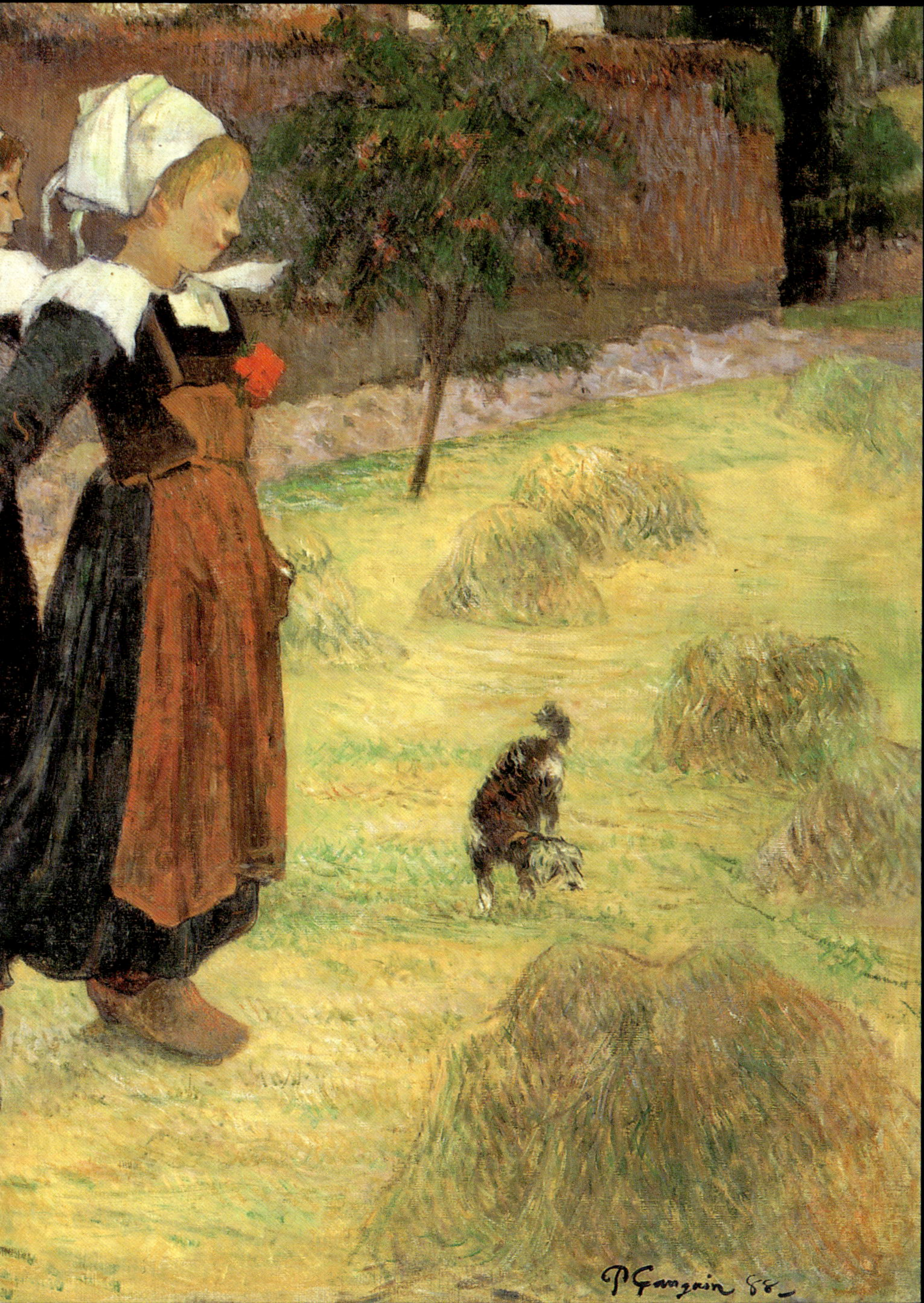

1885–1886: Von Paris nach Pont-Aven

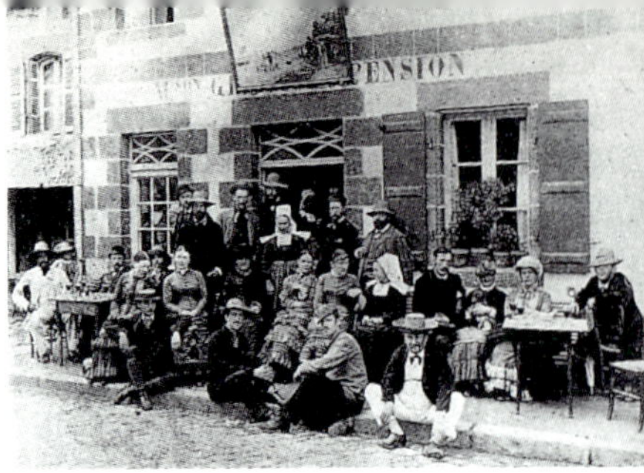
PENSION

Im Juni 1885 verläßt Gauguin seine Familie in Dänemark und kehrt mit seinem sechsjährigen Sohn Clovis nach Paris zurück. Fürs erste kommt er bei seinem Freund Schuffenecker unter, später beherbergt ihn die Witwe Mère Fourel. Schließlich bringt er Clovis bei seiner Schwester Marie unter und fährt zu Pissarro und Degas nach Dieppe, gerät jedoch bald aufgrund seiner schwierigen persönlichen Situation mit beiden in Streit. Er reist nach Paris zurück, steht aber bald völlig mittellos da. Gauguin muß zwei Bilder aus seiner Sammlung verkaufen und sich für fünf Francs am Tag als Plakatkleber verdingen. Im Mai 1886 nimmt er an der achten und letzten Ausstellung der Impressionisten teil. Zwei Monate später reist er in die Bretagne, nach Pont-Aven, wo er auf Maler wie Charles Laval, der zu seinem ergebensten Schüler wird, und den erst 18jährigen Emile Bernard trifft. Er verbringt die Tage mit Malen und die Abende mit langen Diskussionen, bei denen er sich dank seiner starken und entschlossenen Persönlichkeit meist durchzusetzen vermag.

▲ Zu Gauguins Zeiten war Pont-Aven ein Ort mit 1500 Einwohnern, zwei Gasthöfen und der bescheidenen, aber sehr gemütlichen Pension Gloanec, in die sich der Maler für wenig Geld einmietete.

▼ Gauguin, *Badeszene bei der Mühle des Bois d'Amour in Pont-Aven,* 1886, Hiroshima, Museum of Art. Landschaftsbilder mit nackten Badenden gehörten zu den klassischen Motiven der Impressionisten und insbesondere Cézannes. Auch Gauguin beschäftigte sich erfolgreich mit dem Motiv.

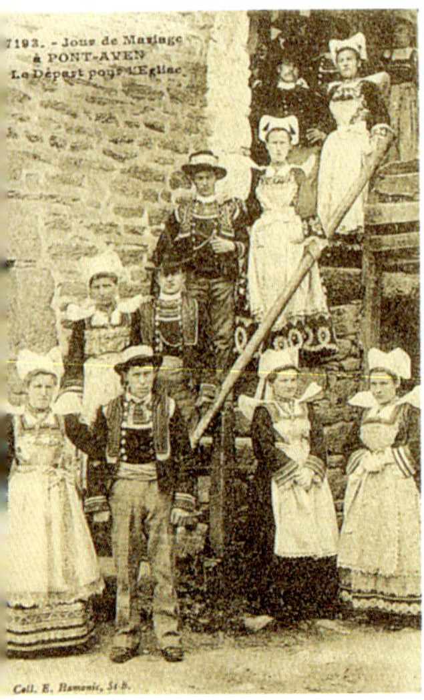
7193. - Jour de Mariage
à PONT-AVEN
Le Départ pour l'Eglise

▲ Gauguin fühlte sich in der Bretagne nicht zuletzt deshalb so wohl, weil hier die alten Traditionen noch lebendig waren.

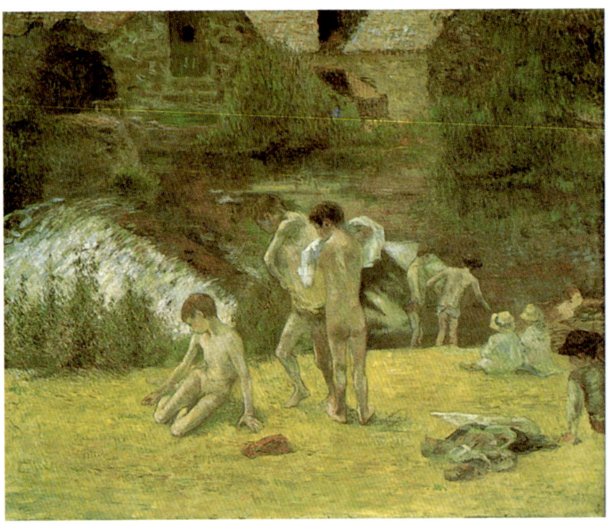

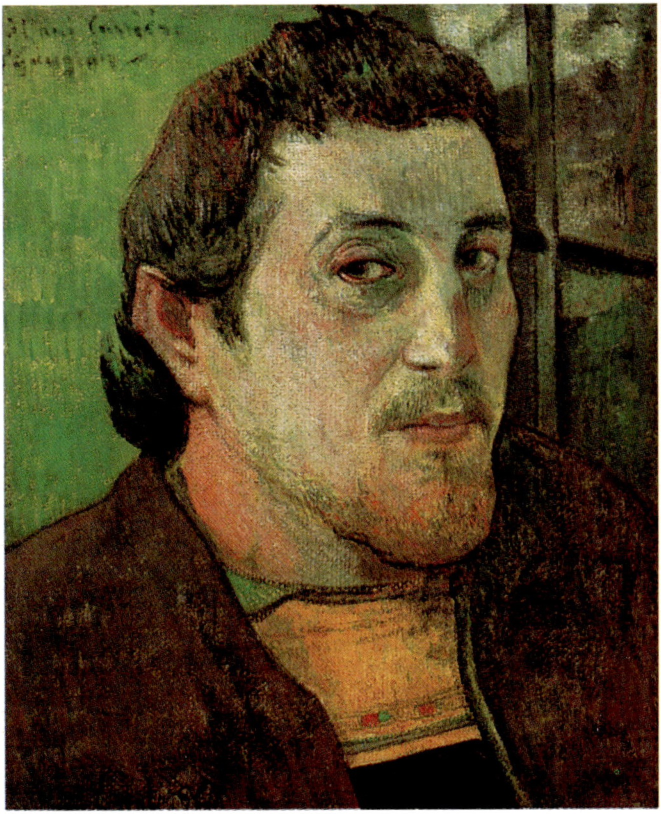

▶ Dieses *Selbstbildnis* von 1886 (Washington, National Gallery of Art), auf dem Gauguin mit Stolz eine bretonische Weste trägt, hatte der Maler ursprünglich für Laval geschaffen. Später verstanden sich die beiden jedoch nicht mehr, und so widmete Gauguin das Werk Eugène Carrière. Gauguin war begeistert von seinem Aufenthalt in der Bretagne. An Schuffenecker schrieb er: »Sie ziehen Paris vor, ich aber habe eine Vorliebe für das Landleben – hier erschließt sich mir das Wilde und Ursprüngliche.«

▼ Gauguin, *Frau mit Haarknoten,* 1886, Tokio, Bridgestone Museum of Art. Hier sieht man eine der ersten Keramiken Gauguins – leider ist sie nicht erhalten geblieben. Er stellte sie auch in seinem Werk *Stilleben mit dem Profil von Laval* dar und skizzierte sie in einem Brief an seine Frau.

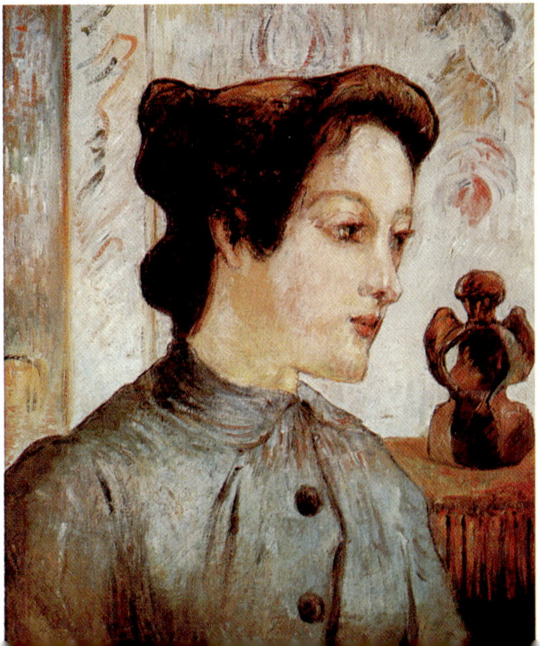

Warum die Bretagne?

Gauguins durch eine Empfehlung des Malers Jobbé-Duval angeregte Entscheidung, nach Pont-Aven zu gehen, entspringt keiner zufälligen Laune. Bereits seit etwa 20 Jahren zieht dieses eigentümliche Hafenstädtchen zahlreiche Maler in seinen Bann. Für Gauguin ist die Bretagne also keine Notlösung, um seiner finanziellen Misere zu entkommen, sondern die Suche nach neuer Inspiration: Auf einem Fleckchen Erde, wo die Menschen seit Jahrhunderten ihren Traditionen verhaftet sind, fühlt er sich wohl. Die Bretagne erscheint ihm als urwüchsiger Landstrich, in dem die Mythen der Vergangenheit noch lebendig sind.

1886–1890

Vier bretonische Frauen beim Tanz

Der ungewöhnliche Bildausschnitt, ebenso wie die weißen Hauben und bunten Röcke als dekorative Elemente, machen das Bild (1886, München, Neue Pinakothek) zum bedeutendsten Werk aus der bretonischen Phase Gauguins.

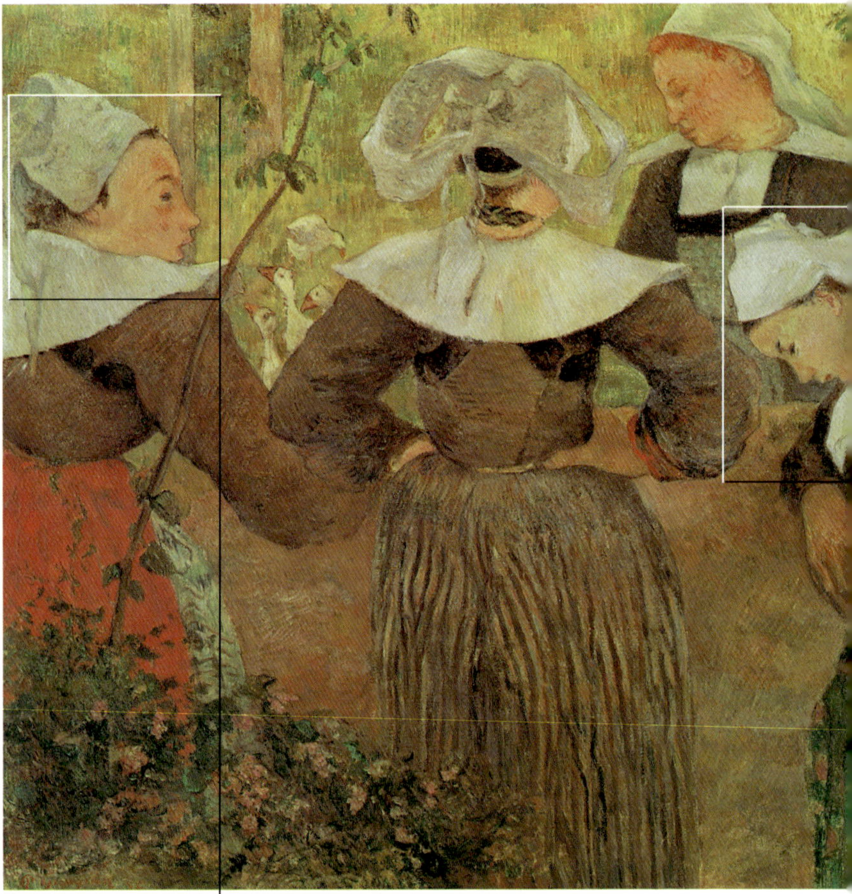

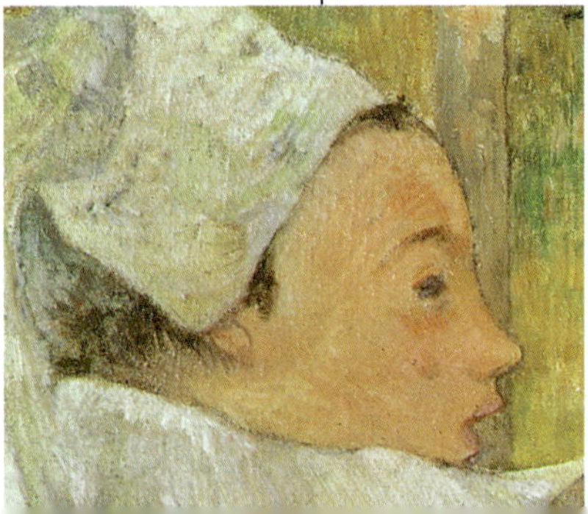

◄ Durch die Betonung der Konturen und die zarten, beinahe pastellartigen Farben ohne Schattierungen und Helldunkel-Effekte verliert das Gesicht der jungen Bretonin an Tiefe. Die realistische Darstellung wird nebensächlich, die Person gerät zum bloßen dekorativen Element. Diese Art der Malerei stieß zunächst auf Unverständnis, bildete aber später einen der Ausgangspunkte der verfeinerten Kunst des Art nouveau.

▶ Die Einwohner von Pont-Aven ließen sich von der Anwesenheit der Künstler nicht stören. Sie hatten sich ihre Natürlichkeit bewahrt und sahen das Modellstehen als angenehme und einträgliche Beschäftigung an.

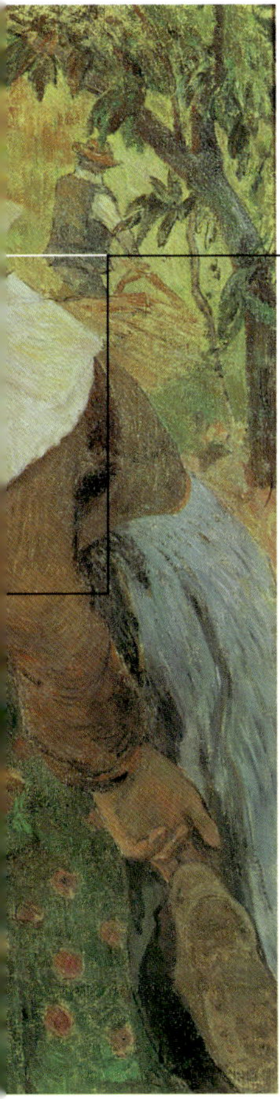

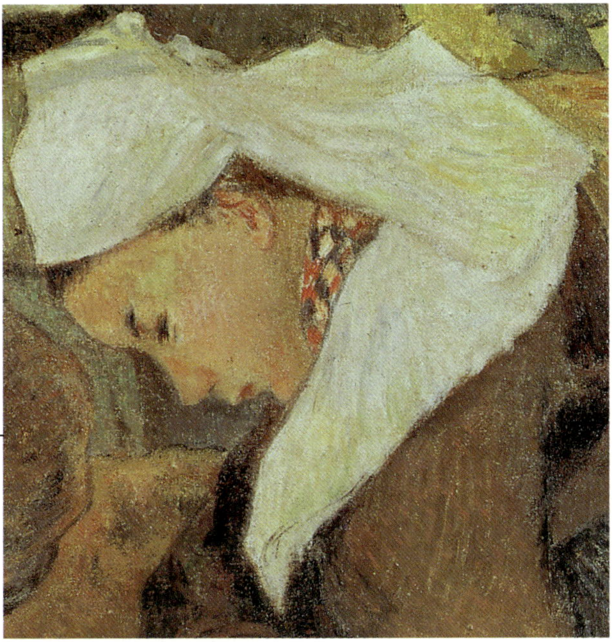

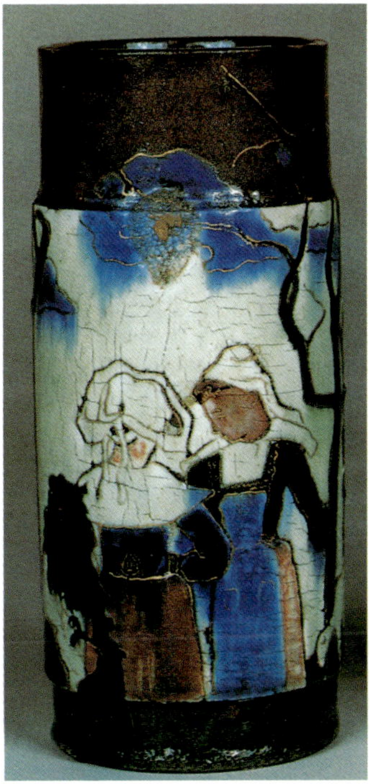

▶ Gauguin, *Vase mit bretonischem Motiv,* 1886–87, Brüssel, Musées Royaux d'Art et d'Histoire. Gauguin hebt das Dekorative der Figuren durch gravierte und mit Gold akzentuierte Konturen hervor.

▼ Gauguin, *Junge Bretonin,* 1888, Privatsammlung. Der Künstler hatte eine Vorliebe für die bretonischen Mädchen in ihrer etwas derben Schönheit, die so anders waren als die gekünstelten Pariser Modelle.

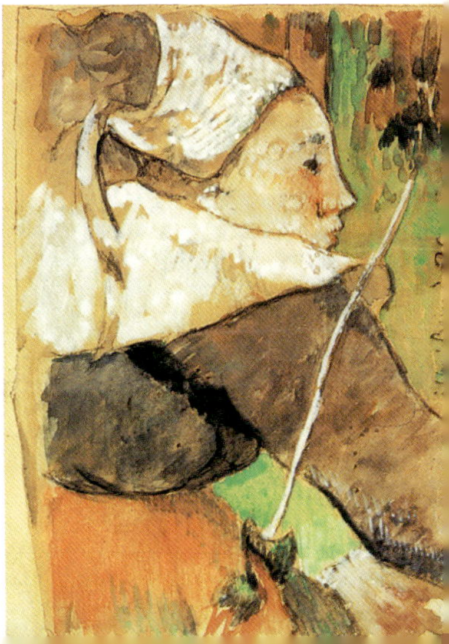

1887: Die erste Reise nach Martinique

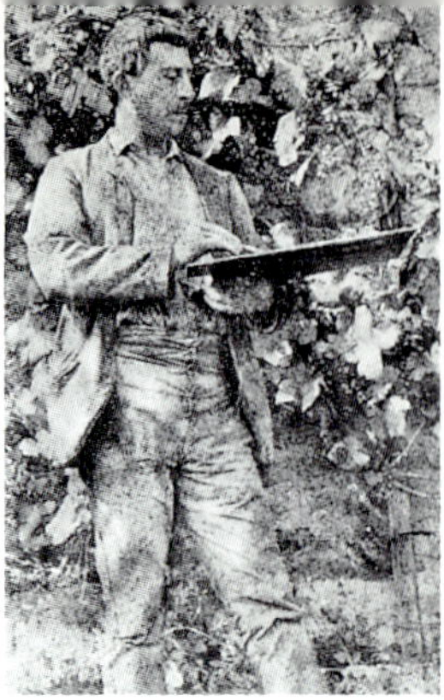

Am 10. April 1887 kehrt Gauguin Frankreich den Rücken – er hat es aufgegeben, in seiner Heimat Karriere machen zu wollen. Zusammen mit Charles Laval bricht er in ein neues Leben als »Wilder« auf. Er will sich auf Taboga Arbeit suchen, einer Insel im Golf von Panama, die er zwanzig Jahre zuvor schon einmal besucht hatte. Als er am 30. April Colón erreicht, findet er einen wenig gastlichen Flecken vor, ganz anders, als er es von seinem letzten Besuch in Erinnerung hat. Zu allem Überfluß erkrankt Laval auch noch an Malaria. Enttäuscht und mittellos muß Gauguin sich als Erdarbeiter beim Bau des Panamakanals verdingen. Gleich in der ersten Juniwoche reisen die beiden Gefährten weiter nach Martinique und lassen sich in der Gegend von St. Pierre an der Nordwestküste nieder. Im Juli erkrankt auch Gauguin an Malaria. Er leidet unter schwerer Ruhr und Leberschmerzen, so daß er im November schließlich schweren Herzens die Heimreise antreten muß. Trotz seines Zustandes reichen die Kräfte noch, um zahlreiche Zeichnungen und etwa ein Dutzend Gemälde fertigzustellen. In diese Zeit fällt auch seine erste Annäherung an den Primitivismus, der ihn alle verbliebenen Brücken zur impressionistischen Malerei abbrechen läßt.

▲ Anfang des Jahres 1887 schrieb Gauguin an Mette: »Mein größter Wunsch ist es, aus Paris zu entkommen, eine wahre Hölle für einen Mittellosen wie mich. Mein Ruhm als Künstler wächst von Tag zu Tag, und dennoch kommt es vor, daß ich drei Tage hintereinander nichts zu essen bekomme, und das wirkt sich sehr negativ auf meine Gesundheit, aber vor allem auf meine schöpferische Kraft aus.«

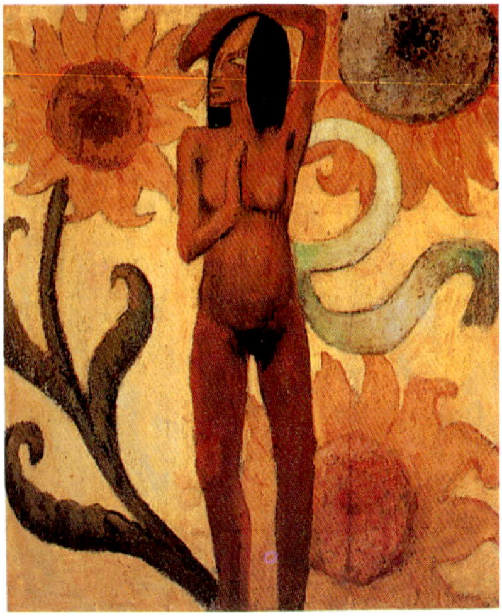

◀ Gauguin, *Karibische Frau,* 1889, Privatsammlung. Gauguin hielt die majestätische Schönheit der Frauen von Martinique in vielen seiner Gemälde fest.

▼ Martinique gehört zu der karibischen Inselgruppe der Kleinen Antillen. Die Insel war französisches Hoheitsgebiet und galt zu Gauguins Zeiten als ein wahres Paradies.

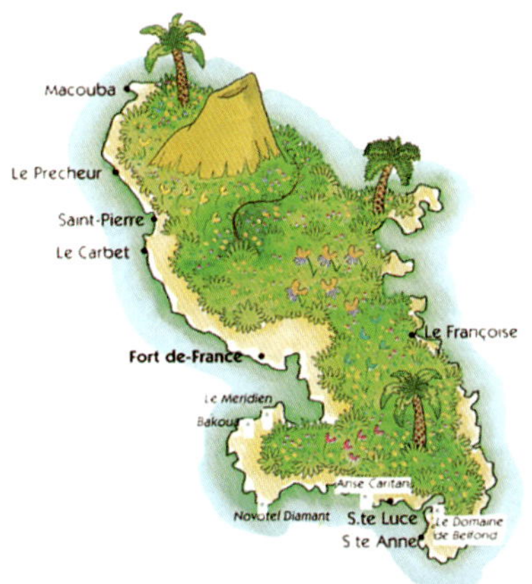

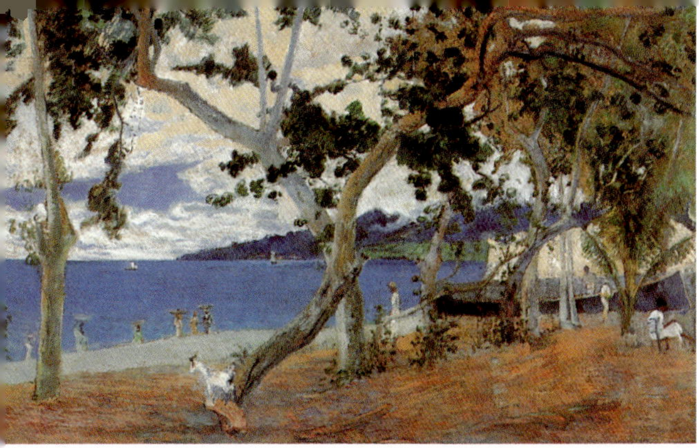

◄ Gauguin, *Meeresküste,* 1887, Kopenhagen, Ny Carlsberg Glyptotek. In einem Brief an Schuffenecker schwärmte Gauguin: »Unter uns erstreckt sich das Meer mit einem Sandstrand, der zum Baden einlädt, und überall wachsen Kokospalmen und Obstbäume, geradezu paradiesisch für einen Landschaftsmaler.«

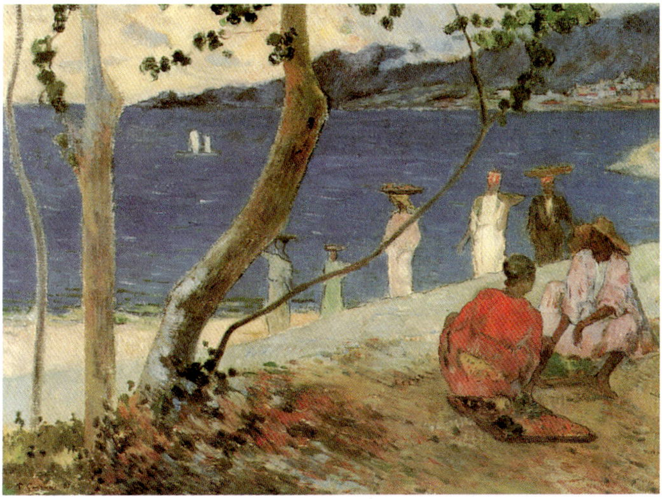

► Gauguin, *Meeresküste,* 1887, Paris, Privatsammlung. Gauguin entschied sich bewußt für ein Leben inmitten der einheimischen Bevölkerung – die Mißbilligung und der Rassismus der weißen Inselbewohner kümmerten ihn wenig.

▼ Gauguin, *Ernte der Mangofrüchte,* 1887, Amsterdam, Rijksmuseum Vincent van Gogh. Theo van Gogh war beeindruckt von diesem Gemälde, das zu den schönsten der auf Martinique entstandenen Werke Gauguins zählt.

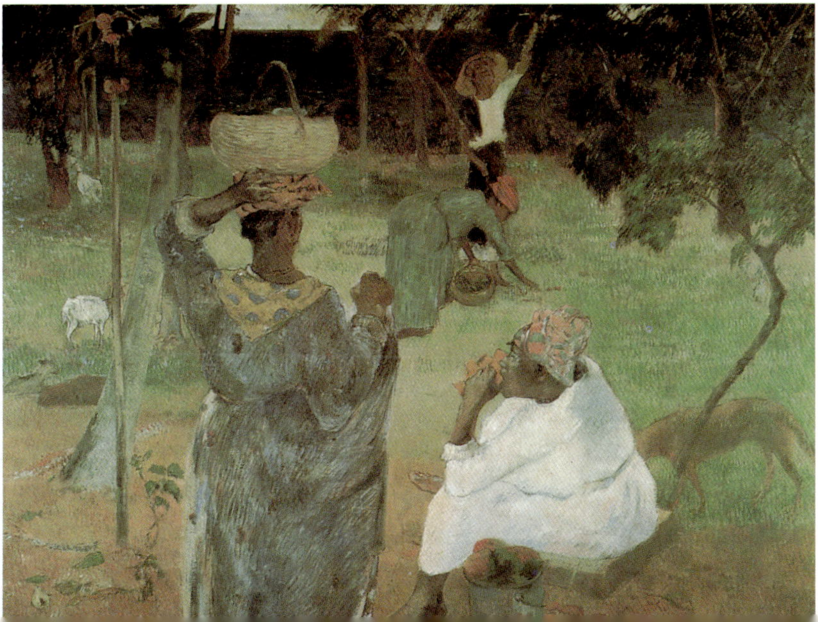

1886–1890

Kommen und Gehen

Zu diesem Gemälde (1887, Madrid, Sammlung Thyssen-Bornemisza) bemerkte Gauguin: »Was mich am meisten fesselt, sind die Gesichter der Menschen. Tag für Tag herrscht ein beständiges Kommen und Gehen von Negerinnen.«

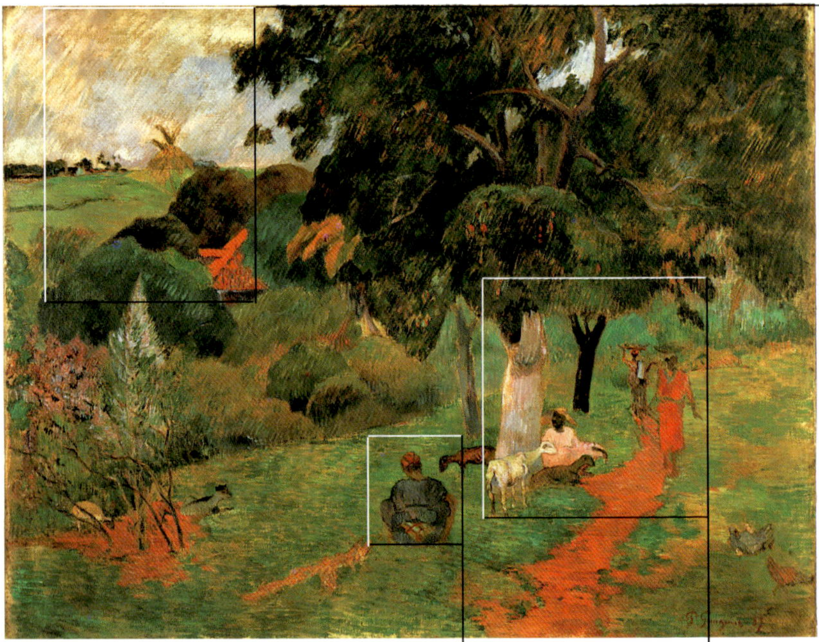

Gauguins Interesse an den Inselbewohnern war durchaus nicht oberflächlich. Er beobachtete sie bei ihrer Arbeit, beim Ausruhen und auf Festen. Er beschäftigte sich mit ihren Trachten und Gebräuchen, verfolgte aufmerksam ihre Art zu sprechen, ihre Gesten und Bewegungen, ja, er bemühte sich sogar darum, ihre Denkweise nachzuvollziehen. Kurz: Er wollte sie besser verstehen und als einer der ihren akzeptiert werden.

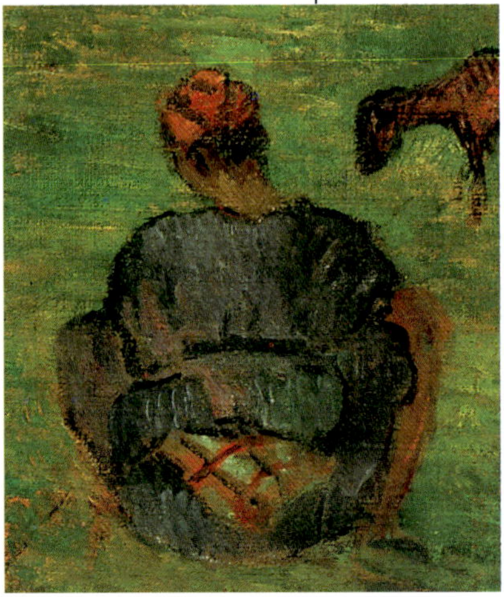

Bei seiner Rückkehr nach Frankreich zeigte Gauguin seinen Landsleuten stolz die in Martinique entstandenen Werke. 1888 lobte ihn der Kritiker Félix Fénéon: »Mit ihrem fremdländischen und melancholischen Charakter, ihrer geringen atmosphärischen Tiefe und einem Farbauftrag mit diagonalen, von rechts nach links abfallenden Pinselstrichen scheinen diese glänzenden Gemälde das ganze Werk Paul Gauguins in sich zu vereinigen.«

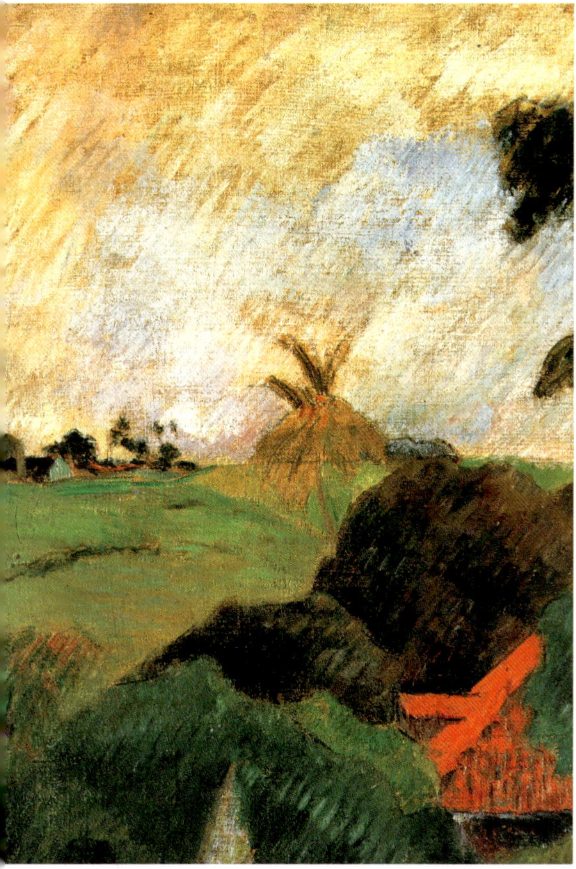

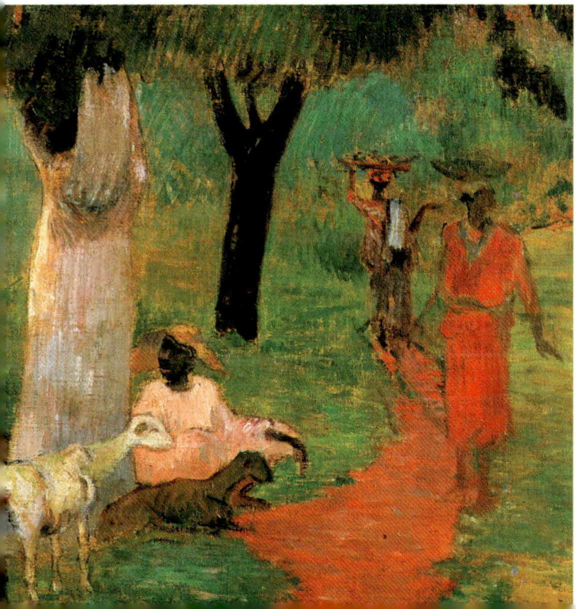

◄ Hauptthema der auf Martinique entstandenen Bilder war die Natur: eine üppige Wildnis, die Gauguin in Erstaunen versetzte und ihm das Gefühl gab, im Paradies zu sein. Obwohl er krank war und in Finanznöten steckte, strahlte seine Malerei jetzt eine nie gekannte Vitalität aus.

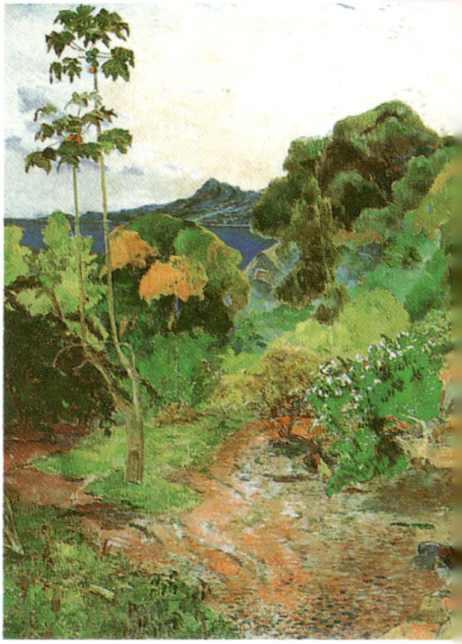

▲ Gauguin, *Tropische Landschaft,* 1887, Edinburgh, National Gallery of Scotland. Das Gemälde zeigt die Bucht von Saint-Pierre, im Hintergrund sieht man den Vulkan Pelée. Absichtlich läßt der Künstler die Stadt hinter einer üppig wuchernden Vegetation verschwinden, damit der Eindruck einer wilden, ursprünglichen Natur entsteht.

1888: Pont-Aven

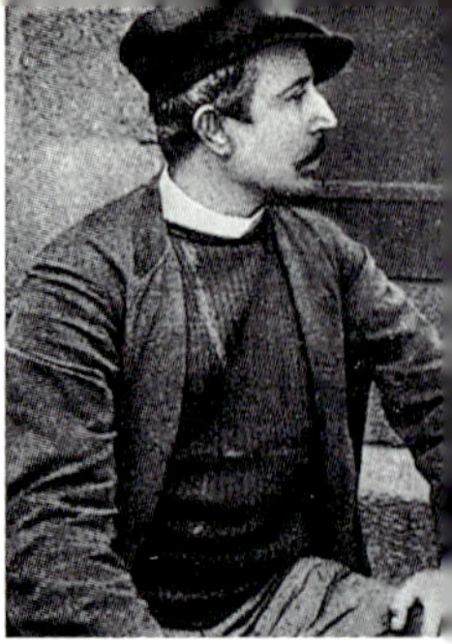

▲ Das Foto zeigt Paul Gauguin 1888 in Pont-Aven. Im Sommer dieses Jahres verliebte er sich in Emile Bernards jüngere Schwester Madeleine, die allerdings seinen Schüler und Freund Charles Laval vorzog.

Als Gauguin Mitte November 1887 nach Paris zurückkehrt, nimmt ihn Schuffenecker auf. Bei ihm macht er die Bekanntschaft von Theo van Gogh, dem ersten Kunsthändler, der sich für seine Werke interessiert, und dessen Bruder Vincent. Letzterer ist gerade als Prediger gescheitert und hat den Entschluß gefaßt, nur noch für die Malerei zu leben. Am 26. Januar 1888 kann Gauguin, immer noch an Magenschmerzen leidend, zu seinem zweiten Besuch in Pont-Aven aufbrechen. Er nimmt wieder ein Zimmer in der Pension Gloanec und arbeitet zusammen mit Emile Bernard die Stile des Synthetismus und des Cloisonnismus aus: Im Synthetismus wird das Motiv vereinfacht dargestellt, der Künstler malt nicht mehr unmittelbar nach der Wirklichkeit, sondern aus der Erinnerung heraus; im Cloisonnismus werden die Farbflächen von schwarzen Linien umrahmt, ähnlich wie bei bleigefaßten gotischen Glasfenstern. Im Gegensatz zu den Impressionisten will Gauguin »nicht mehr in unmittelbarer Konfrontation mit dem Objekt malen, sondern das in die Erinnerung aufgenommene Bild beim Malen neu entstehen lassen«. So ist der Künstler nicht mehr an die Formen und die Farben der Realität gebunden und kann sich frei entfalten.

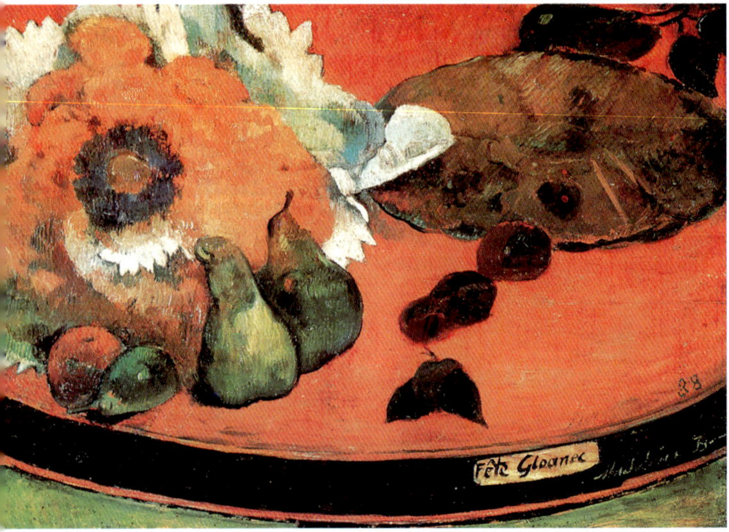

◄ Gauguin, *Stilleben Fête Gloanec*, 1888, Orléans, Musée des Beaux-Arts. Am 15. August machte Gauguin dieses Gemälde Marie-Jeanne Gloanec zum Geschenk. Um ihr eventuelles Mißfallen zu zerstreuen, signierte er es mit dem Namen von Madeleine, und gab es als das »Werk einer Amateurin« aus.

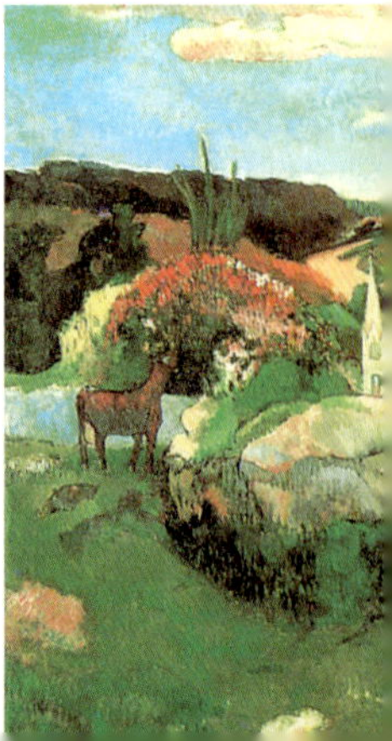

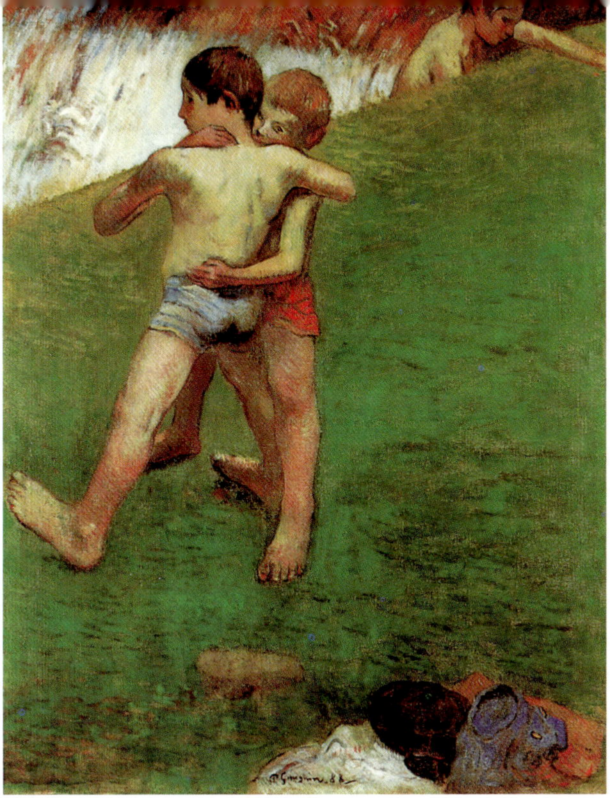

◀ Gauguin, *Ringende Knaben,* 1888, Lausanne, Sammlung Josefowitz. »Ich habe soeben eine bretonische Balgerei fertiggestellt, die Ihnen sicherlich gefallen würde ... Zwei Schlingel in kurzen Hosen ... ein dritter oben rechts, der gerade aus dem Wasser steigt. Eine grüne Wiese. Ein reines Veroneser Grün, bis hin zum Chromgelb abgetönt, unausgeführt wie in den japanischen Crepons.«

▼ Gauguin, *Stilleben mit drei Hündchen,* 1888, New York, The Museum of Modern Art. Vincent van Gogh schrieb an seinen Bruder, Gauguin wolle sich der »kindlichen Malerei« zuwenden. Vorbilder waren japanische Farbholzschnitte und englische Kinderbücher.

▼ Gauguin, *Bretonische Landschaft mit Schweinehirt,* 1888, Los Angeles, Sammlung Mrs. Lucille Ellis Simon. Die Ansicht von Pont-Aven zeigt im Hintergrund den Hügel Sainte-Marguérite. Die hellen Farben und die Komposition zeugen noch von einem dem Impressionismus verhafteten Stil.

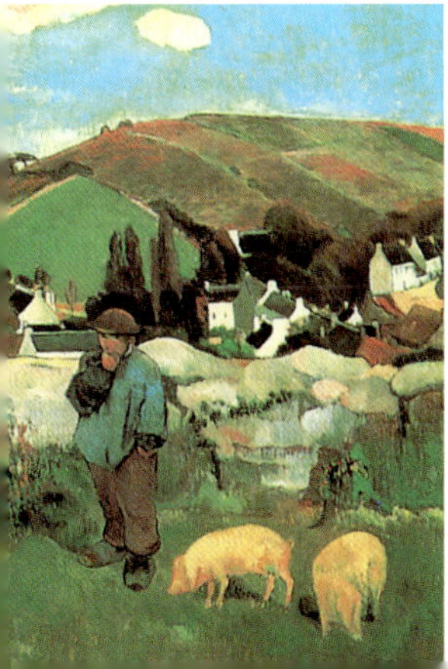

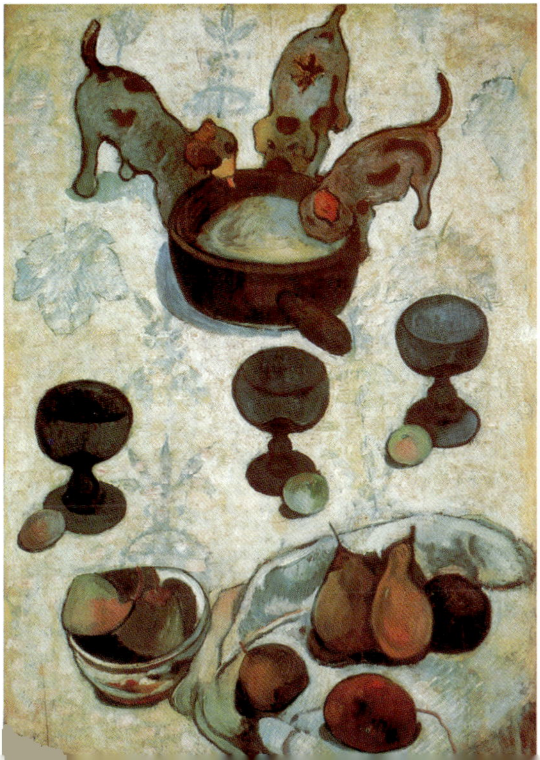

1886–1890

Emile Bernard

Emile Bernard wird am 28. April 1868 in Lille geboren. Schon in jungen Jahren verschreibt er sich als Schüler Cormons und Gefährte von Toulouse-Lautrec der Malerei. Er ist außergewöhnlich begabt und schließt sich früh den Impressionisten an. Ende 1886 lernt er während einer Reise in die Bretagne Gauguin kennen. Zurück in Paris, freundet er sich mit Vincent van Gogh an, mit dem er 1887 gemeinsam ausstellt. Er spielt eine wichtige Rolle als Vermittler zwischen Gauguin und van Gogh, die beide einen komplizierten Charakter haben. Bernard arbeitet als erster mit großflächig aufgetragenen, von dunklen Konturen umgebenen Farben und beeinflußt damit van Gogh und Gauguin nachhaltig. Ab 1891 bleibt Bernard allein in Pont-Aven zurück. Nach ausgedehnten Reisen verbringt er zehn Jahre in Ägypten, wo er die Libanesin Henenah Saati heiratet, mit der er fünf Kinder hat. 1901 verliebt er sich in Andrée, die Schwester des Dichters Paul Fort, und verläßt Ägypten. Es folgen weitere Reisejahre, in denen er zwischen der Bretagne und Venedig hin und her pendelt, bis er am 16. April 1941 in Paris stirbt.

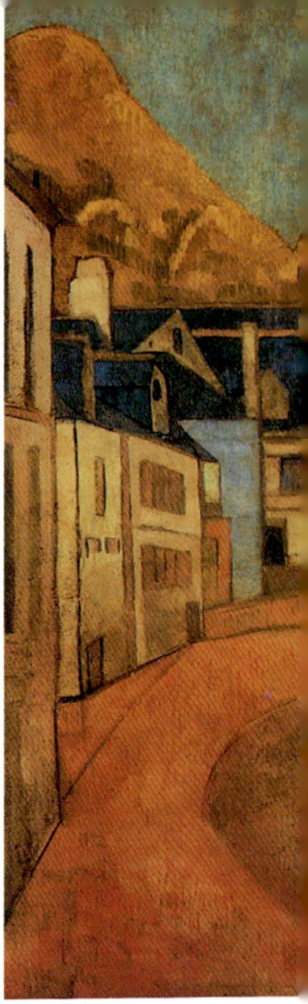

▼ Emile Bernard, *Bretoninnen beim Kirchgang,* 1892, Privatsammlung. Die Figuren sind zu rein dekorativen Motiven reduziert, und die Gesichter zeigen stark vereinfachte Züge.

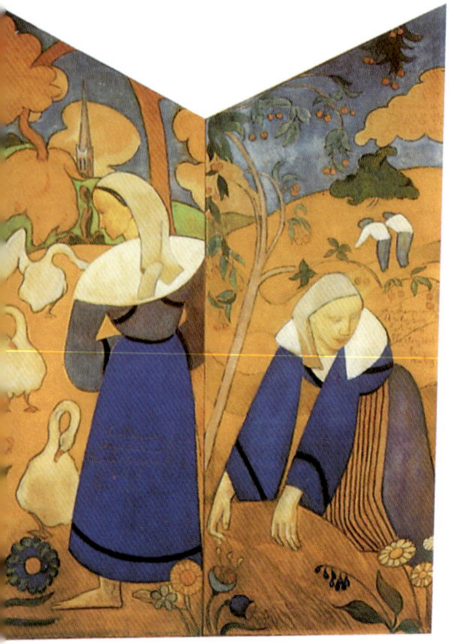

▲ Emile Bernard, *Die vier Jahreszeiten,* Ausschnitt, 1891, Privatsammlung. Der Paravent war eine Auftragsarbeit für den Dichter Eugène Boch.

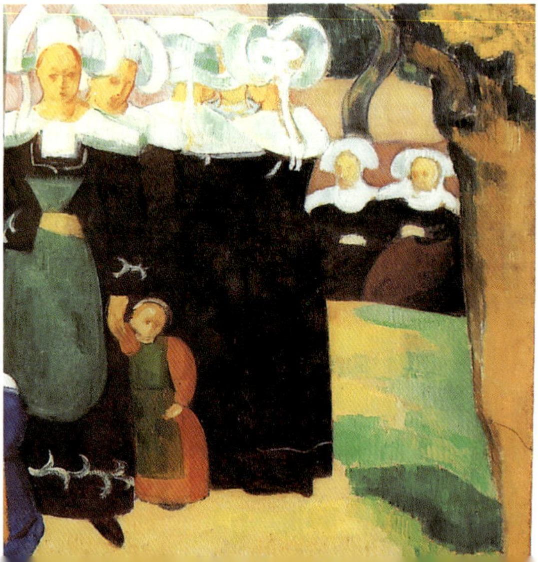

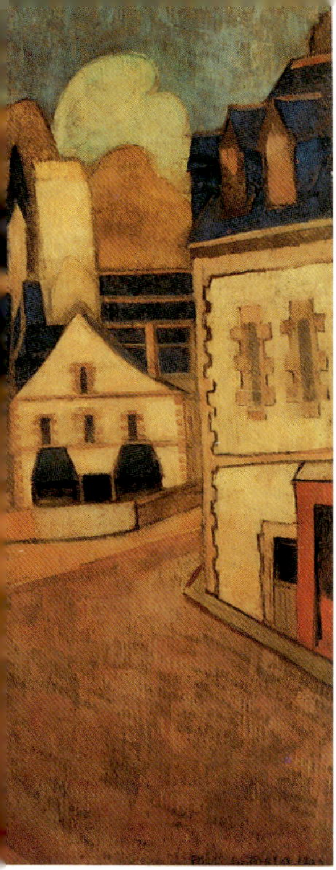

▼ Emile Bernard, *Bretoninnen mit Schirmen,* Ausschnitt, 1892, Privatsammlung. Die Sonne verleiht den Farben Leuchtkraft, doch die fehlenden Schatten machen die Szenerie unwirklich.

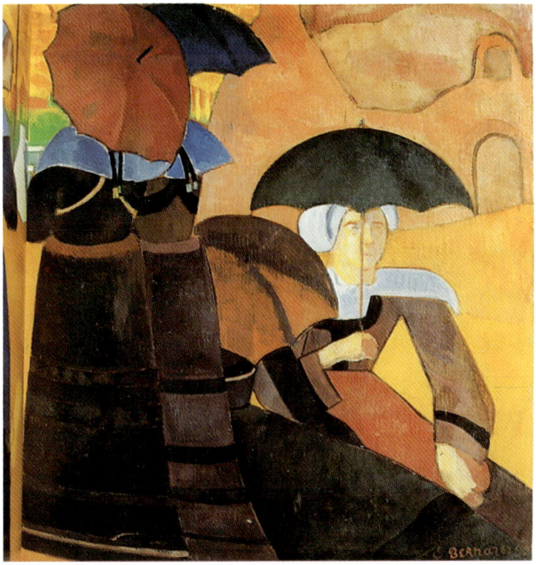

▲ Emile Bernard, *Die Rue Rose in Pont-Aven,* 1892, Paris, Didier Imbert Fine Art. Bernard stellt die sonst sehr belebte Straße menschenleer dar, als wolle er die Einsamkeit ausdrücken, in die ihn Gauguins Abreise nach Tahiti gestürzt hatte.

► Emile Bernard, *Zwei Badende unter einem Baum,* Ausschnitt, 1889, Paris, Galerie Daniel Malingue. Bernard nimmt mit dem Motiv der Badenden eines der Lieblingsthemen Cézannes auf. Der nackte Körper hebt sich effektvoll gegen den grünen Hintergrund der Wiese ab. Der Künstler arbeitet mit dichtem und pastosem Farbauftrag, um ein Höchstmaß an Licht einfangen zu können.

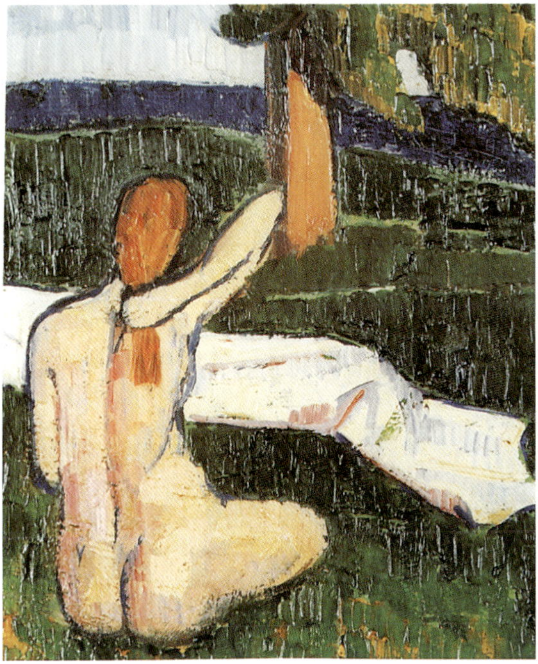

Vision nach der Predigt

Das Bild heißt mit vollem Titel *Vision nach der Predigt* oder *Jakobs Kampf mit dem Engel* (1888, Edinburgh, National Gallery of Scotland). Mit diesem Gemälde vollzieht Gauguin den Schritt vom Impressionismus zum Symbolismus.

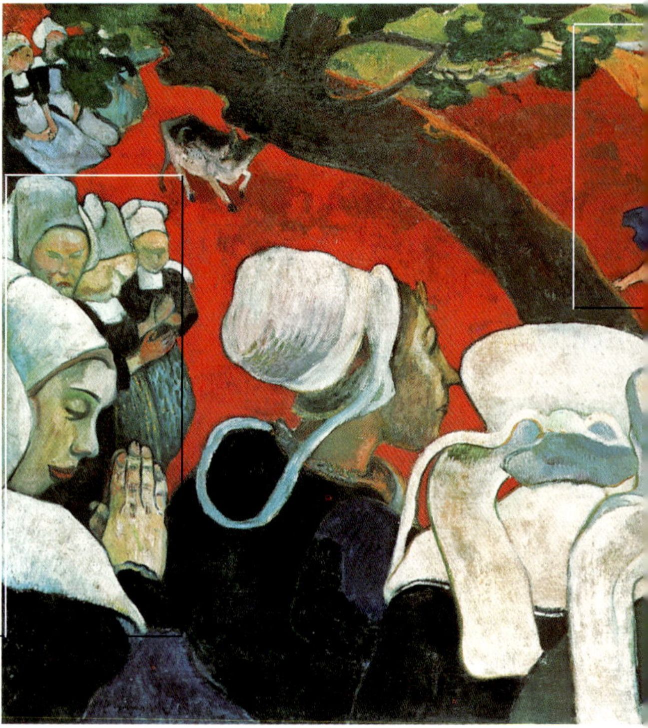

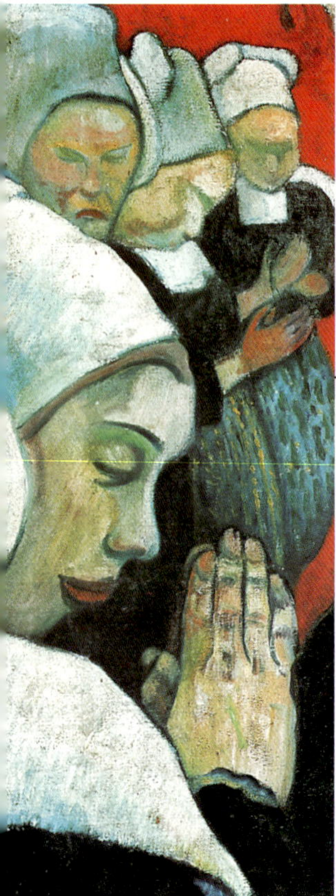

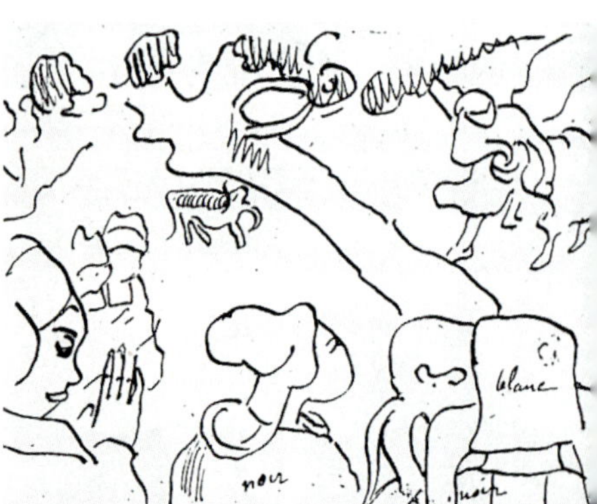

◀ Gauguin kommentierte sein Gemälde in einem Brief an Vincent van Gogh: »Ich habe, glaube ich, in der Darstellung der Gesichter einen hohen Grad an rustikaler, ritueller Schlichtheit erreicht. Alles strahlt strenge Würde aus.« Die starke Aufsicht, in der Gauguin die Szene zeigt, ist japanischen Farbholzschnitten nachempfunden.

Die Pose von Jakob und dem Engel hat einen Holzschnitt von Hokusai mit zwei Ringern zum Vorbild. Gauguin ließ sich in diesem wie auch in anderen Werken seiner bretonischen und späteren polynesischen Phase von volkstümlichen Legenden inspirieren. In ihnen mischten sich Glaube und Aberglaube, die religiösen Inhalte wurden nicht vom Kopf, sondern vom Gefühl her aufgenommen. Dem Pfarrer des Dorfes Nizon, dem Gauguin das Bild schenken wollte, war die Heiligenlegende womöglich zu frei dargestellt, jedenfalls lehnte er das Geschenk ab.

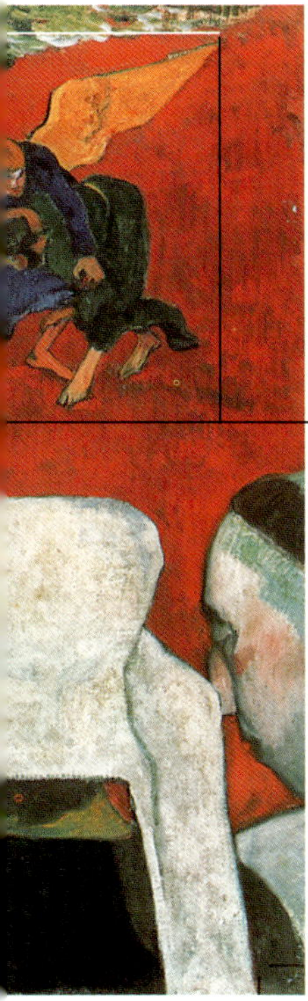

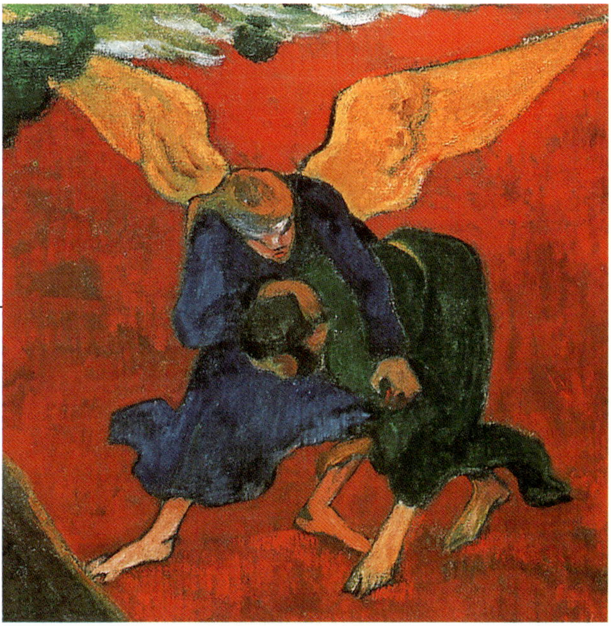

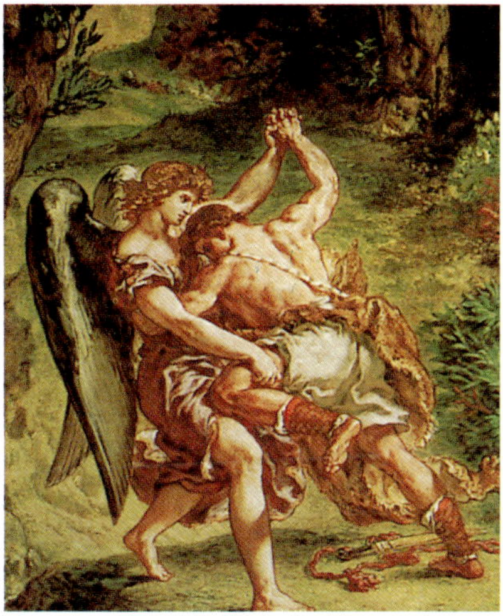

Eugène Delacroix, *Jakobs Kampf mit dem Engel,* 1860, Paris, Saint-Sulpice, Engelskapelle. Das Gemälde zeigt eine Begebenheit aus dem 1. Buch Mose (32, 23–33), die für die Gewissenskonflikte eines Christen steht. Ein Verweis darauf findet sich auch in Victor Hugos Roman *Les Misérables.* Gauguin hatte das Werk 1888 gelesen und identifizierte sich mit seiner Hauptfigur (Seite 50–51).

Gauguins Brief an van Gogh enthielt auch eine Skizze, in der er seine Farbwahl summarisch angab. »Für mich sind die Landschaft und der Kampf nur in der Vorstellung der betenden Menschen ... lebendig. Dies wird durch den Kontrast zwischen den Menschen als Teil der Natur und dem Kampf in der nicht zur Natur gehörigen, in ihren Proportionen veränderten Landschaft ausgedrückt.«

Die Schule von Pont-Aven

Gauguins Aufenthalt in der Bretagne ist zwar nur von kurzer Dauer, hat aber eine radikale Veränderung seines Malstils zur Folge und führt zur Gründung der als »Schule von Pont-Aven« bekannt gewordenen Künstlergruppe. Sein Ruf ist Gauguin vorausgeeilt, und man empfängt ihn als einen Vertreter des Impressionismus. Bald aber erkennen seine Malerkollegen, daß er sich von diesem Stil gelöst und eine völlig neue Richtung eingeschlagen hat – die der synthetistischen und cloisonnistischen Malerei. Im September 1888 findet sich der junge Paul Sérusier in Pont-Aven ein. Der ehemalige Student der Académie Julian bittet Gauguin, ihm Unterricht zu geben. Gemeinsam mit Bernard, der sich zu Recht als Begründer dieser neuen Kunstrichtung ansieht, wird Sérusier zum treuesten und aufrichtigsten Vertreter der neuen Strömung. Andere Maler schließen sich an, und so entsteht ein zusammengewürfelter Künstlerkreis, zu dem die Franzosen Charles Laval, Ernest de Chamaillard und Fernand du Puigaudeau, der Däne Mogens Ballin, die Niederländer Jan Verkade und Jacob Meyer de Haan, der Schweizer Cuno Amiet und der Engländer Robert Bevan gehören.

Jacob Meyer de Haan war Gauguins Schüler und Gönner zugleich: Als Gegenleistung für die Malstunden finanzierte er ihm seinen Aufenthalt in Pont-Aven. De Haans Spezialgebiet waren Stilleben wie dieses 1890 entstandene Bild mit einem Krug und Birnen (Privatsammlung). Es zeigt Anklänge an die warmen Farben der flämischen Maler des 17. Jahrhunderts.

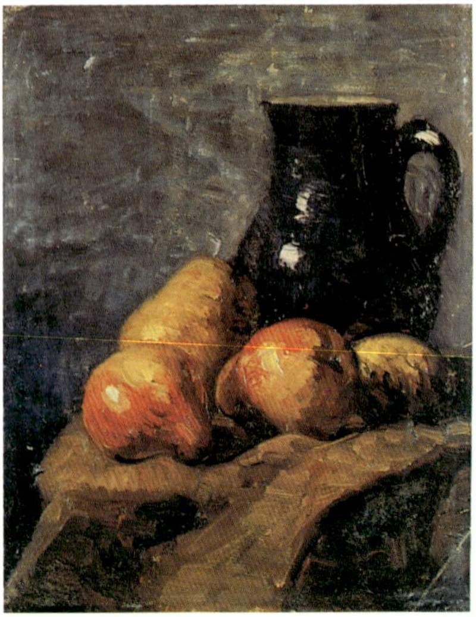

Fernand du Puigaudeau, *Bretonische Mädchen mit Laternen,* Ausschnitt, 1896, Paris, Didier Imbert Fine Art. Unter dunklem Himmel tanzen die bretonischen Mädchen im Licht der chinesischen Laternen auf einem der zahlreichen Sommerfeste. Die Spitzenhauben sind hier von beinahe durchsichtiger Leichtigkeit.

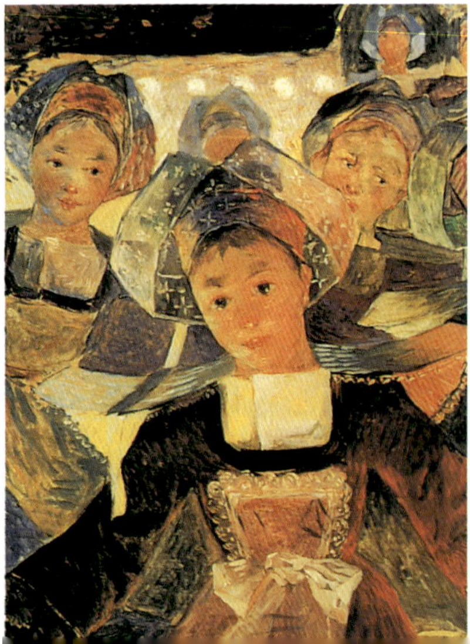

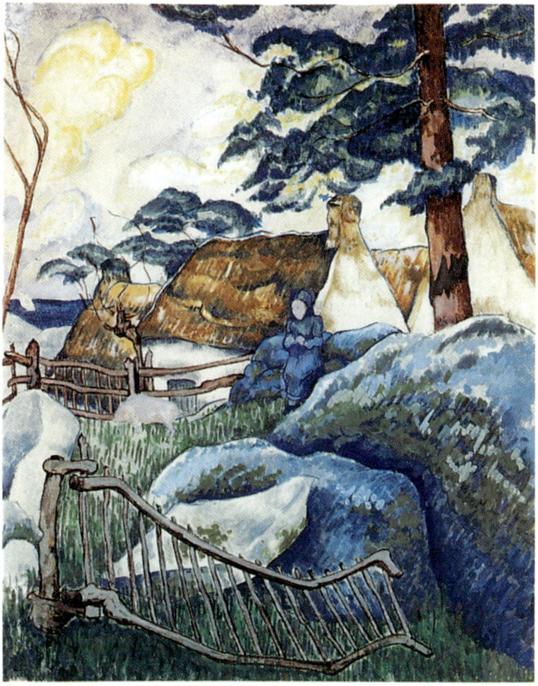

◀ Charles Laval, *Das Gatter,* um 1890, Privatsammlung. Die Gebäude des Gutshofes von Kernévénas in Le Pouldou sind vom selben Standpunkt aus gemalt, den auch Gauguin 1889 für ein Gemälde wählte.

▼ Paul Sérusier, *Betende Bretonin,* 1892, Paris, Galerie Daniel Malingue. Das Werk ist auf Karton gemalt, dessen Farbton geschickt für die Gestaltung von Gesicht und Händen genutzt wurde.

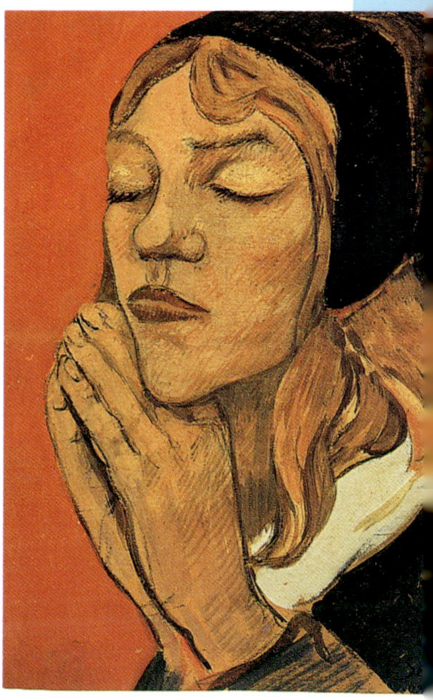

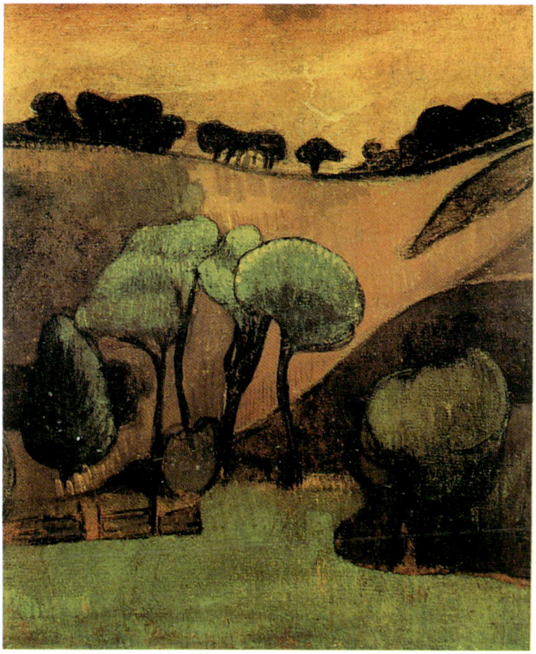

◀ Jan Verkade wurde in Saint-Nolff des öfteren von Mogens Ballin besucht, der die Landschaften der Umgebung malen wollte. Stimmungsvolle Szenerien wie dieser Ausschnitt der *Bretonischen Landschaft* (1892, Privatsammlung) sprachen Ballin vor allem an.

1888: Mit van Gogh in Arles

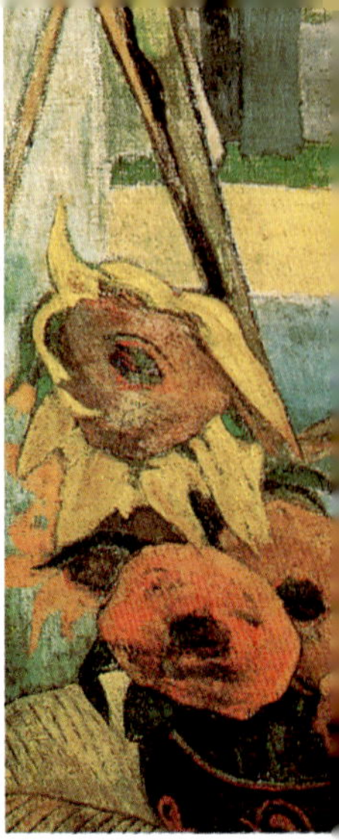

Am 20. Februar 1888 zieht Vincent van Gogh nach Arles in der Provence. Im Mai lädt er Gauguin zu sich ein, um gemeinsam mit ihm zu malen. Neun Wochen lang wohnen und arbeiten die beiden zusammen, und jeder von ihnen vollendet um die zwanzig Bilder. Beinahe täglich sind sie im Freien zum Zeichnen und Malen. Abends vergleichen sie ihre Arbeiten, und es schließen sich erbitterte Diskussionen an, in denen jeder dem anderen seine Vorstellung von Malerei aufzudrängen versucht. Ein Zusammenleben so unterschiedlicher Charaktere kann nicht lange gut gehen, und so kommt es zum unvermeidlichen Bruch. In seiner Angst, wieder in Einsamkeit zu verfallen, quält van Gogh seinen Freund mit Eifersuchtsanfällen. Nach einer heftigen Auseinandersetzung am 23. Dezember beschließt Paul, den Kollegen zu verlassen. In seiner Verzweiflung schneidet sich Vincent in der Nacht einen Teil des linken Ohres ab und schenkt es Rachel, einer Prostituierten, die er gelegentlich besucht. Gauguin reist daraufhin sofort nach Paris zurück.

▼ Gauguin, *Alte Frauen im Hospitalgarten von Arles,* 1888, Chicago, The Art Institute. Dieses cloisonnistische Gemälde besticht durch die würdevolle Verschlossenheit der vier Frauen, ihren getragenen Gang und ihre gemessene, fast theatralische Haltung.

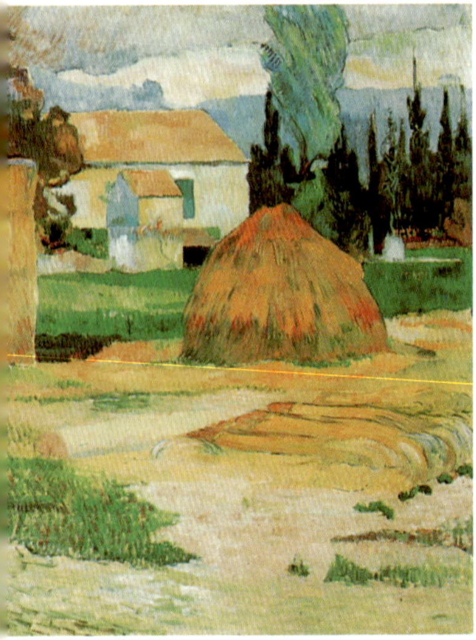

▲ Gauguin, *Bauernhaus in Arles,* 1888, Indianapolis, Museum of Art. In seinen ersten Arbeiten in Arles malte Gauguin die ländliche Umgebung und das Tagewerk der Bauern.

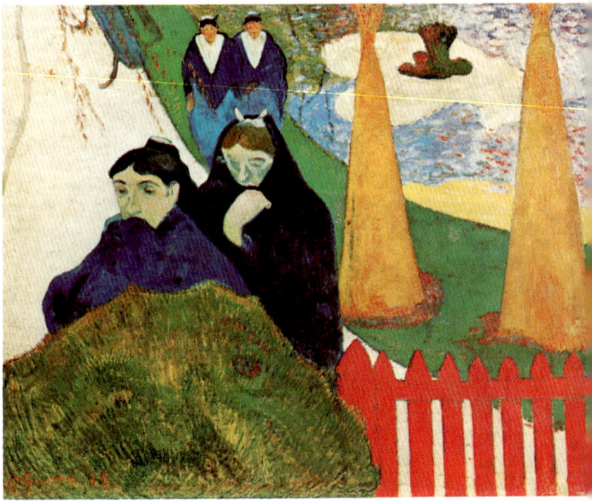

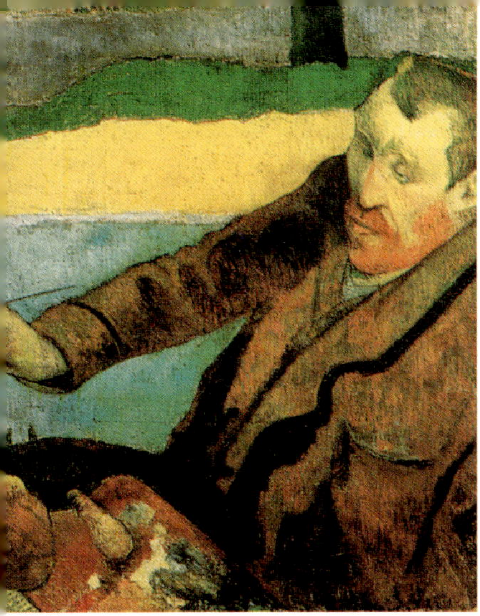

▲ Gauguin, *Bildnis Vincent van Gogh,* 1888, Amsterdam, Rijksmuseum Vincent van Gogh. Die seelische Zerrüttung ist mit unbarmherziger Präzision wiedergegeben. »Das bin tatsächlich ich, aber als Verrückter«, soll van Gogh gerufen haben.

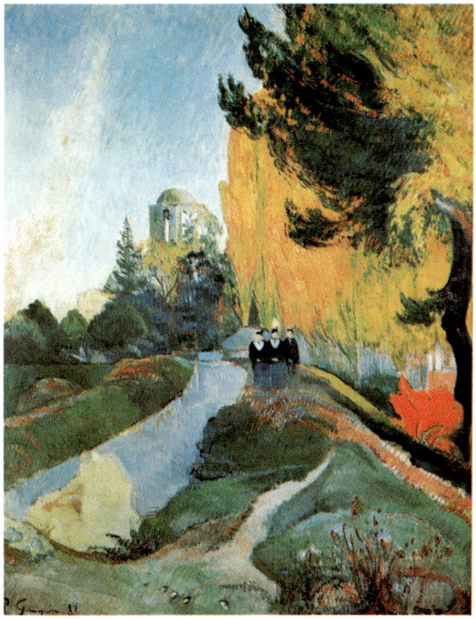

▲ Gauguin, *Les Alyscamps,* 1888, Paris, Musée d'Orsay. Die Gräberstraße Les Alyscamps war einer der Lieblingsplätze der beiden Künstler. Im Hintergrund ist die Kuppel der Kapelle von Saint-Honorat zu sehen. Der Bildaufbau und die Verwendung ausgesprochen leuchtkräftiger Farben zeugen vom synthetistischen Stil, den sich Gauguin in der Bretagne angeeignet hatte.

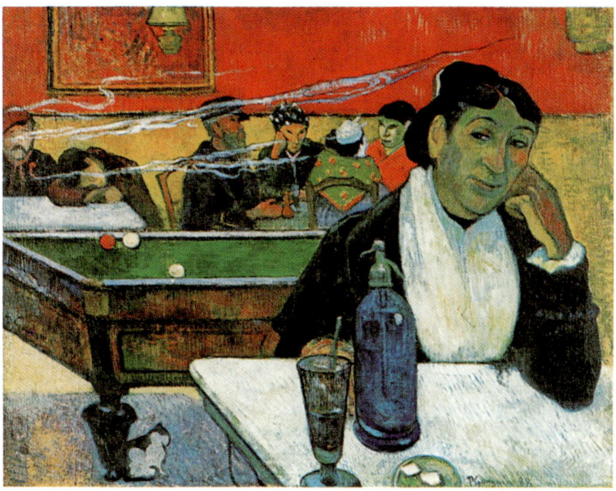

▲ Gauguin, *Das Nachtcafé,* 1888, Moskau, Puschkin-Museum. Gauguin versuchte sich hier an einem ihm eher wesensfremden Motiv. Das Werk war als Hommage an van Gogh gedacht und gleichzeitig ein Kräftemessen mit diesem.

Unsere Freundschaft wird ewig dauern

Das künstlerische und menschliche Band zwischen Gauguin und den Brüdern van Gogh ist in ihren Briefen dokumentiert. Die meisten blieben erhalten und wurden veröffentlicht. Nicht immer lassen sie sich in ihrer zeitlichen Reihenfolge genau einordnen. Dennoch geben sie Aufschluß über die charakterlichen Stärken und Schwächen der Künstler sowie über den Reifeprozeß und die Entwicklung ihrer Malerei.

Les Misérables

Gauguin malte sein *Selbstbildnis – Les Misérables* (1888, Amsterdam, Rijksmuseum Vincent van Gogh) auf Drängen van Goghs, der ihn und die anderen Maler von Pont-Aven um Selbstporträts gebeten hatte.

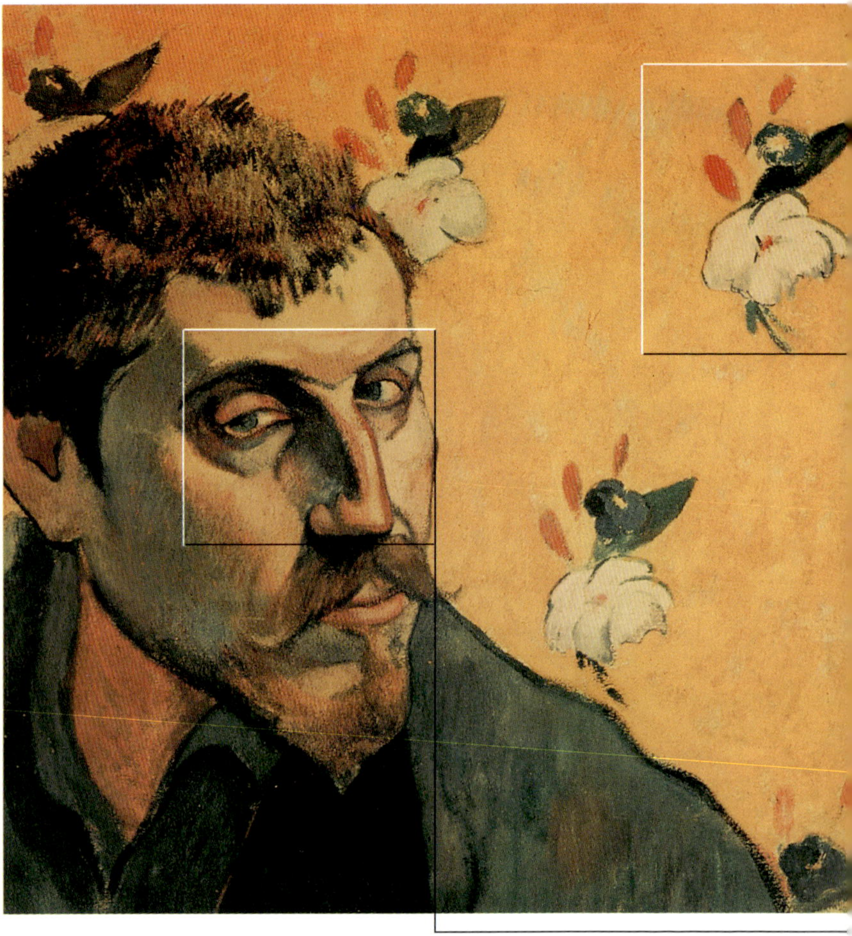

Gauguin verglich sich mit Jean Valjean, dem Protagonisten von Victor Hugos Roman *Les Misérables*, denn auch er fühlte sich als ein aus der Gesellschaft Ausgestoßener. An Vincent schrieb er:

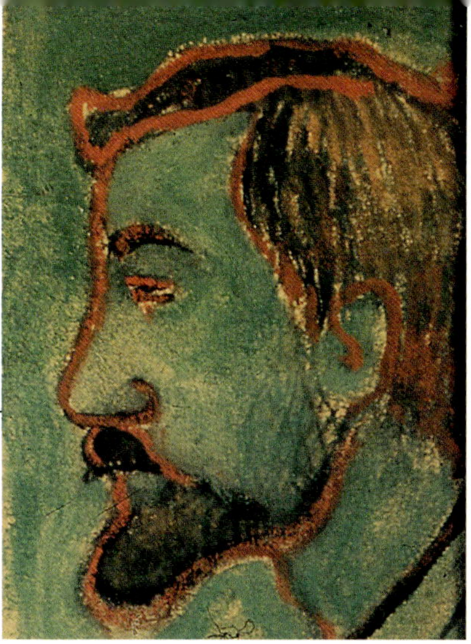

◀ Auch Emile Bernard schickte Vincent sein Selbstporträt und versah es mit einem Bildnis des Freundes im Hintergrund. Van Gogh fühlte sich davon sehr geschmeichelt. Er schrieb zwar seinem Bruder, Bernards Werk sage ihm mehr zu, doch ihm lag daran, sich mit einem eigenen Selbstbildnis bei Gauguin zu revanchieren. Dieses Werk befindet sich heute im Fogg Art Museum in Cambridge, Massachusetts.

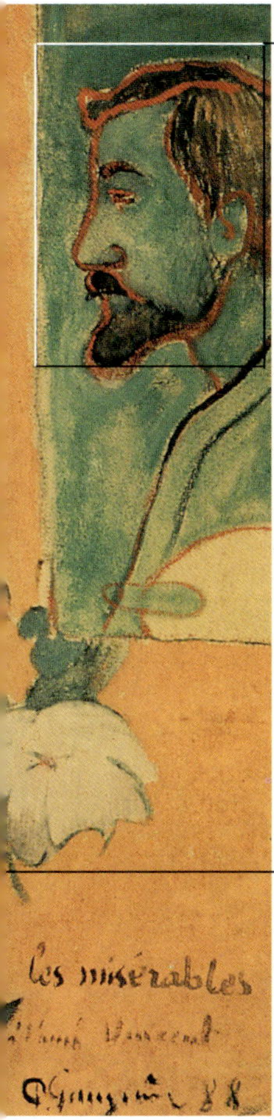

▶ Gauguins Brief an van Gogh enthält folgende Zeilen: »Die Zeichnung ist ganz und gar eigen, völlige Abstraktion. Die Augen, der Mund, die Nase sind wie Blumen persischer Teppiche, sie verkörpern auf ihre Art die symbolische Seite. Die Farben weichen stark von der Natur ab.« Tatsächlich war Gauguin auf der Suche nach dekorativen Motiven, wie sie später auf seinen Keramiken und Gemälden aus Polynesien zu sehen sind.

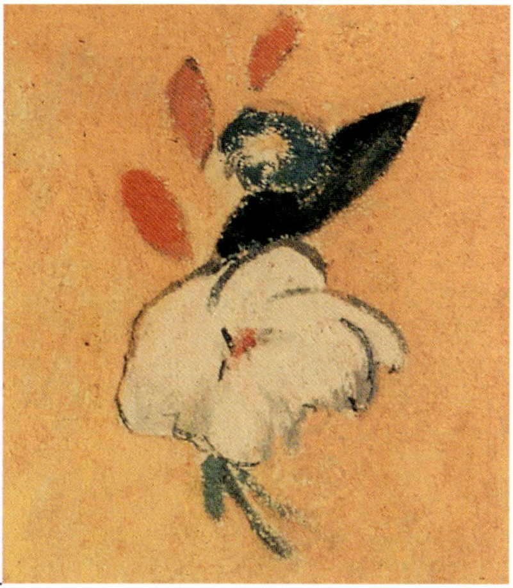

»Das Blut ist in Wallung geraten und läßt das Gesicht erglühen, die Augen sind mit den Tönen des Schmiedefeuers umgeben – ein Spiegel der glühenden Lava, die unsere Künstlerseele entflammt.«

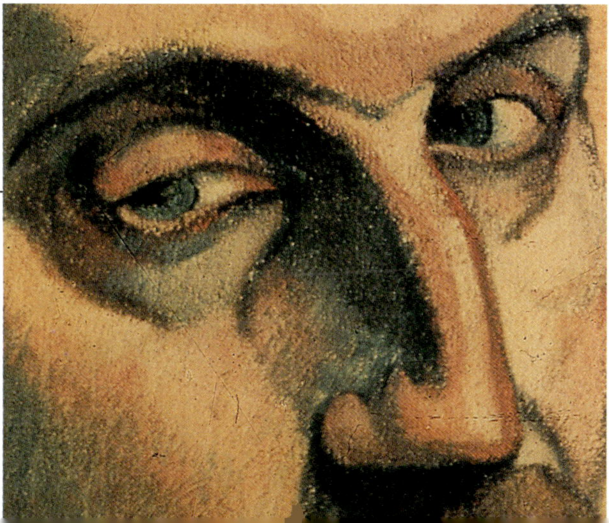

Vincent van Gogh

Vincent van Gogh kommt am 30. März 1853 in Groot Zundert, einem Dorf im niederländischen Brabant, zur Welt. Nach der Schule tritt er als Angestellter in die Filiale der Gesellschaft Goupil in Den Haag ein, die einen Handel mit zeitgenössischer Kunst betreibt. Dort ist er bis 1876 beschäftigt, arbeitet dann als Französischlehrer in England, als Prediger in einer Arbeitervereinigung, als Buchhändler in Dordrecht und abermals als Prediger in Belgien. Seine ersten Zeichnungen und Gemälde entstehen in Nuenen, Antwerpen und Paris, wo er die Impressionisten kennenlernt, die in der Galerie seines Bruders Theo ihre Werke ausstellen. In Arles in Südfrankreich entdeckt er die Leuchtkraft mediterraner Farben, und hier entstehen einige seiner schönsten Werke. Doch gleichzeitig zerplatzt in Arles auch sein Traum von einer dauerhaften Zusammenarbeit mit Gauguin. Nach Pauls Abreise verschlechtert sich Vincents Geisteszustand dramatisch, und er begibt sich in ein Sanatorium bei Saint-Rémy. Im Mai 1890 zieht er nach Auvers-sur-Oise, wo auch andere Künstler arbeiten. Die Behandlung seines Arztes, Dr. Gachet, scheint Wirkung zu zeigen und ihm neuen Lebensmut zu geben, so daß er in gut zwei Monaten etwa achtzig Gemälde vollendet. Am 27. Juli 1890 jedoch fügt er sich eine schwere Schußwunde zu, als er sich zum Malen auf den Feldern aufhält, an deren Folgen er drei Tage später im Alter von nur 37 Jahren stirbt. Sechs Monate später, am 25. Januar 1891, stirbt auch sein Bruder Theo.

▼ Vincent van Gogh, *L'Arlésienne (Madame Ginoux)*, 1890, São Paulo, Museu de Arte. Dieses Porträt orientiert sich sehr genau an einem wenige Monate zuvor von Gauguin geschaffenen Werk. Für van Gogh war es eine sehnsuchtsvolle, melancholische Erinnerung an die Zeit ihrer fruchtbaren Zusammenarbeit und zugleich eine Aufforderung, sie wieder aufzunehmen.

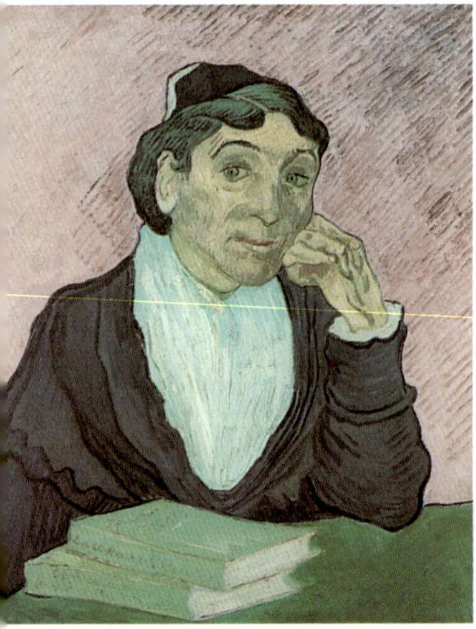

► Vincent van Gogh, *Les Alyscamps, fallende Blätter*, 1888, Otterlo, Rijksmuseum Kröller-Müller. Die Figurenkomposition erinnert an japanische Holzschnitte.

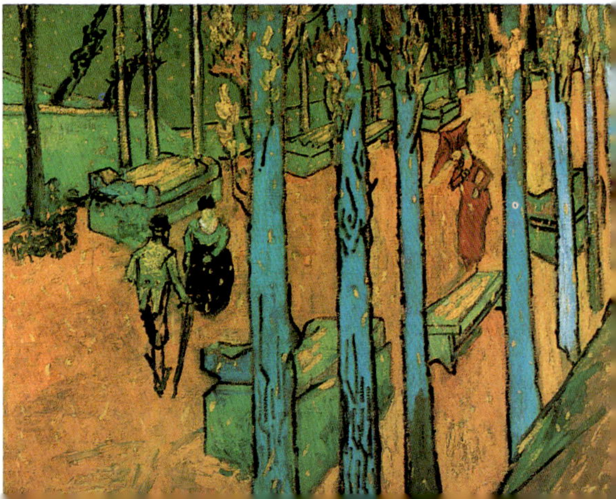

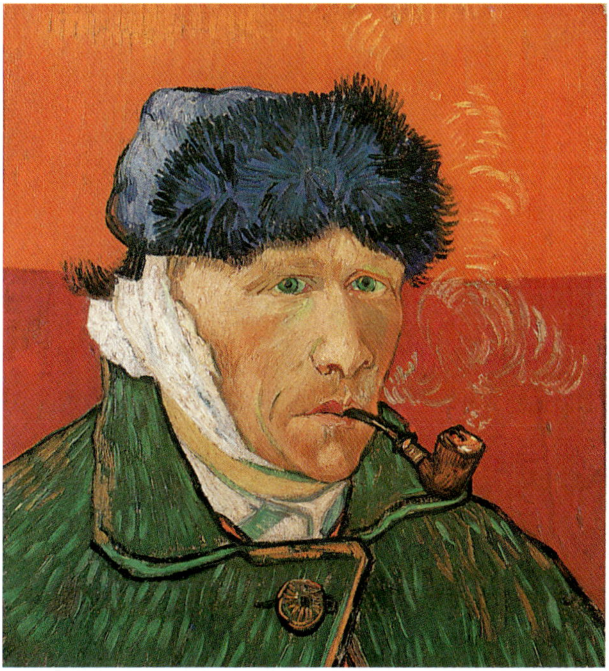

Van Gogh malte das *Selbstbildnis mit verbundenem Ohr* (1889, Privatsammlung) kurz nach seiner Entlassung aus dem Krankenhaus. Es entstand vor dem Spiegel, wie an der seitenverkehrten Darstellung zu erkennen ist: Van Gogh hatte in Wirklichkeit sein linkes Ohr verstümmelt.

Vincent van Gogh, *Paul Gauguins Stuhl (Der leere Stuhl)*, 1888, Amsterdam, Rijksmuseum Vincent van Gogh. Vincent konnte sich nie mit dem Weggang Gauguins abfinden und wollte die Leere darstellen, die dieser hinterlassen hatte. Das Bild war ein Hilfeschrei und drückte seine ganze Einsamkeit und Verzweiflung aus.

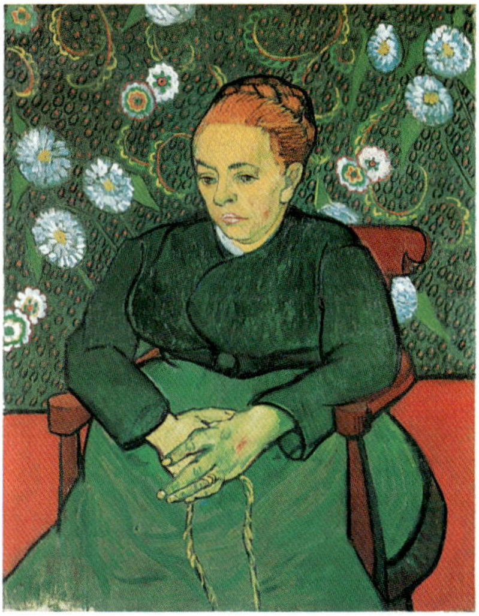

Vincent van Gogh, *Augustine Roulin,* 1889, Amsterdam, Stedelijk Museum. Gerade diesem Porträt sieht man an, wie intensiv sich van Gogh mit Gauguin auseinandergesetzt hat. Auffällig sind die dekorativen Motive im Hintergrund und die betonte Flächigkeit der Komposition.

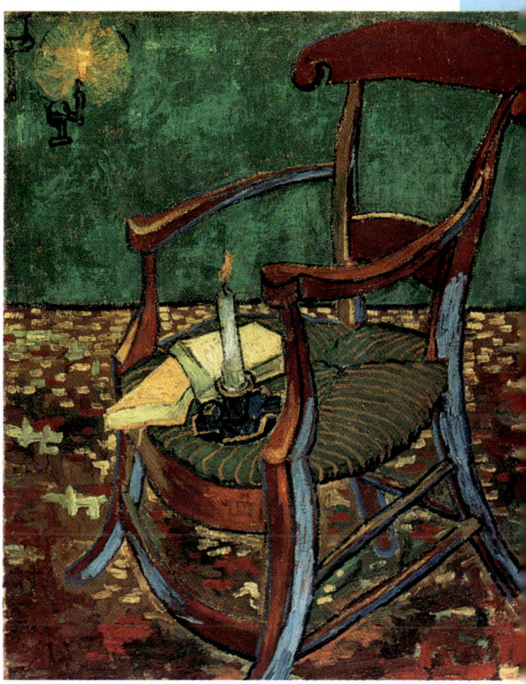

1889–1890: Le Pouldu

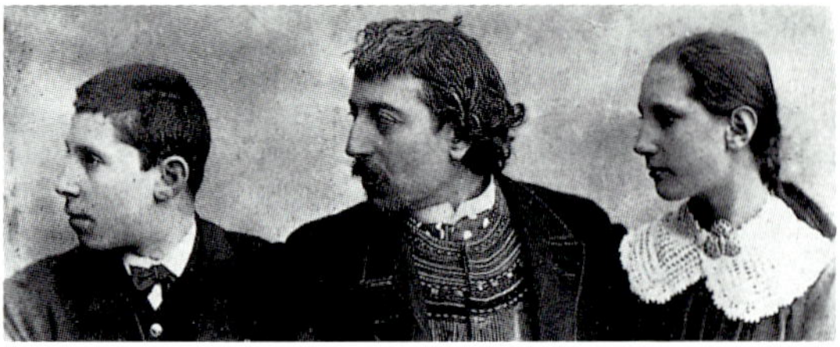

▲ Im März 1891, kurz vor seinem Aufbruch nach Tahiti, stattete Gauguin – hier mit seinen Kindern Clovis und Aline – der Familie in Kopenhagen einen Besuch ab.

Im Februar 1889 geht Gauguin zum dritten Mal nach Pont-Aven. Im Mai folgt ein kurzes Zwischenspiel in Paris, wo er mit einer Gruppe von Impressionisten und Synthetisten im Café Volpini ausstellt. Der Touristenansturm in Pont-Aven wird ihm schnell lästig, so daß er sich Ende Juni mit Sérusier in das nahegelegene Fischerdorf Le Pouldu zurückzieht. Bald gesellen sich Meyer de Haan und andere Maler hinzu. Im Oktober 1889 dekorieren Gauguin und Meyer de Haan den Speisesaal ihrer Pension mit Fresken und Gemälden. Im Juni 1890 erreicht ihn die Nachricht vom Tod Vincent van Goghs. Gauguin widmet sich intensiv und leidenschaftlich seiner Kunst und entwickelt in unmittelbarer Konfrontation mit der ursprünglichen, kontrastreichen Landschaft seinen persönlichen Stil. Dennoch geht der Verkauf seiner Bilder nur sehr schleppend voran, und mit dem Tod Theo van Goghs verschlimmert sich seine Lage zusätzlich. Hinzu kommt, daß die Familie de Haan ihrem Sohn die finanzielle Unterstützung entzieht und den Freund damit zwingt, in die Niederlande zurückzukehren. Am 7. November 1890 fährt Gauguin wieder nach Paris.

▼ Gauguin, *Die Familie Schuffenecker,* 1889, Paris, Musée d'Orsay. In diesem nicht unbedingt schmeichelhaften Bildnis der Familie Schuffenecker verbindet Gauguin impressionistische Elemente mit seinem neuen synthetistischen Stil, der nun Gestalt annimmt.

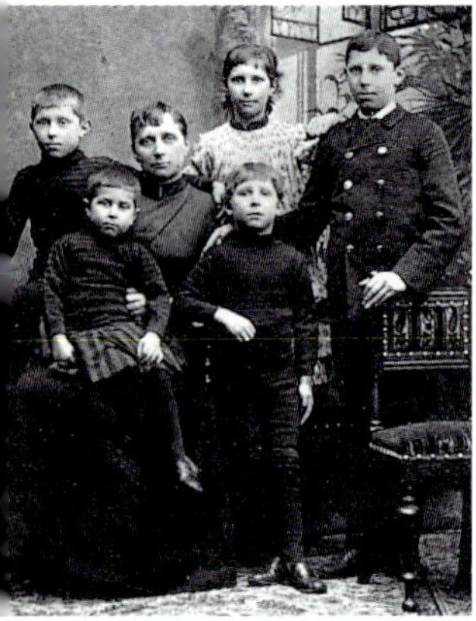

▲ Gauguin schrieb weiterhin regelmäßig Briefe an Mette (hier auf einem Foto von 1889 mit den Kindern). Er hielt seine Frau auf dem laufenden, verlor sich aber auch in Phantastereien über seine Zukunft.

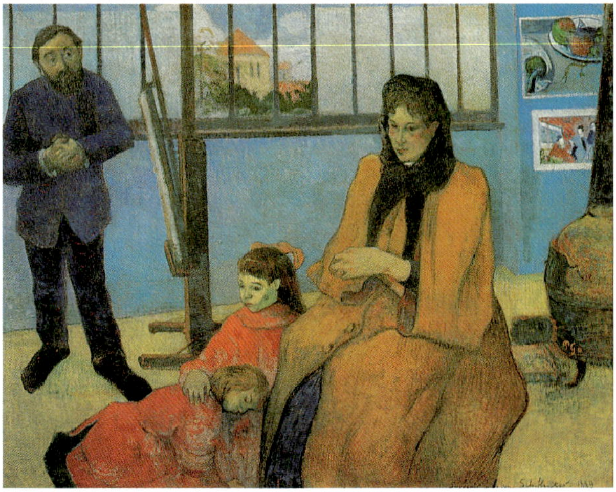

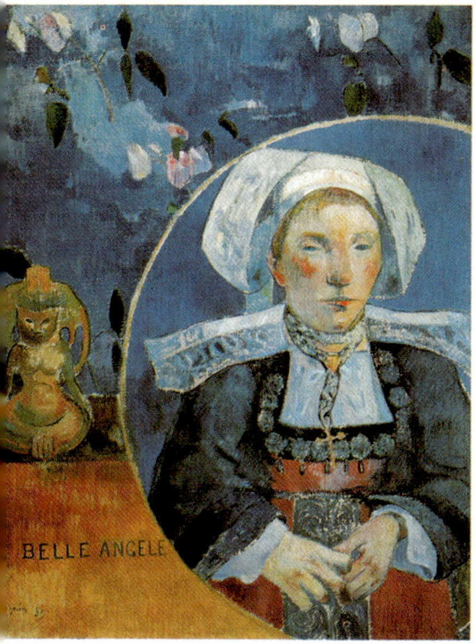

◀ Gauguin, *La Belle Angèle,* 1889, Paris, Musée d'Orsay. Gauguin zeigte sich sehr zufrieden über das Gemälde. Er war überzeugt davon, daß ihm »noch nie ein Bildnis so gut gelungen war«. Die Porträtierte, verheiratet mit einem der Honoratioren von Pont-Aven, wies das Gemälde jedoch entrüstet zurück. Die Frau fühlte sich nicht nur unvorteilhaft dargestellt, sondern regelrecht der Lächerlichkeit preisgegeben. Zwei Jahre später erwarb Degas begeistert dieses Werk.

▼ Mit diesem Selbstporträt als *Christus am Ölberg* (1889, West Palm Beach, Norton Gallery of Art) bekundete Gauguin seine ruhelose religiöse Suche. Der Maler gefiel sich in der Darstellung eines Gepeinigten und Verstoßenen.

▶ Gauguin, *Bonjour, Monsieur Gauguin*, 1889, Prag, Národní Galerie. Der junge André Gide war fasziniert von den Gemälden im Gasthof von Marie Henry, wo Gauguin in Le Pouldu wohnte. Vor allem dieses Werk hatte es ihm angetan.

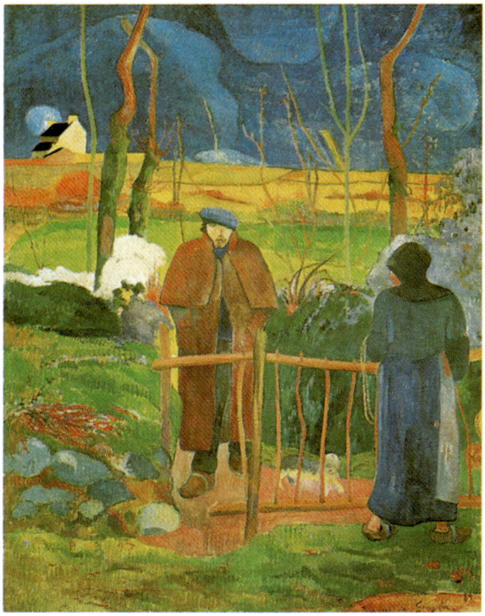

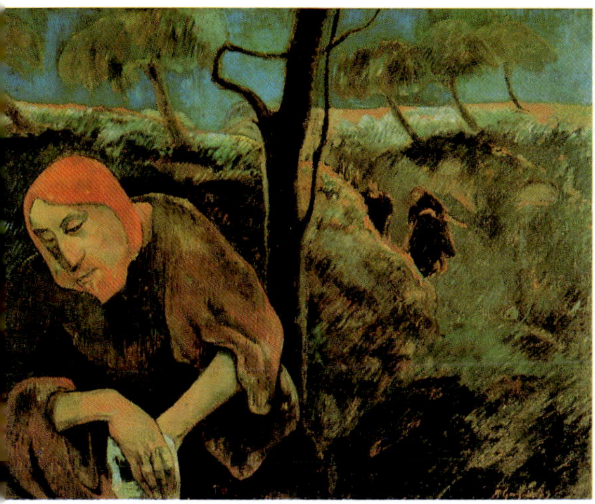

Der Synthetismus

Emil Bernard mag als der »Erfinder« des synthetistischen und cloisonnistischen Stils gelten, doch Gauguin interpretierte ihn am virtuosesten und trug am meisten zu seiner Verbreitung bei. Auf der Leinwand sollte nicht mehr die Natur abgebildet werden, sondern der Eindruck, den diese in der Erinnerung hinterließ. So konnte sich der Maler frei machen von Perspektive, Farbnuancierung und Helldunkel-Effekten, um die Farben auf scharf begrenzte Flächen aufzutragen. Damit war der erste Schritt auf dem Weg zur abstrakten Malerei getan.

Der Verlust der Unschuld

Dieses Bild (1890–91, Norfolk, The Chrysler Museum of Art) ist reich an Anspielungen auf berühmte Gemälde, von Manets *Olympia* bis hin zu Holbeins *Christus im Grab*. Es wurde ein Manifest der symbolistischen Kunst.

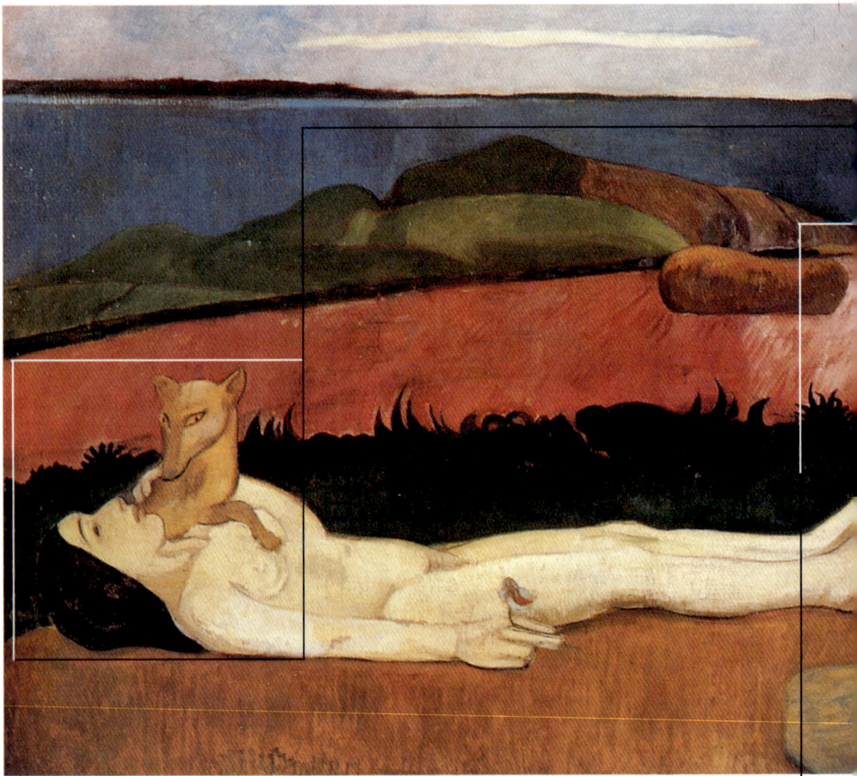

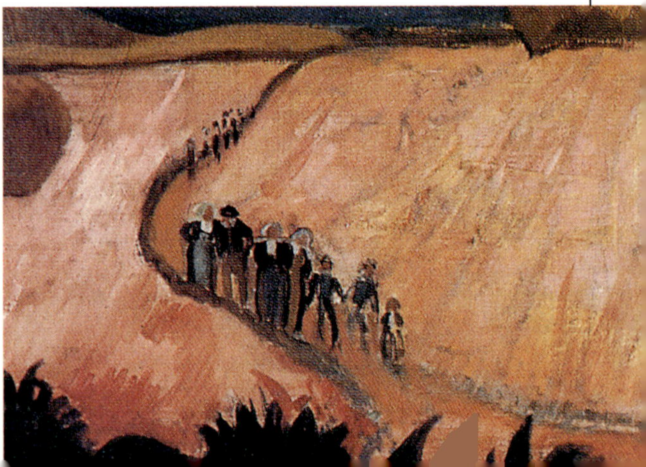

▶ Die Landschaft mit dem herannahenden Hochzeitszug ist der vertrauten Umgebung Gauguins in Le Pouldu nachempfunden. Die Farbflächen sind durch horizontale schwarze Linien voneinander getrennt, die kühlen Blau- und Grüntöne lassen eine phantastische Atmosphäre entstehen.

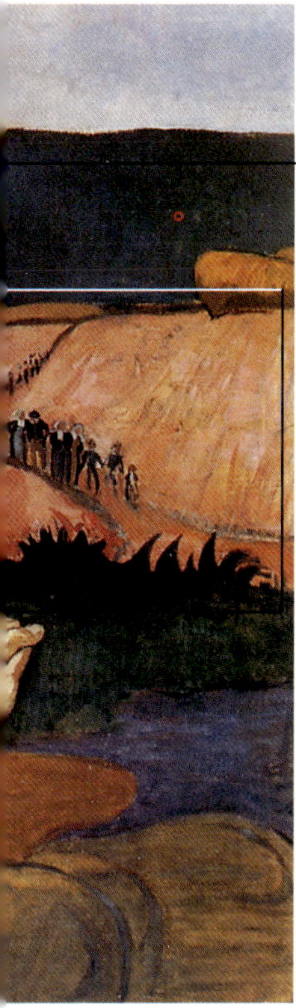

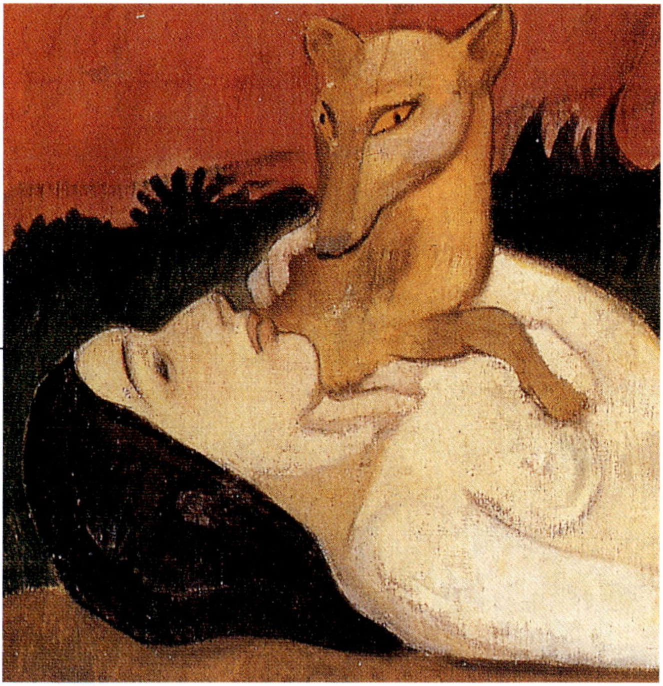

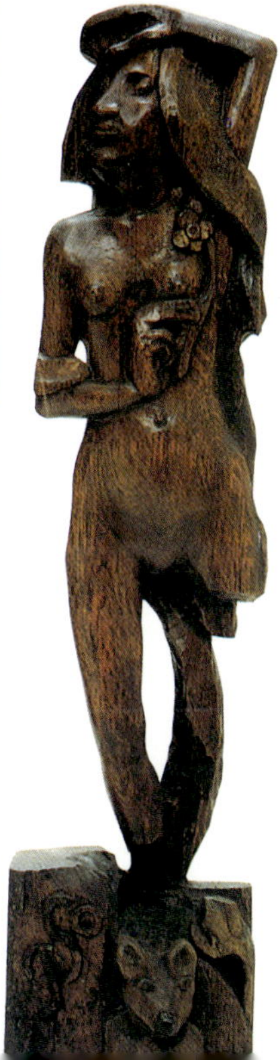

◄ Gauguin, *Luxure,* 1890, Frederikssund, J. S. Willumsen Museum. Nachdem die erste Skulptur aus Terrakotta zerbrochen war, schnitzte Gauguin aus Eichen- und Kiefernholz eine zweite Version. Der Fuchs zu Füßen des Mädchens steht in Gauguins Symbolwelt für das Wilde und Verderbte. Während die Impressionisten dem Reichtum der Natur huldigten, versuchte Gauguin, die Geheimnisse des Unbewußten zu entschlüsseln. Er projizierte Ängste und Sehnsüchte in seine Werke hinein und schuf dadurch phantastische Traumbilder.

▲ Das Gemälde wurde auch unter dem Titel *Frühlingserwachen* bekannt. Als Modell für das liegende Mädchen diente ihm Juliette Huet, eine junge Putzmacherin. Gauguin hatte sie durch Daniel de Monfreid kennengelernt, und sie wurde für einige Monate seine Geliebte. Die Pose des Mädchens spielt auf Bernards Gemälde *Magdalena im Bois d'Amour* an. In der rechten Hand hält sie eine rote Blume, während sie mit der Linken einen Fuchs umarmt, der wiederum mit einer unmißverständlich erotischen Gebärde eine Pfote auf ihre Brust legt.

Der Symbolismus

Die Symbolisten gelten als Vorläufer der Surrealisten. Allerdings kann man den Symbolismus nicht als eigenständige Kunstrichtung bezeichnen, denn seine Vertreter gründeten weder eine Schule noch fanden sie zu einem gemeinsamen Stilverständnis. Erst in neuerer Zeit faßt die Forschung die von ihrem künstlerischen Hintergrund und ihrer Mentalität her sehr unterschiedlichen Maler unter der Bezeichnung »Symbolisten« zusammen, um einige gemeinsame Elemente in ihren Werken herauszustellen. Der Stil breitet sich im Frankreich des ausgehenden 19. Jahrhunderts aus – in der Zeit der Décadence. Huysmans' 1884 entstandener Roman *Gegen den Strich* enthält Verweise auf Gemälde von Moreau und Bresdin, die als Überwindung des Naturalismus interpretiert werden, und dies im Namen einer Kunst, die ideelle und geistige Werte zu transportieren vermag. Auch Bergsons philosophische Schrift *Zeit und Freiheit* verleiht den neuen Gedanken Gehalt. Die 1889 von Gauguin und Bernard organisierte Ausstellung im Café Volpini erweist sich als Meilenstein der symbolistischen Malerei und übt einen nicht zu unterschätzenden Einfluß auf die Kunst der folgenden Jahrzehnte aus.

▼ Lucien Lévy-Dhurmer, *Eva,* 1896, Paris, Sammlung Michel Périnet. Lévy-Dhurmer beherrschte die Pastell-Malerei auf hervorragende Weise. Er schuf phantastische Motive, ausdrucksstarke Porträts und mediterrane Landschaften voller Poesie.

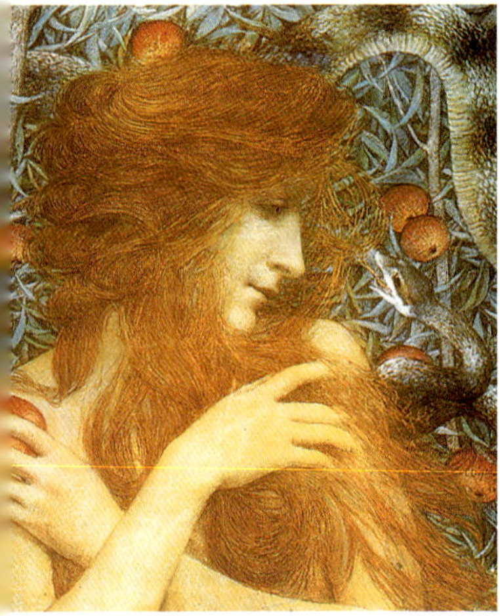

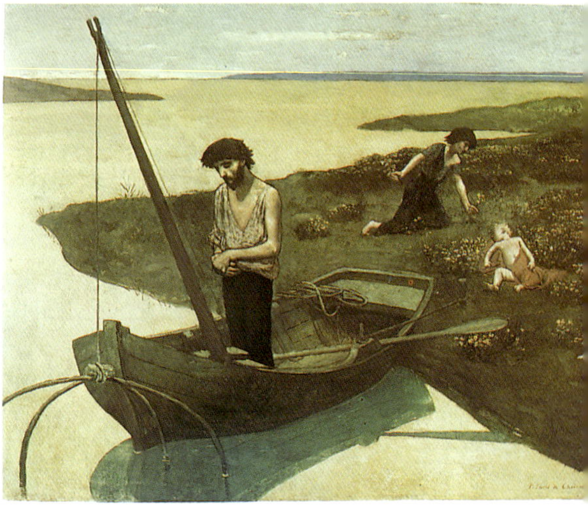

▶ Pierre Puvis de Chavannes, *Der arme Fischer,* 1881, Paris, Musée d'Orsay. Das Bild gilt als ein Schlüsselwerk des Symbolismus. Der französische Staat erwarb es 1887 und stellte es im Musée du Luxembourg aus, wo es einer ganzen Künstlergeneration als Studienobjekt diente.

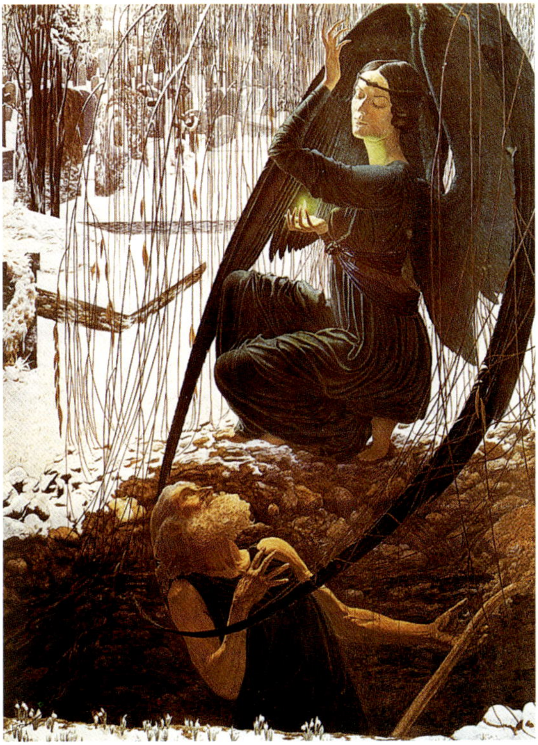

◄ Carlos Schwabe, *Der Tod und der Totengräber,* 1895–1900, Paris, Musée du Louvre. Der in der Schweiz tätige deutschstämmige Künstler wurde wegen seiner mysteriösen Todesdarstellungen und phantastischen Illustrationen sogar mit Dürer verglichen.

▼ Odilon Redon, *Bildnis Paul Gauguin,* 1904, Paris, Musée d'Orsay. Redon war ein Schüler Corots und mit Gauguin sowie den Malern der Nabis-Gruppe befreundet. Sein eigentümlicher und markanter Stil machte ihn zu einem wichtigen Vertreter des Symbolismus.

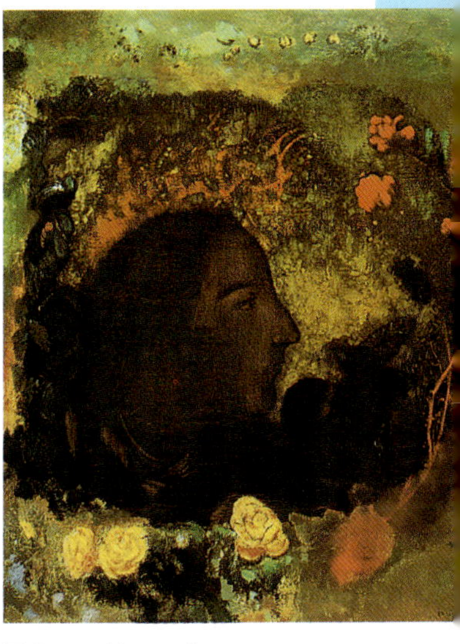

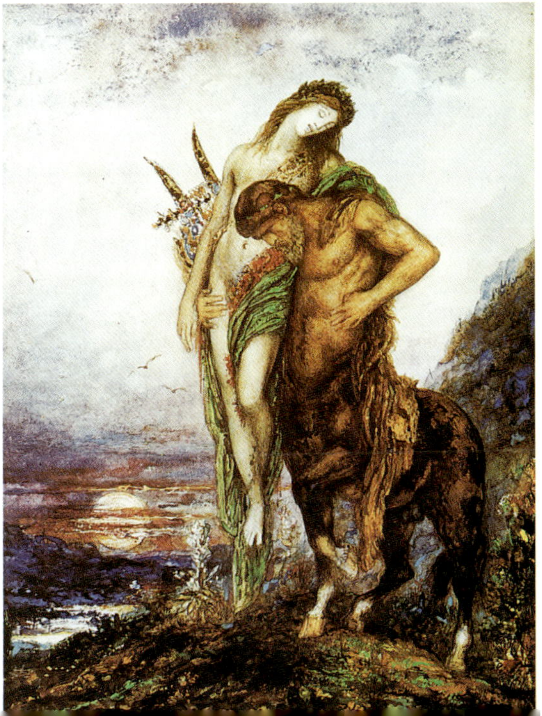

◄ Gustave Moreau, *Der tote Dichter, von einem Kentauren getragen,* um 1890, Paris, Musée Gustave Moreau. Moreau war der letzte große Künstler der Décadence. Als Schöpfer monumentaler, visionärer Werke führte er die romantische Tradition fort.

Keramiken und Holzskulpturen

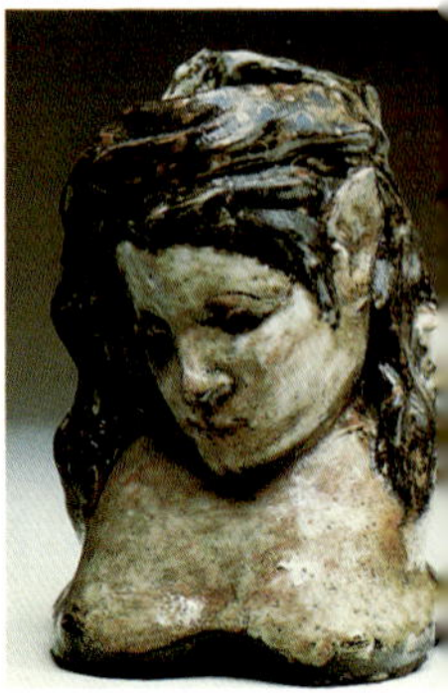

▲ Gauguin, *Vase in Form eines Frauenkopfes,* 1889, Dallas, Museum of Art. Schuffeneckers Frau begegnete Gauguin mit unverhohlener Feindschaft. Der Künstler revanchierte sich, indem er sie mit den spitz zulaufenden Ohren eines Faunes und einer Schlange als Kopfbedeckung verewigte.

Im Jahre 1886 lernt Gauguin auf der letzten Impressionistenausstellung den talentierten Keramiker Ernest Chaplet kennen. Dieser weiht ihn in die Steinzeugbearbeitung und in die japanischen Brenntechniken über offenem Feuer ein. Gauguin entdeckt seine Leidenschaft für das Kunsthandwerk und fertigt innerhalb eines guten Jahres über fünfzig Keramiken. Später verlegt er sich auf Holzskulpturen und den Bronzeguß. Er bemüht sich um originelle Formgebung und ist deshalb vielleicht für den Publikumsgeschmack seiner Zeit zu extravagant. So beeindrucken seine Werke zwar die Kritiker, doch sein Einkommen bleibt dürftig. Gauguin verarbeitet in seinen Skulpturen die unterschiedlichsten Inspirationsquellen. Er orientiert sich an den präkolumbischen Kulturen und japanischer Kunst ebenso wie an der Arts and Crafts-Bewegung oder an klassizistischen Vorbildern. Er ist so stolz auf diese Schöpfungen, daß er sie in zahlreichen Gemälden manchmal direkt im Vordergrund darstellt, so zum Beispiel in seinem *Stilleben mit japanischem Holzschnitt* (1889, Teheran, Museum für Moderne Kunst), oder im *Stilleben mit dem Profil von Laval* (1886–87, Lausanne, Sammlung Josefowitz).

▼ Gauguin, *Gefäß mit bretonischer Frauenfigur,* 1886–87, Kopenhagen, Kunstindustrimuseet. Gauguin war der Gebrauchswert der Vase gleichgültig. Ihn interessierte der dekorative Aspekt, was ungewöhnliche und für seine Zeit innovative Formen ergab.

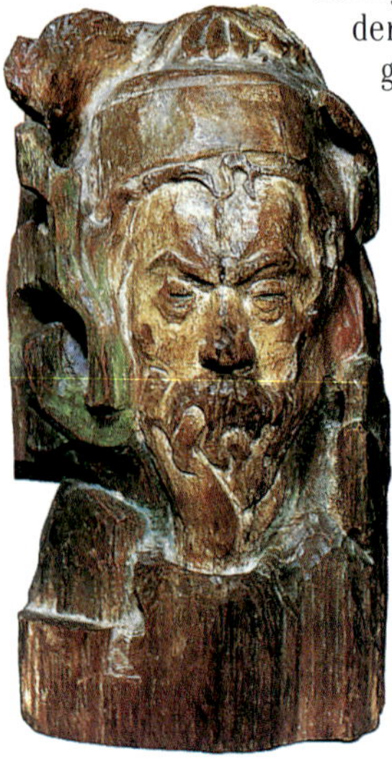

▲ Gauguin, *Büste von Meyer de Haan,* 1889, Ottawa, National Gallery of Canada. Der Künstler entwarf diese Holzskulptur für den Speisesaal des Gasthofs in Le Pouldu.

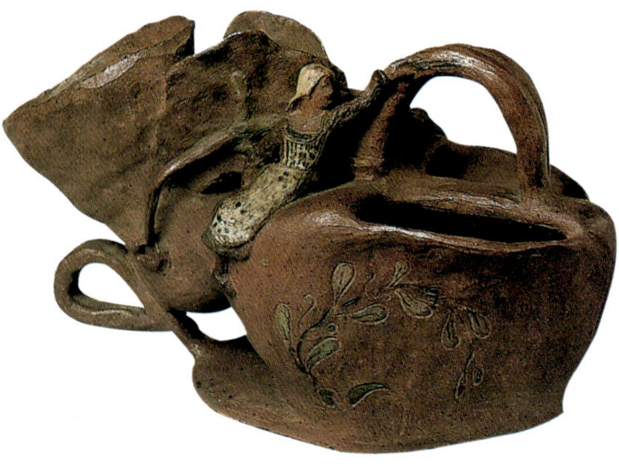

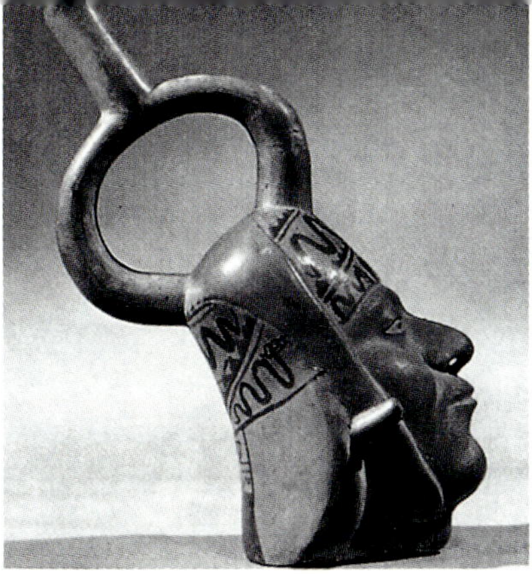

Moche-Kultur, Peru, *Vase in Form eines menschlichen Kopfes,* New York, Metropolitan Museum of Art. Nicht zu übersehen ist der Einfluß präkolumbischer Kulturen, mit denen Gauguin in Lima in Berührung gekommen war.

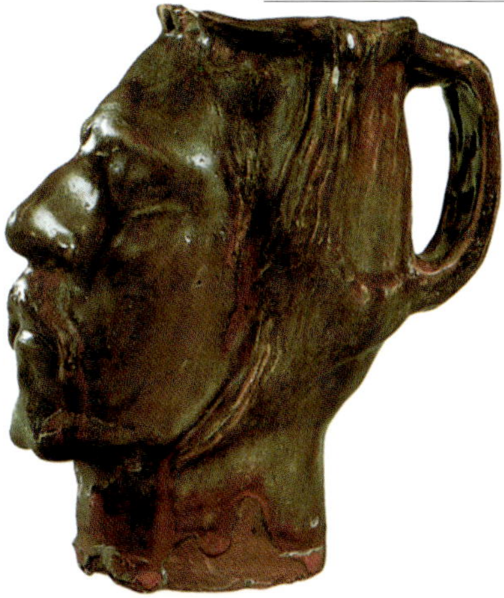

Gauguin, *Krug in Form eines Selbstbildnisses,* 1889, Kopenhagen, Kunstindustrimuseet. Eine seiner zahlreichen Vasen, entstanden aus der Synthese gewöhnlicher Krüge mit den anthropomorphen Formen peruanischer Vasen.

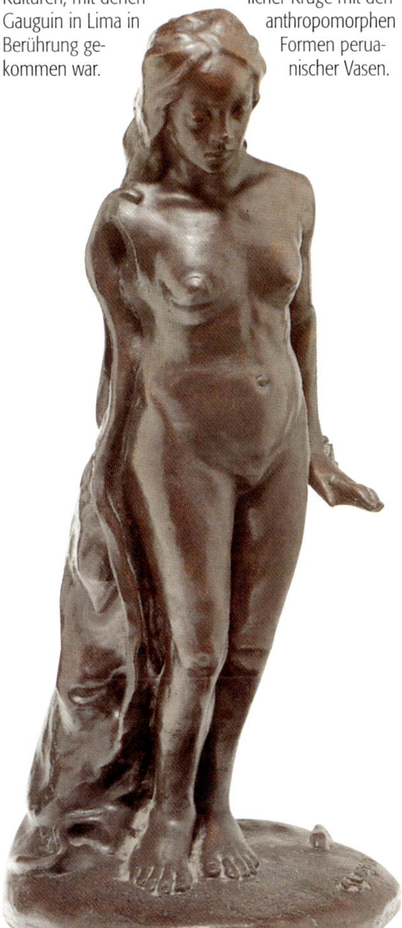

Gauguin, *Stehender weiblicher Akt,* 1890–91, Privatsammlung. Eine Plastik in traditionellem Stil, mit einer natürlichen Anmut, wie sie auch Degas' Tänzerinnen zu eigen war.

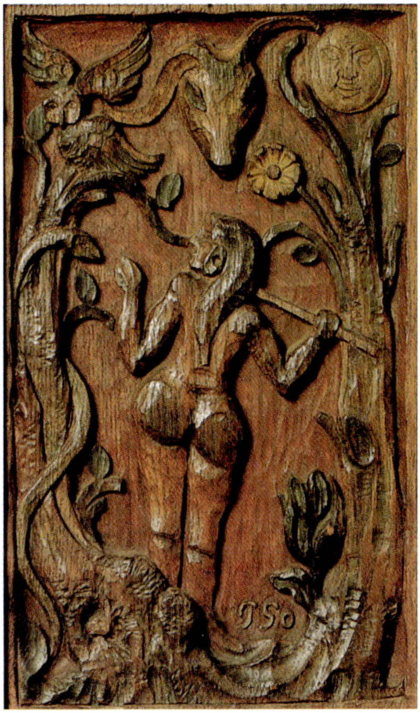

Gauguin, *Eva und die Schlange,* 1889–90, Kopenhagen, Ny Carlsberg Glyptotek. Bei der Suche nach neuen Ausdrucksformen spielten Holzreliefs für Gauguin eine wichtige Rolle.

1886–1890

Selbstbildnis mit Gelbem Christus

In diesem Selbstbildnis (1889, Paris, Musée d'Orsay) stellt sich Gauguin mit zwei kurz zuvor entstandenen Werken dar. Sie repräsentieren sein zwiespältiges Wesen, die Spannung zwischen seinem »spirituellen« und seinem »wilden« Ich.

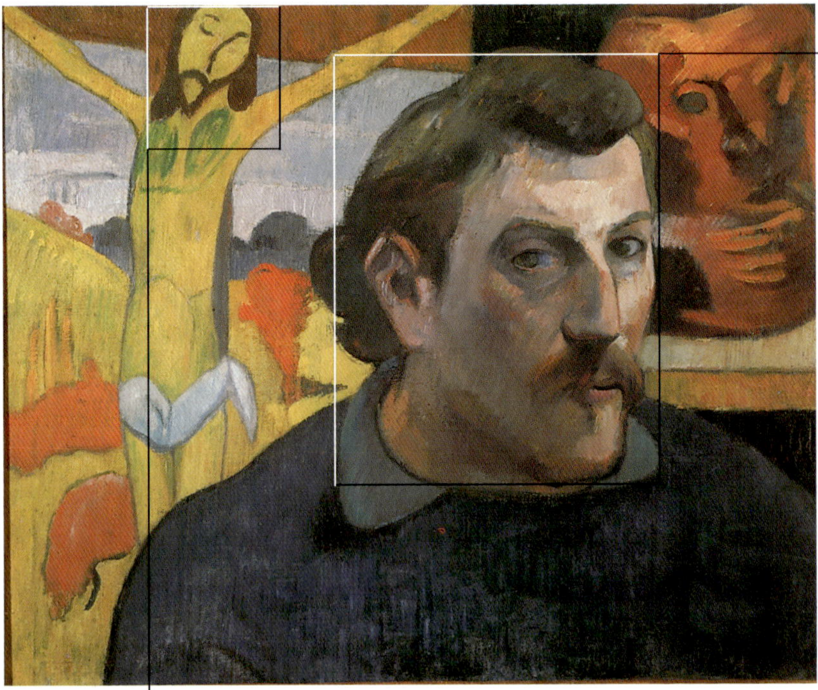

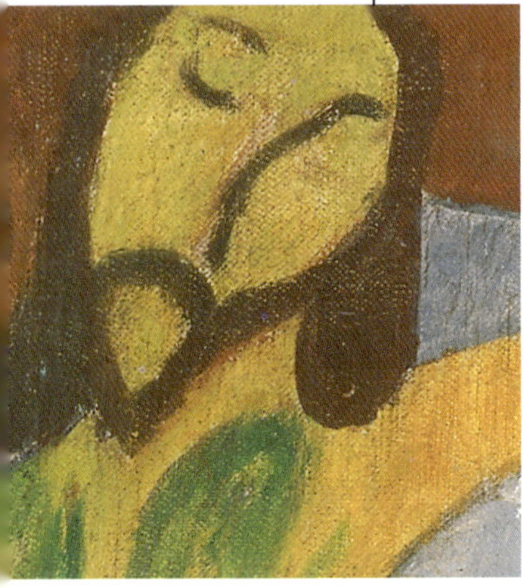

◀ Im Vergleich zu seinem Gemälde *Der Gelbe Christus* hat Gauguin die Formen noch stärker vereinfacht. Das Gesicht des Christus nimmt nahezu abstrakte Züge an.

▶ Gauguin, *Tabaktopf in der Form eines Selbstbildnisses,* 1889, Paris, Musée d'Orsay. Das groteske Gefäß war als Liebesgabe für Madeleine Bernard gedacht, doch das Mädchen wies es zurück.

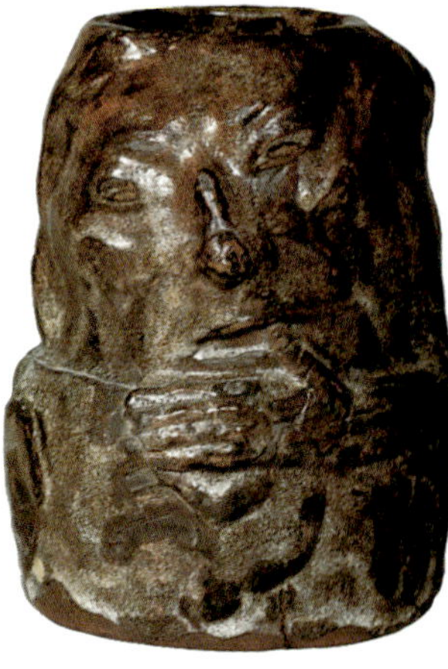

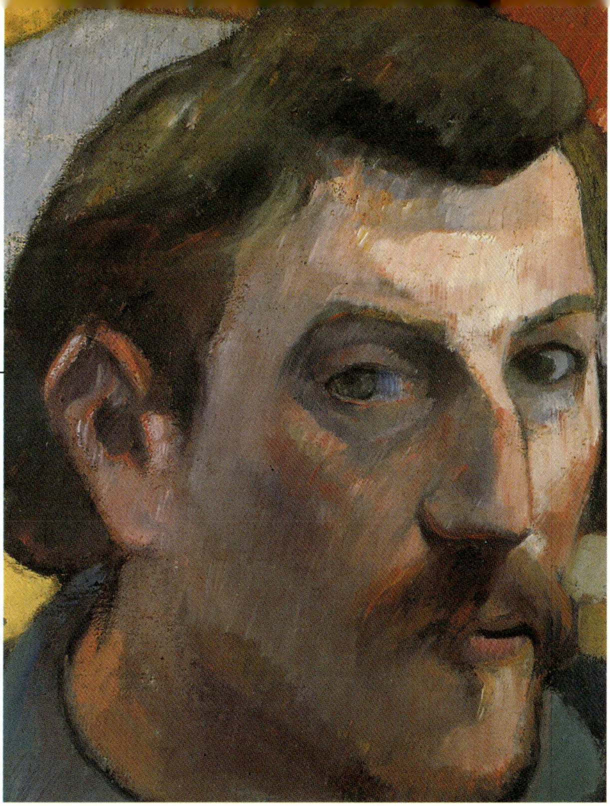

1886–1890

◄ Auf seinen zahlreichen Selbstbildnissen posierte Gauguin fast immer im Dreiviertelprofil. So konnte er seine Adlernase, das eckige Kinn, den kräftigen Körperbau und die langen, unordentlichen Haare ins rechte Licht rücken und sich als »wilden«, unkonventionellen Maler präsentieren. Zugleich spiegelte sich in den hellen, tiefgründigen Augen seine starke Persönlichkeit. Er war zwar noch auf der Suche nach einer eigenen Identität, aber fest entschlossen, nichts unversucht zu lassen, um seine anspruchsvollen Ziele zu erreichen.

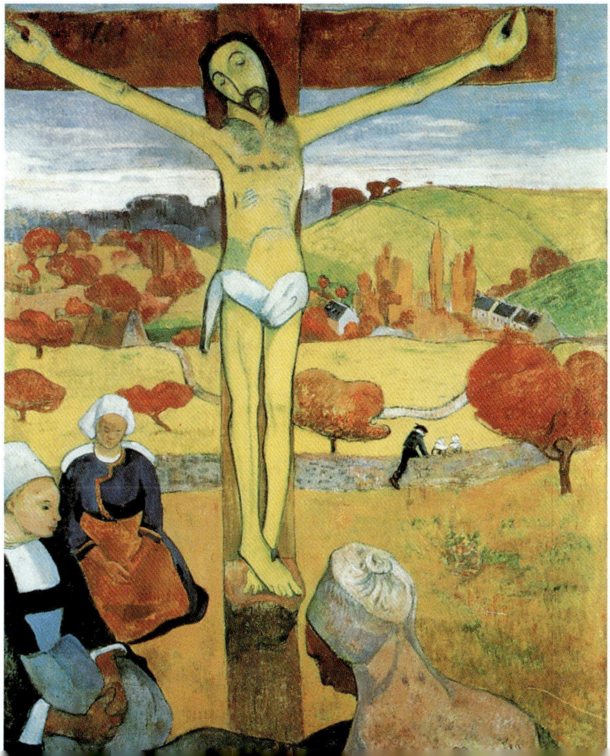

◄ Gauguin, *Der Gelbe Christus,* 1889, Buffalo, Albright-Knox Art Gallery. Gauguin ließ sich von einem hölzernen Kruzifix inspirieren, das in der Kapelle von Trémalo bei Pont-Aven hing. In seinem Selbstbildnis ist das Gemälde seitenverkehrt dargestellt, da Gauguin es beim Malen im Spiegel betrachtete. Die Christusdarstellung gilt als eines der typischsten Werke des Synthetismus und bretonischen Primitivismus und erinnert stark an die Gemälde Bernards. Letzterer warf Gauguin denn auch nicht ohne Berechtigung vor, seinen Stil zu kopieren.

Die Pariser Weltausstellung von 1889

▼ Robert Delaunay, *Der Eiffelturm,* 1926, Privatsammlung. Das von Gustave Eiffel entworfene 300 Meter hohe Bauwerk wurde anläßlich der Weltausstellung von 1889 errichtet. Seine Bauzeit betrug nur 17 Monate.

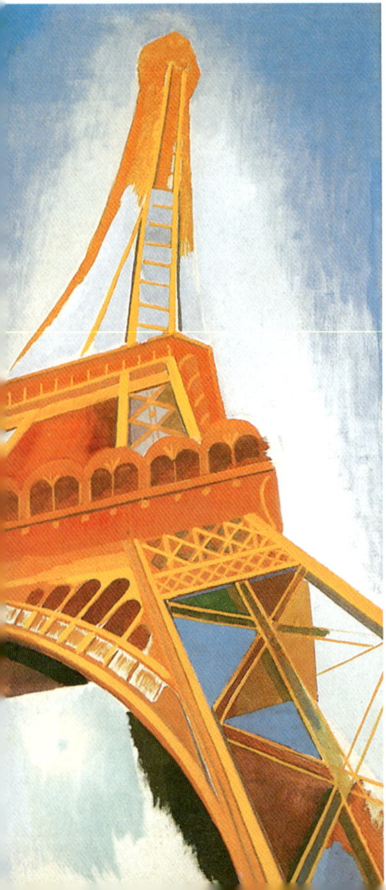

Die Pariser Weltausstellung von 1889 wird am 6. Mai eröffnet und dauert sechs Monate. Anläßlich der Hundertjahrfeier der Französischen Revolution will Paris die Welt mit einer grandiosen Selbstdarstellung beeindrucken. Man errichtet riesige Pavillons aus Eisen und Glas – und natürlich den Eiffelturm, der zum Sinnbild des beginnenden Industriezeitalters wird. Zu den vielen Attraktionen gehört auch die »Jahrhundertausstellung«, eine Retrospektive der wichtigsten französischen Maler aus der Zeit zwischen 1789 und 1889, von Jacques-Louis David bis zu Impressionisten wie Monet, Pissarro und Cézanne. Emile Schuffenecker vereinbart mit dem Gastronomen Volpini, der eine Bierstube im Palais des Beaux-Arts unmittelbar unter dem Eiffelturm betreibt, daß die Wände der Räumlichkeiten mit den Arbeiten einer neu gegründeten Gruppe namens »Groupe impressioniste et synthétiste« dekoriert werden. Ausgestellt werden neben 17 Werken von Gauguin auch Gemälde von Schuffenecker, Bernard, Laval, Léon Fauché, Louis Roy, Georges-Daniel de Monfreid und Louis Anquetin. Theo van Gogh will die Werke seines Bruders nicht zur Verfügung stellen, denn er sieht in der Ausstellung nur einen erniedrigenden Notbehelf, nachdem Vincent nicht zur offiziellen Schau eingeladen worden ist. Die Ausstellung bleibt von seiten des allgemeinen Publikums und der Kritik fast völlig unbeachtet. Lediglich einige junge Künstler – die künftigen Mitglieder der Gruppe »Nabis« – nehmen von ihr Notiz.

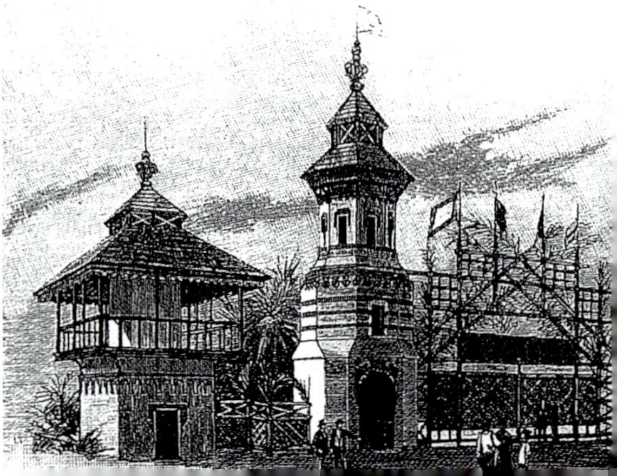

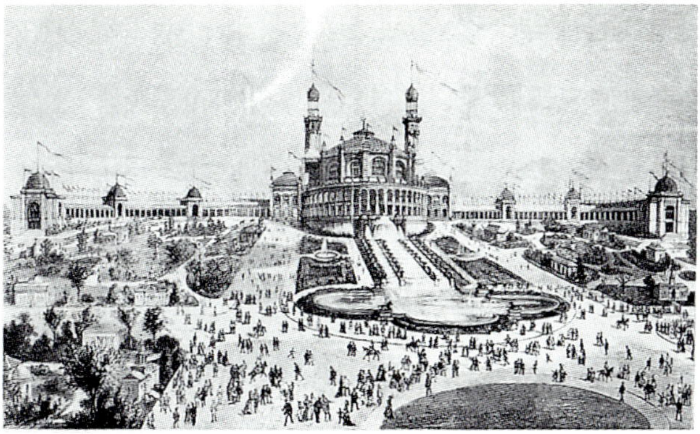

◀ Die Weltausstellung von 1878, Le Trocadéro, Paris, Musée Carnavalet. Mit jedem Jahr wurden die Ausstellungspavillons größer. Ausländische Besucher sollten beeindruckt und die technologische Überlegenheit Frankreichs demonstriert werden.

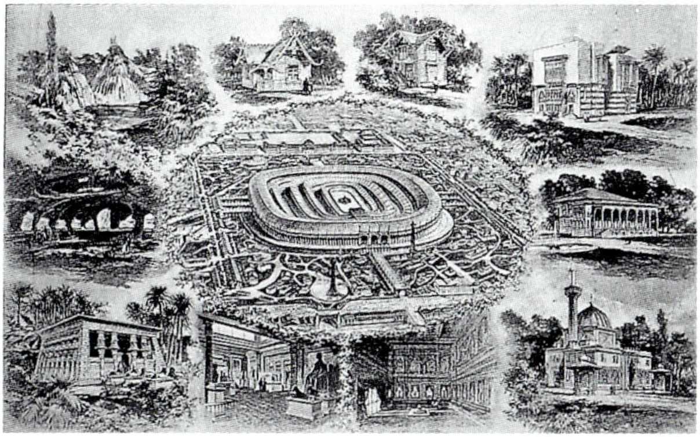

◀ Die Weltausstellung von 1867, Mailand, Civica raccolta delle stampe Bertarelli. Die Ausstellungen boten eine gute Möglichkeit, sich mit fremden Kulturen auseinanderzusetzen und Verständnis für sie zu wecken.

▼ Ein Blick in die Weltausstellung von 1889. Der Zuschaueransturm war jedesmal enorm.

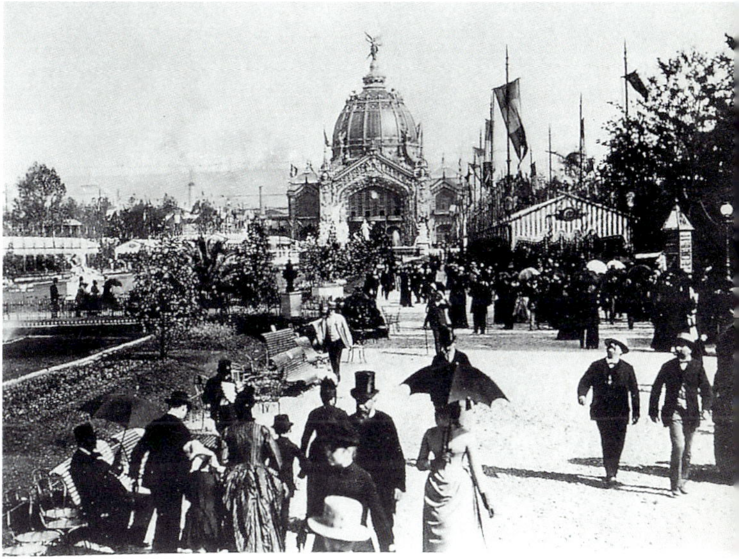

▼ Eingang des javanischen »Kampong« auf der Weltausstellung von 1889. Die fremden Kulturen zogen auch Künstler und Wissenschaftler an, die über die Sensationslust hinaus ein ernsthaftes Interesse zeigten.

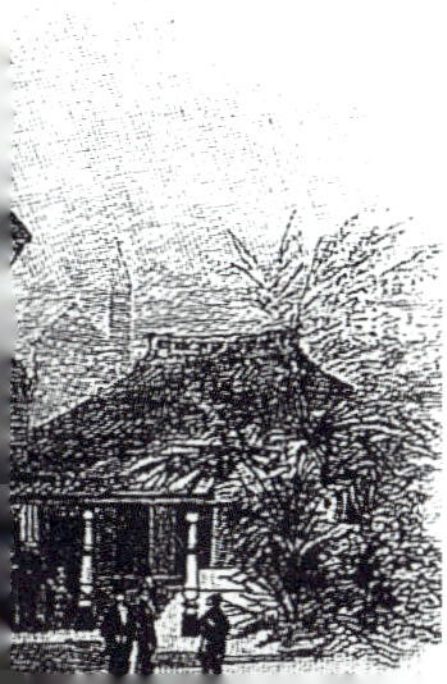

1891 – 1893

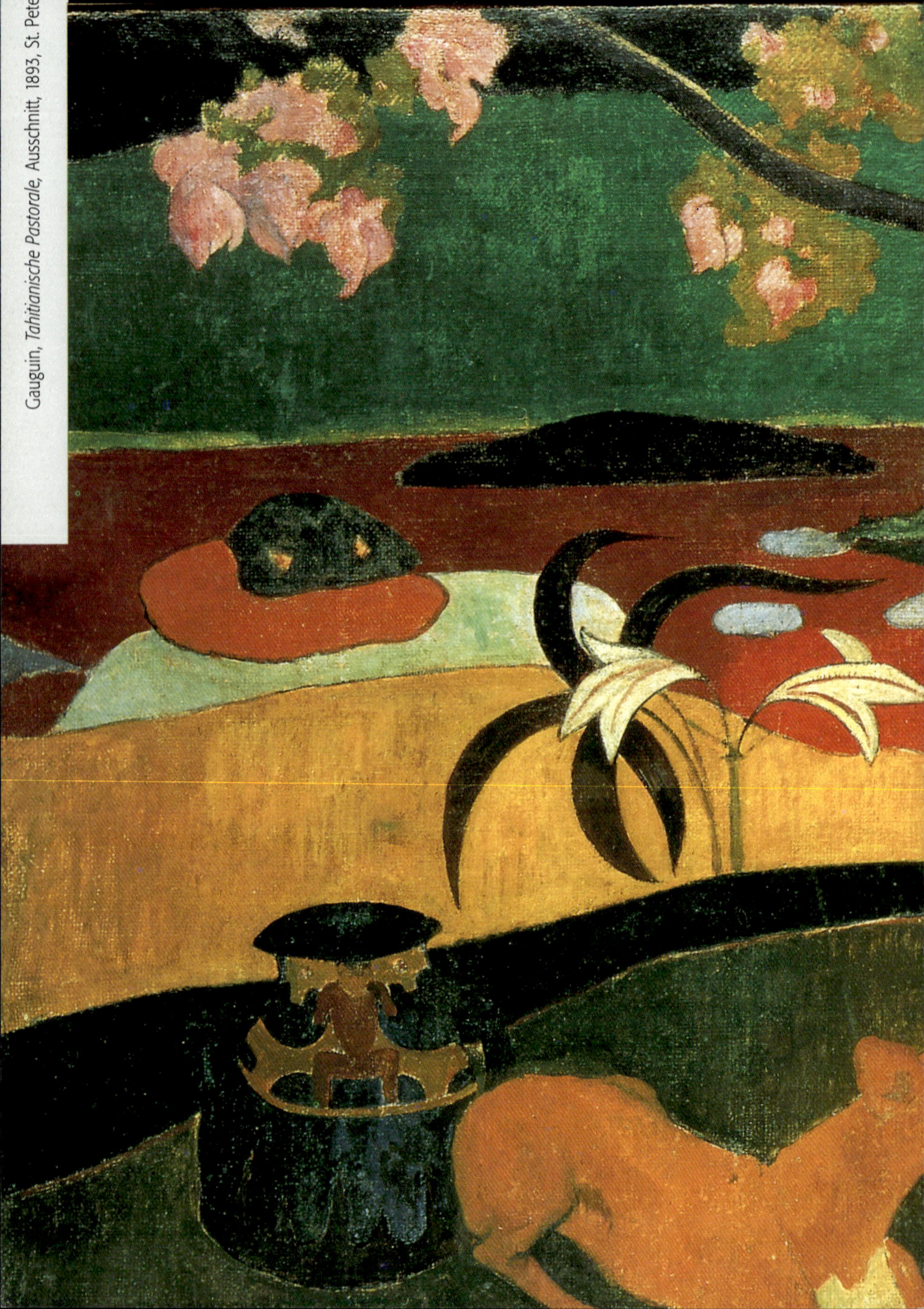

Gauguin, *Tahitianische Pastorale*, Ausschnitt, 1893, St. Petersburg, Eremitage

Ia Orana Tahiti

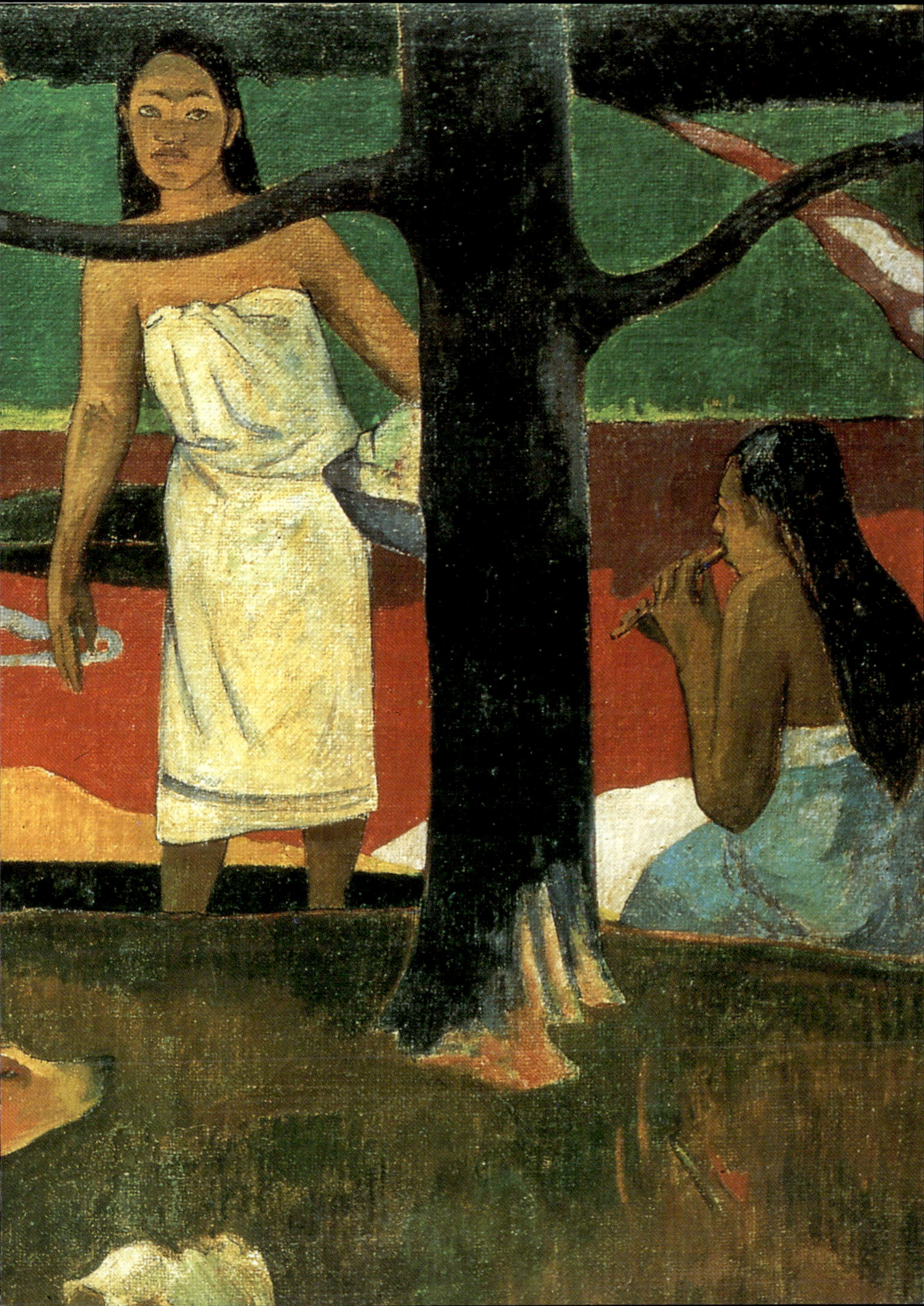

Papeete

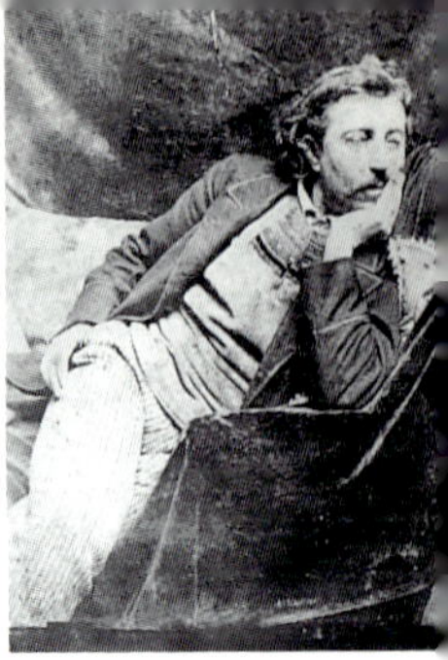

Kurz vor seiner Abreise nach Tahiti ließ sich Gauguin von dem Maler Boutet de Monvel fotografieren. Die Pose ist bewußt arrangiert, um seiner Familie den beruhigenden Eindruck eines reifen, verantwortungsbewußten Künstlers zu vermitteln, der seine Zukunft selbst in die Hand zu nehmen vermag.

Am 14. April 1891 tritt Gauguin seine Reise nach Tahiti an. Als er am 9. Juni in Papeete, dem Hauptort der Insel, von Bord geht, stirbt gerade der letzte König von Tahiti, Pomare V. Gauguin nimmt an den mehrere Wochen dauernden Begräbnisfeierlichkeiten teil. Anschließend beginnt er, wie schon während seines Aufenthalts in der Bretagne, sich detaillierten Landschafts- und Figurenstudien zu widmen, die ihm als Rohmaterial für seine künftigen Gemälde dienen. Er selbst nennt sie seine »Dokumente«, mit deren Hilfe er dem Geheimnis von Farbtönen und Lichtintensität auf die Spur kommen will. Gauguin ist ein aufmerksamer Beobachter, der sowohl Gesichtszüge und Körperbau als auch Gesten und Gewohnheiten der Einheimischen genau studiert. Um seinen Lebensunterhalt bestreiten zu können, versucht er sich als Porträtmaler. Doch seine Kontakte zu den Amtspersonen des Ortes nützen ihm wenig; die kleine Gruppe europäischer Einwanderer verhält sich ihm gegenüber recht reserviert. Nur Suzanne Bambridge, die aus England stammende Gattin eines lokalen Würdenträgers, gibt gegen ein geringes Entgelt ein Porträt bei ihm in Auftrag. Sie ist am Hof gut eingeführt, beherrscht fließend die Maori-Sprache und kann Gauguin mit der Insel, ihren Bewohnern und deren Traditionen vertraut machen.

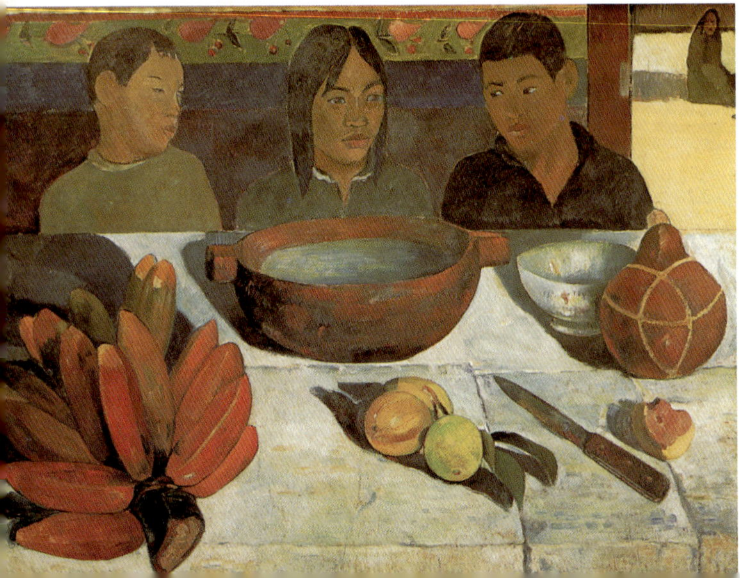

Gauguin, *Die Mahlzeit* oder *Stilleben mit Bananen,* 1891, Paris, Musée d'Orsay. Das Bild ist in zwei Ebenen aufgebaut. Im Hintergrund plaziert Gauguin drei etwas eingeschüchtert im Schatten sitzende Kinder, im Vordergrund hat er ein voll ausgeleuchtetes exotisches Stilleben arrangiert. Besonders auffallend: das Rot der einheimischen Bananen, *fei* genannt.

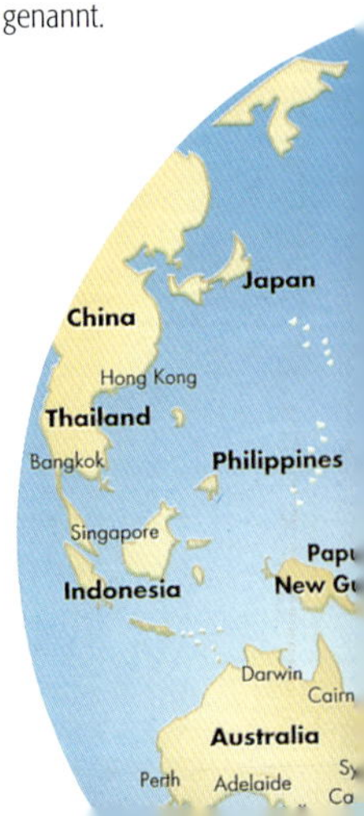

◀ Gauguin, *Frau mit Blume (Vahine no te Tiare),* 1891, Kopenhagen, Ny Carlsberg Glyptotek. In seiner poetischen Erzählung *Noa Noa* schrieb Gauguin über diese Frau: »Sie war nicht hübsch, nach den europäischen Regeln der Ästhetik. Aber sie war schön.«

▼ Gauguin, *Bildnis Suzanne Bambridge,* 1891, Brüssel, Musées des Beaux-Arts. Ein Werk in konventionellem Stil. Einzig das reich verzierte Kleid lockert den Bildaufbau etwas auf.

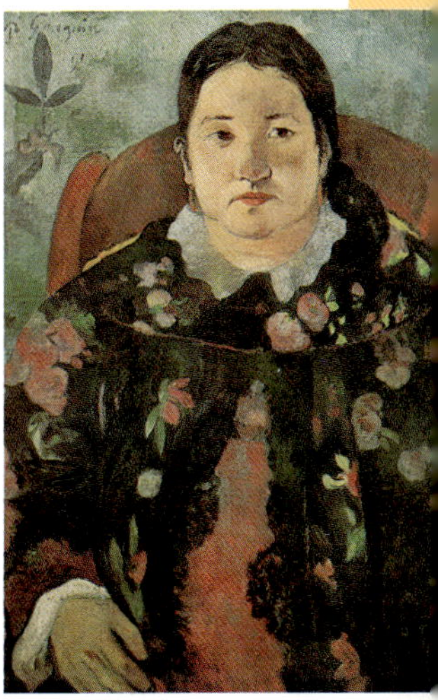

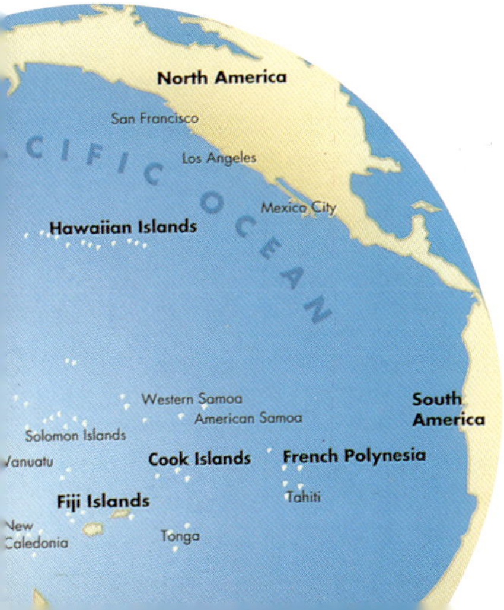

◀ Französisch-Polynesien umfaßt 115 Inseln, die in fünf großen Archipelen zusammengefaßt sind.

▶ Gauguin, *Junger Tahitianer mit Gardenie,* 1891, USA, Privatsammlung. Eines der wenigen in Polynesien entstandenen Männerporträts. Henri Matisse war von dem Gemälde sehr beeindruckt und kaufte es 1899 von Vollard.

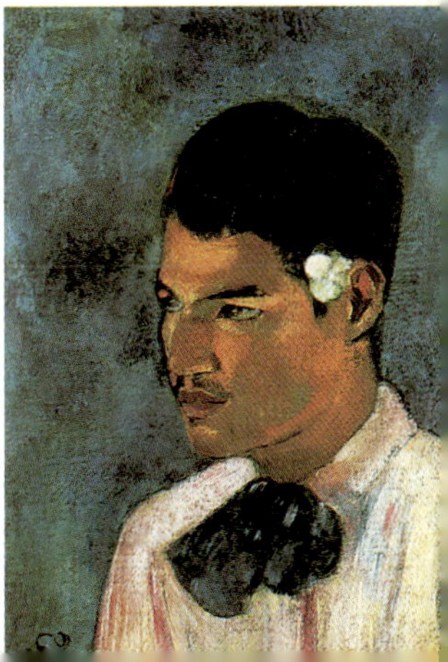

1891–1893

Die Blumen Frankreichs

In diesem Bild (1891, Moskau, Puschkin-Museum) gab Gauguin den Titel erstmals in der tahitianischen Landessprache an: *Te tiare farani.* Das typisch impressionistische Thema des Stillebens mit Blumen wird auf exotische Weise umgesetzt.

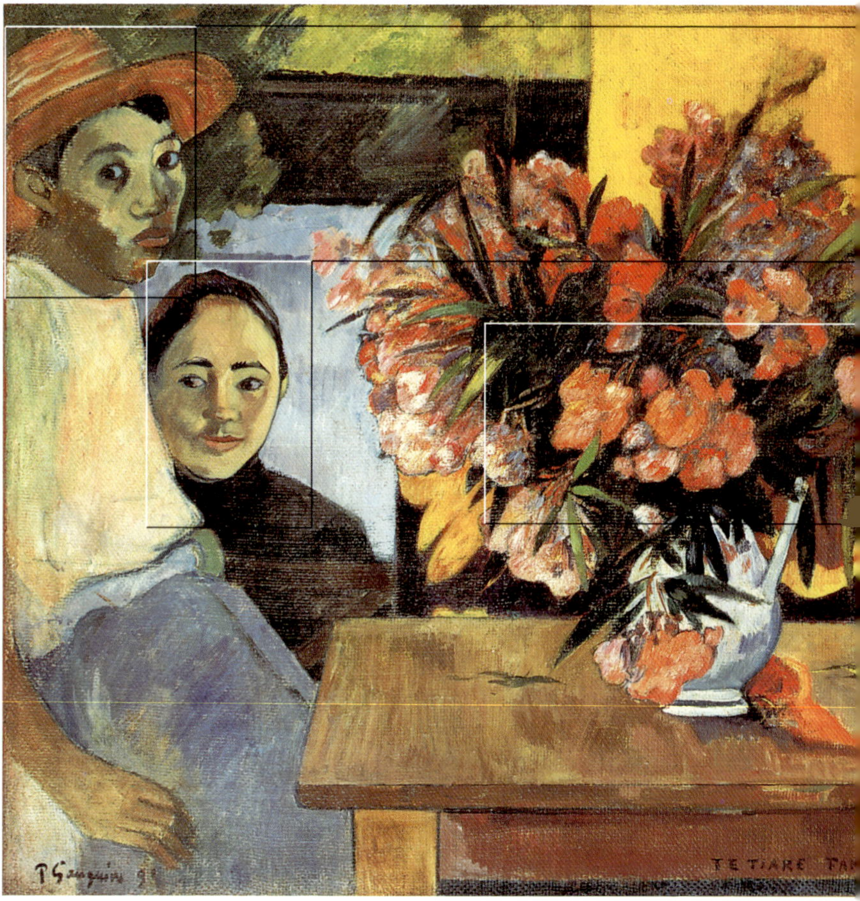

Gauguins Malstil wandelte sich in Polynesien grundlegend. Er fand zu einem völlig neuen Farbverständnis und zu einer intensiven Leuchtkraft, was dieser üppige Blumenstrauß besonders deutlich macht. Während er in der Bretagne reinen, ungebrochenen Farben den Vorzug gab, bereicherte er hier seine Palette um neue Töne, die er in starke Kontraste zueinander setzte und so besonders gut zur Geltung brachte.

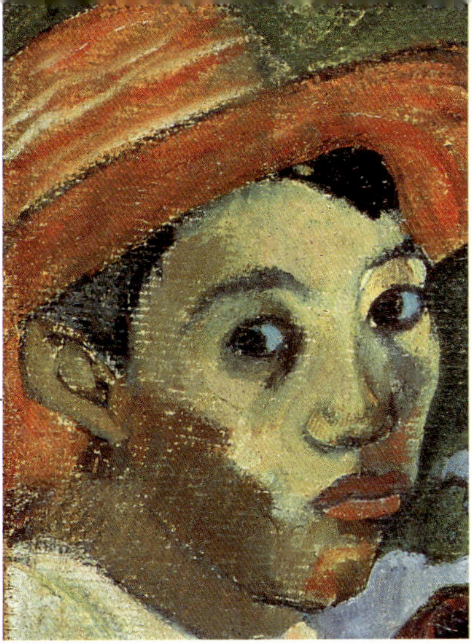

◀ Gauguin merkte bald, daß er als Porträtmaler in Tahiti kein Geld verdienen konnte. So wandte er sich an die einheimische Bevölkerung, die ihn freundlich aufgenommen und akzeptiert hatte. Der etwas verlegene, schwermütige Blick des Jungen ist dem Betrachter zugewandt, als ob er dessen Aufmerksamkeit auf sich lenken wolle. Sein Gesicht liegt im Schatten, während das Hemd mit den leicht changierenden Farben besonders prägnant hervorleuchtet.

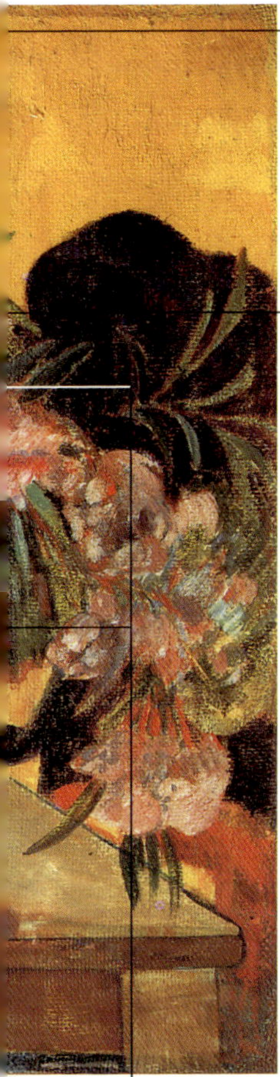

▶ Das Mädchen zeichnet sich, wie die meisten Frauengestalten Gauguins, durch einen lebhaften, aufmerksamen Blick aus. Das Bildnis ist um einiges ausdrucksvoller als die wenigen Porträts von Männern, die in Polynesien entstanden. Auch für dieses Gemälde legte der Künstler zahlreiche Bleistiftzeichnungen, Pastelle und Gouachen als Entwürfe an. Darüber hinaus nutzte er sein »kleines Museum« – Reproduktionen von Kunstwerken aus unterschiedlichen Epochen und Kulturen, die er aus Paris mitgebracht hatte.

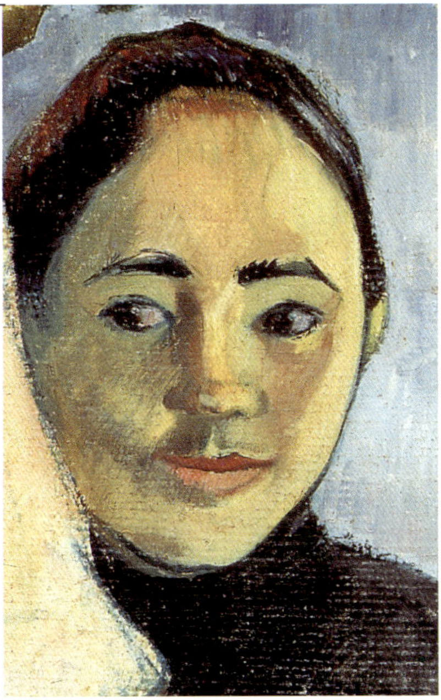

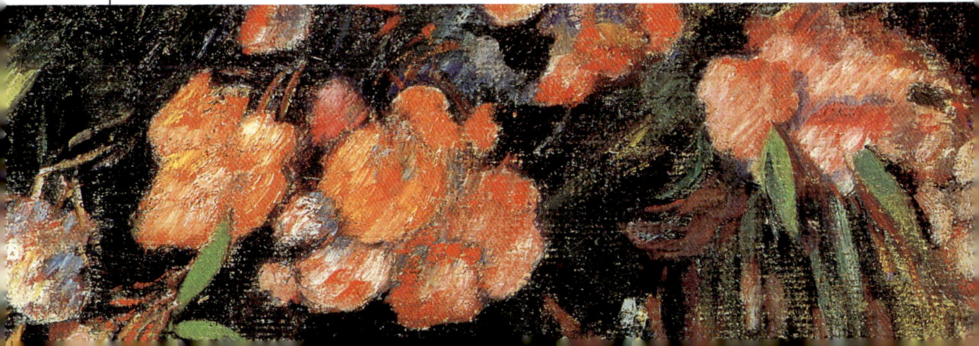

1891–1893

Die Kolonisierung des Pazifikraums

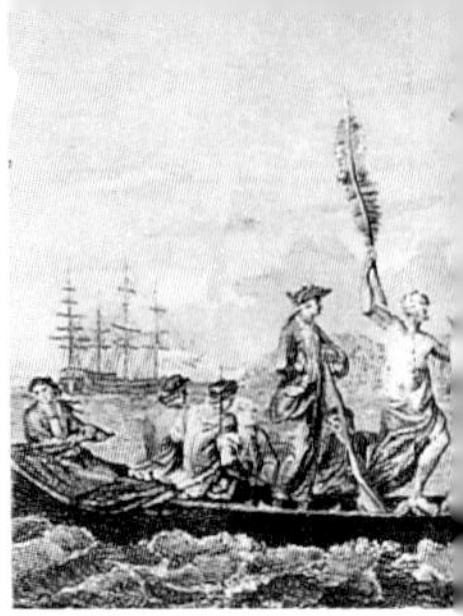

▲ Robert Bénard, *Cooks Landung auf den Tonga-Inseln.* Bénard hat in diesem Stich den »Primitiven-Mythos« mit dem »Antiken-Mythos« vermengt. Er kleidet die Eingeborenen in völlig unrealistische Gewänder, als wäre Cook im antiken Griechenland an Land gegangen.

Nach Magellans Entdeckungsreise 1521 erreichen Portugal und Spanien als erste europäische Kolonialmächte die Pazifikinseln. Ihnen folgen die Niederländer, die kurz nach 1600 die Ostindische Compagnie gründen. Mit der Entdeckung Tahitis im Jahr 1606 beginnt der Anbau von Kokospalmen, Baumwolle, Kaffee und Zuckerrohr für die Mutterländer. Eine systematische Erforschung der Gebiete findet Anfang des 18. Jahrhunderts durch verschiedene Seereisende statt, unter ihnen der Franzose Louis Antoine Bougainville und der Engländer James Cook, der von 1768 bis 1779 drei Fahrten in den Pazifik unternimmt. Den wissenschaftlichen Expeditionen schließen sich Missionare an. Erste Zeugnisse der Gesellschaft und der Kultur Ozeaniens erreichen Europa im 19. Jahrhundert, und bald werden die ersten Völkerkundemuseen eröffnet: 1878 entsteht in Paris das Musée des Missions Ethnographiques und bald darauf das Musée d'Ethnographie im Trocadéro. In den folgenden Jahrzehnten dehnen Frankreich und England ihre Kolonialmacht stark aus, bis sie fast alle Pazifikarchipele unter ihre Kontrolle gebracht haben. Sie führten die in der Südsee bis dato unbekannte Viehzucht ein und errichteten große Plantagen mit aus Europa importierten Pflanzen wie Getreide und Südfrüchten.

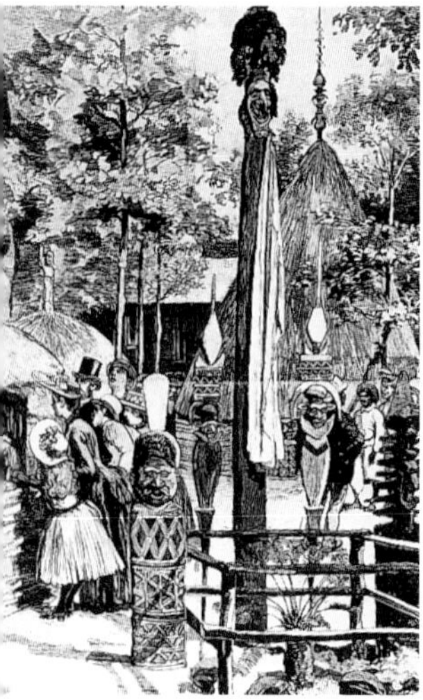

▲ Für die Pariser Weltausstellung von 1889 auf dem Marsfeld baute man ganze Dörfer aus Tahiti und Neukaledonien nach. So konnten die Kunstgegenstände erstmals in einem passenden Ambiente bestaunt werden.

▼ Der Tahiti-Pavillon auf der Pariser Weltausstellung von 1900. Als die Ausstellungen immer häufiger stattfanden, kam auch das Sammeln von Kunstgegenständen aus Ozeanien in Mode. Einige Galerien spezialisierten sich sogar auf Artefakte aus dem Pazifikraum.

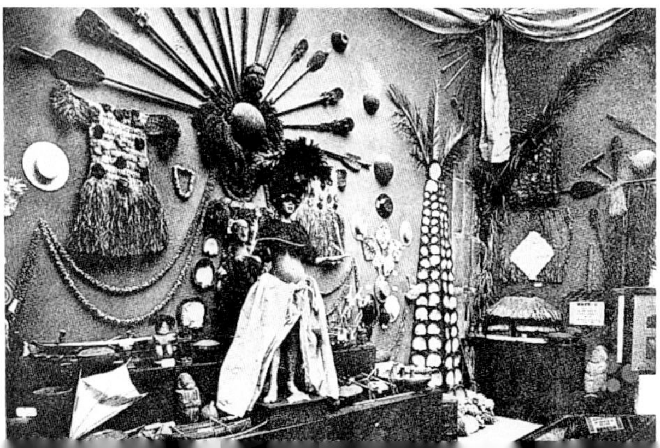

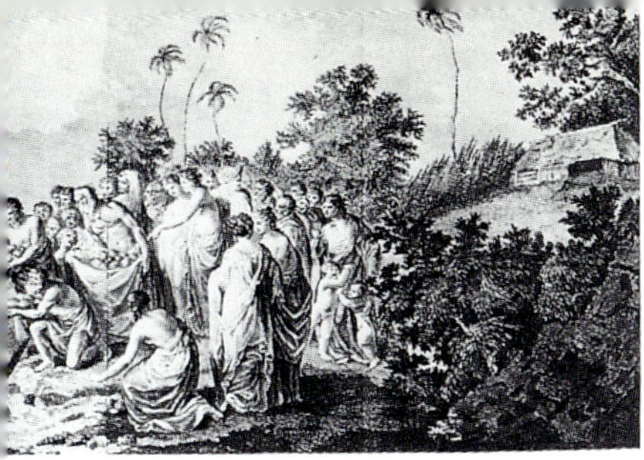

▼ Dieser Umschlag eines Jugendbuches von 1901 stellt den Wettlauf der europäischen Mächte um die Überseegebiete dar. Der Kolonialismus galt damals als Akt der Zivilisierung.

► Der zeitgenössische Druck zeigt das Musée d'Ethnographie im Trocadéro in Paris. Es wurde 1879 unter der Leitung von Hamy gegründet und im April 1882 eröffnet.

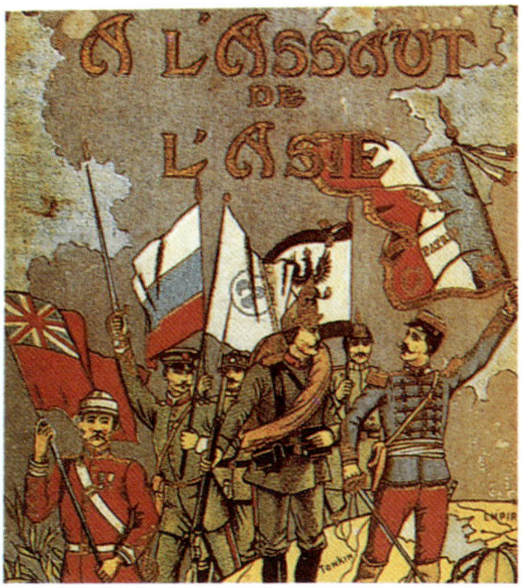

Die Rassentheorien

Rassenlehren mit wissenschaftlichem Anspruch kommen im 19. Jahrhundert auf. Joseph Arthur de Gobineaus *Essay über die Ungleichheit der menschlichen Rassen* (1853–1855) spielt dabei eine entscheidende Rolle, ebenso wie *Die Grundlagen des 19. Jahrhunderts* (1899) von Houston Stewart Chamberlain, der die darwinistischen Theorien auf die Soziologie zu übertragen versucht. Schriften wie diese liefern die theoretische Basis für die Eroberung der Kolonien, die 1900 fast das gesamte Afrika und Ozeanien einnehmen.

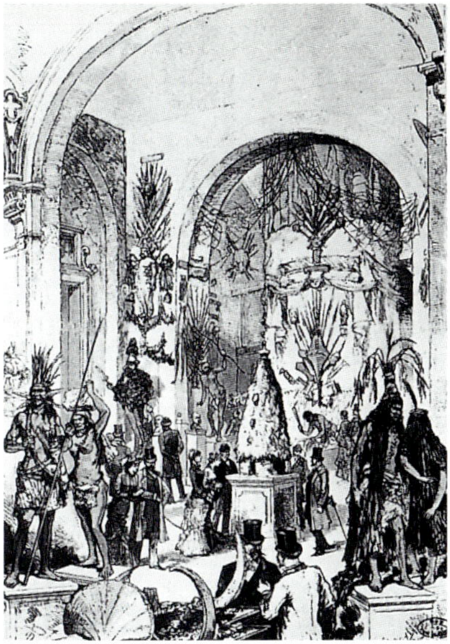

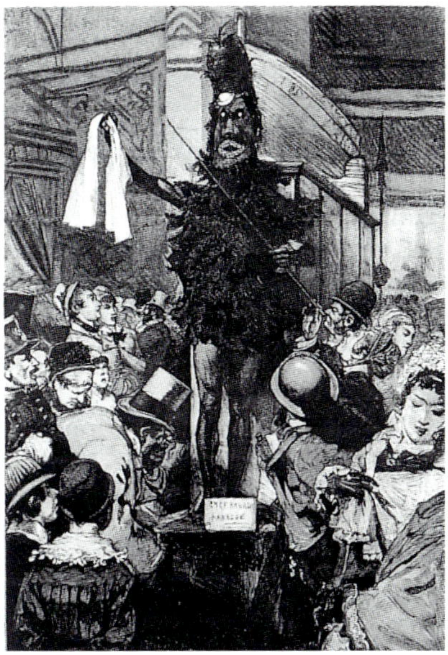

▲ Dieser während der Pariser Weltausstellung von 1878 entstandene Stich zeigt eine Figur mit der Maske eines Kanakenhäuptlings aus Neukaledonien. Die Ausstellungsobjekte von 1878 und 1879 bilden den Grundstock der Sammlungen im Pariser Musée d'Ethnographie.

1891 – 1893

Mataiea

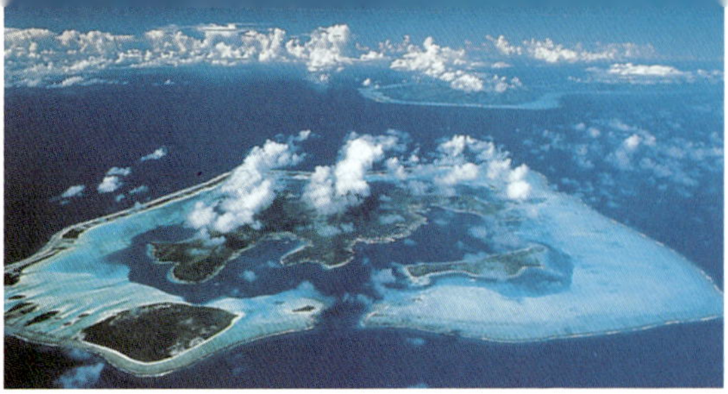

▲ Die Inseln der fünf Archipele Französisch-Polynesiens lassen sich zwei Typen zuordnen: hoch aufragende Eilande vulkanischen Ursprungs und flache, *motu* genannte Atolle aus Korallenriffen.

Papeete ist eine herbe Enttäuschung für Gauguin. Viel zu sehr haben die Europäer die Stadt bereits ihrer Ursprünglichkeit beraubt. Umgehend macht er sich auf die Suche nach einem unberührten Landstrich, den er in Mataiea auf der Südseite Tahitis zu finden hofft. Er mietet sich eine an einer blauen Lagune gelegene Bambushütte mit einem Palmblätterdach, in der Sprache der Einheimischen *fare* genannt. Zunächst lebt die junge Mulattin Titi mit ihm zusammen; ihren Platz nimmt jedoch bald Tehamana ein. Gauguin informiert sich durch Werke wie Moerenhouts *Reisen zu den Inseln des Großen Ozeans* eingehend über die Rituale der Maori und erhält dadurch Anregungen für seine Gemälde sowie seine Schriften *Der alte Kult der Maori* und *Noa Noa* (1893). Sorge macht ihm, daß keines der nach Paris geschickten Bilder einen Käufer findet. Einzig de Monfreid schickt ihm regelmäßig Geld.

▼ Gauguin, *Ia orana Maria, Gegrüßet seist Du, Maria,* 1891, New York, Metropolitan Museum of Art. Im Unterschied zu den anderen Inselbezirken herrschte in Mataiea der katholische Glaube vor. Vielleicht sah Gauguin sich deshalb veranlaßt, Jesus und Maria »auf tahitianisch« darzustellen.

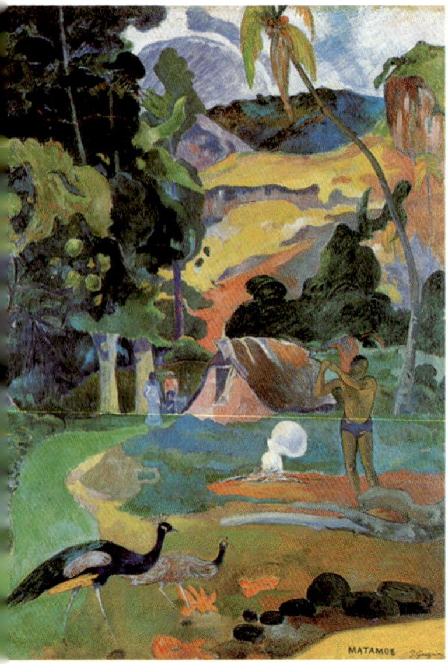

▲ Gauguin, *Matamoe, Landschaft mit Pfauen,* 1892, Moskau, Puschkin-Museum. Der Maler verewigte auf diesem Bild seine Hütte. Forcierte Farbkontraste rufen eine phantastisch-exotische Atmosphäre hervor.

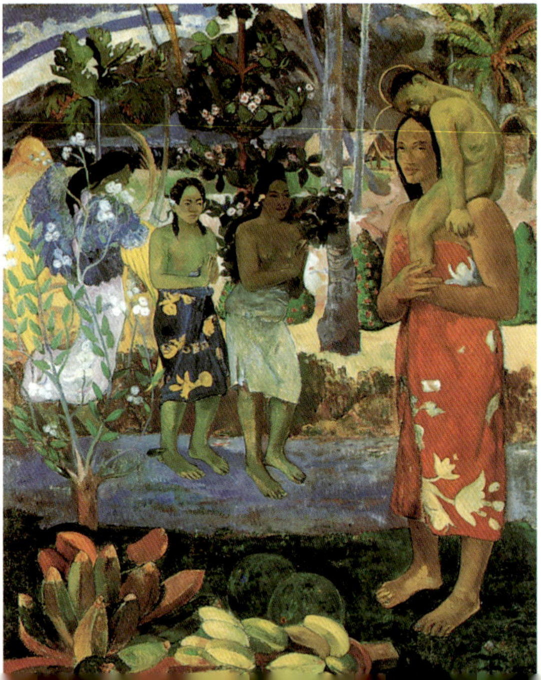

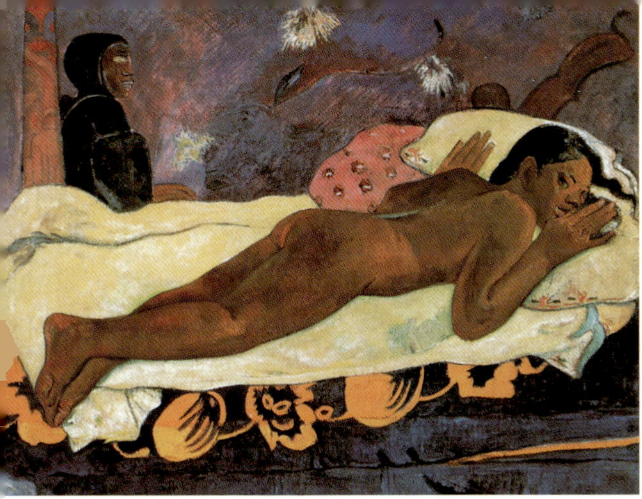

◀ Gauguin, *Manao tupapau, Der Geist der Toten wacht,* 1892, Buffalo, Albright-Knox Art Gallery. Ein komplexes Werk mit vielen symbolbefrachteten Elementen: Gauguin ließ sich von einer Geistererscheinung Tehamanas inspirieren, von ihrer Furcht vor der Dunkelheit, die in ihrer Phantasie von Gespenstern bevölkert war.

▶ Gauguin, *Arearea, Freude,* 1892, Paris, Musée d'Orsay. Das Gemälde kann als Teil eines imaginären Triptychons angesehen werden, zu dem auch die Werke *Matamua, In alten Zeiten* (Seite 80–81) und *Tahitianische Pastorale* (Seite 66–67) gehören. Im Hintergrund erkennt man *tamuré*-Tänzerinnen, die vor der Mondgöttin Hina tanzen. Der orangefarbene Hund erstaunte die französischen Kritiker, die das Bild bei der Ausstellung von 1893 zum ersten Mal zu Gesicht bekamen.

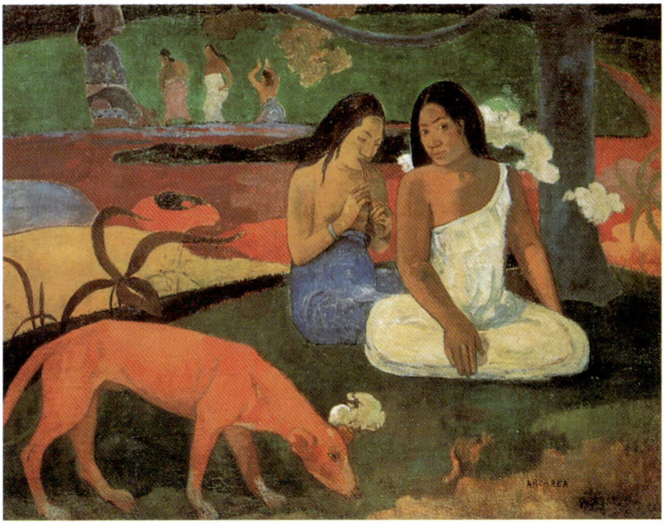

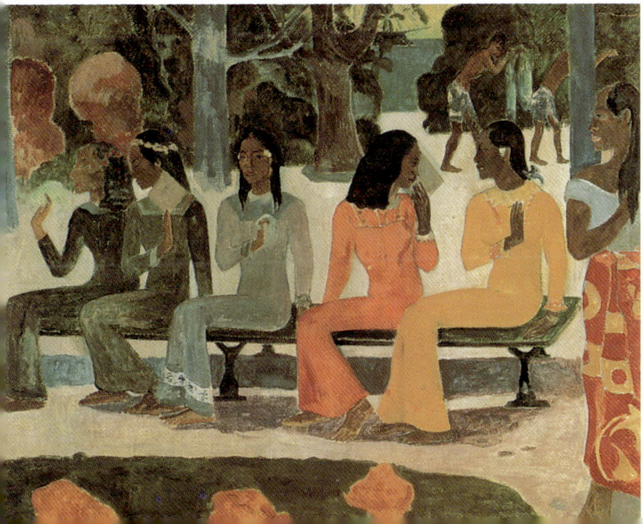

◀ Gauguin, *Ta matete, Der Markt,* 1892, Basel, Kunstmuseum. Die Haltung der Frauen ist einer altägyptischen Grabmalerei der XVIII. Dynastie aus Theben nachempfunden. Gauguin besaß eine Fotografie des heute im British Museum ausgestellten Freskos. Spiegelverkehrt betrachtet, zeigt das Werk außerdem Anklänge an einen altägyptischen Fries im Pariser Louvre.

Wie! Du bist eifersüchtig?

Das Gemälde, auf tahitianisch *Aha oe feii* (1892, Moskau, Puschkin-Museum), erscheint wie eine spontane Momentaufnahme. Tatsächlich aber ging ihm eine sorgfältige Planung voraus, wie Entwürfe und Skizzen zeigen.

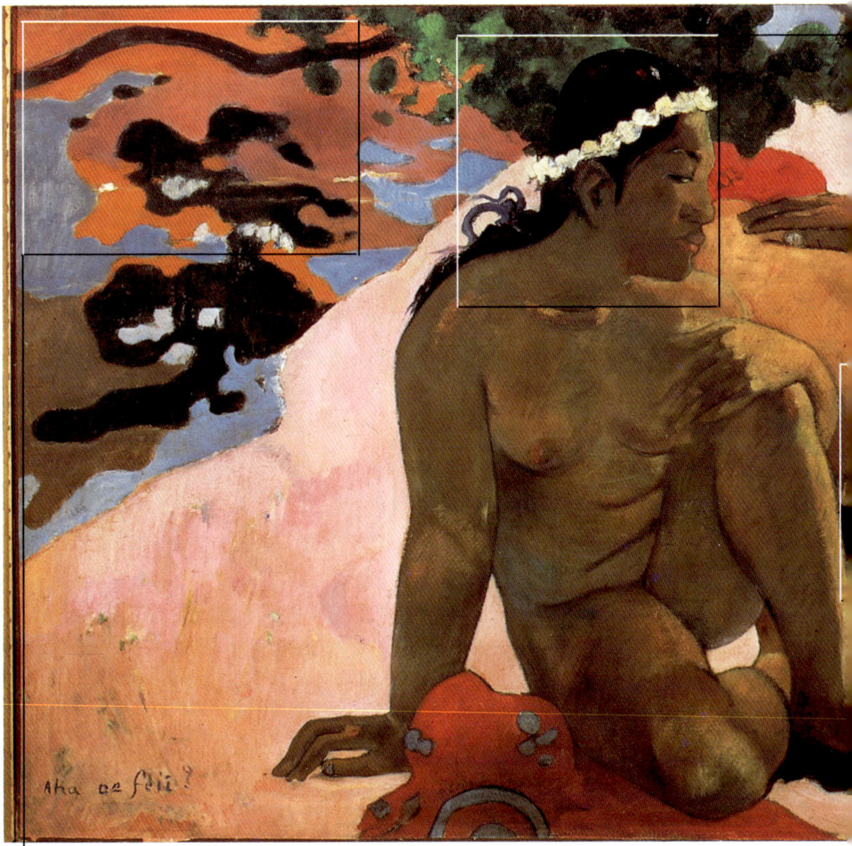

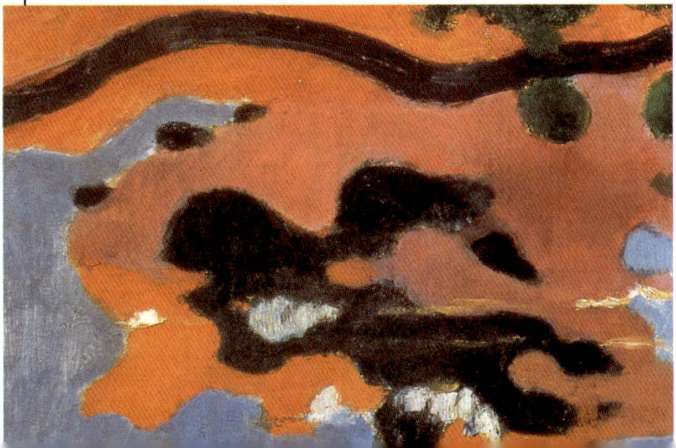

◀ Gauguin interpretiert das Motiv vor allem durch seine Farbsymbolik. Damit sollte er die späteren Künstlergenerationen nachhaltig beeinflussen und der Entstehung der abstrakten Kunst den Weg bereiten.

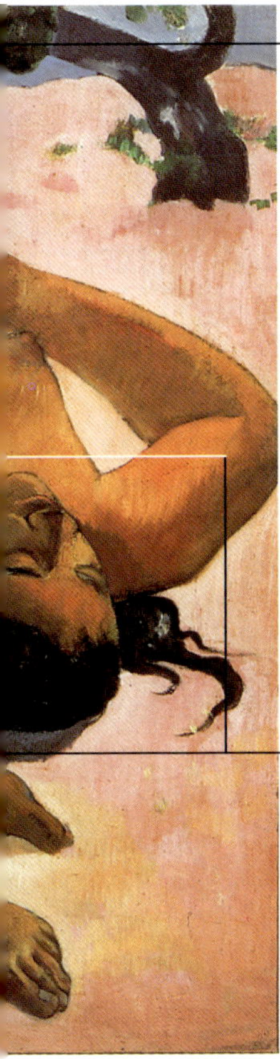

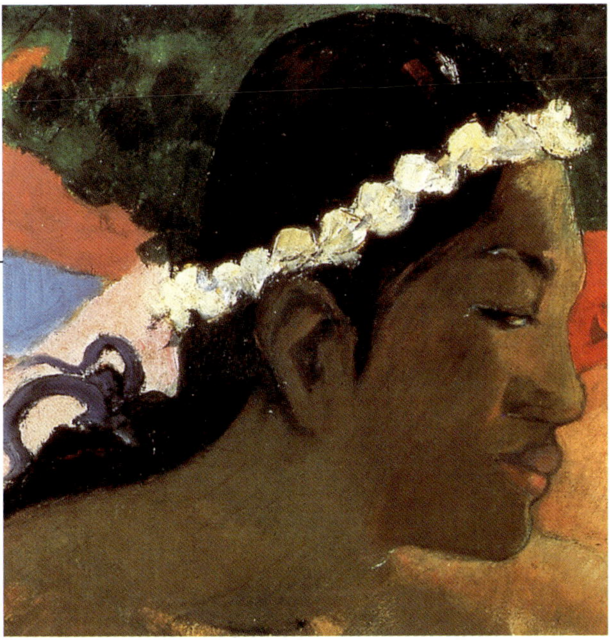

▲ Die Pose der sitzenden Frau mit der kräftigen, beinahe skulpturalen Gestalt ist sorgfältig ausgearbeitet. Ihre geschwungene Nase und die geschlossenen Lippen verraten Charakterstärke und Entschlossenheit. Obgleich sie den Kopf seitlich zum Betrachter hält, ist ihr unschuldsvoller und zugleich maliziöser Blick auf ihn gerichtet. Der weiße Blütenkranz setzt einen kräftigen Akzent im schwarzen Haar, die dunkle Haut hebt sich klar vom leuchtenden Rosa des Strandes ab.

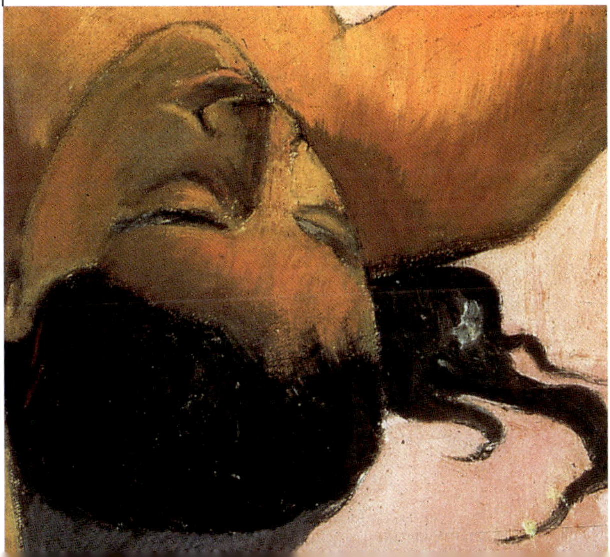

▶ Das Zwiegespräch der beiden Frauen wirkt irreal, wird aber in der ruhigen, gelösten Haltung, die sie einnehmen, spürbar. Die ungewöhnliche Pose des liegenden Mädchens zeugt von Gauguins Suche nach neuen künstlerischen Ausdrucksmöglichkeiten.

Die Kunst Ozeaniens: Natur und Magie

Ozeanien ist im Laufe der Jahrhunderte von mehreren Völkern besiedelt worden, deren Erbe sich in verschiedenen Kultur- und Kunstformen niedergeschlagen hat. Drei Großräume lassen sich unterscheiden. Bei den Ureinwohnern Australiens herrschte ein kompliziertes Glaubensgeflecht, in dem geschnitzte und dekorativ bemalte Skulpturen mit symbolischer Bedeutung verwendet wurden. Der zweite Kulturraum umfaßt Melanesien, eine Gruppe von Archipelen nordöstlich von Australien. Dort stellten die Eingeborenen ihre Vorfahren und die Geister in menschlicher Form oder als Tiere dar. Sie erreichten beim Schnitzen, Gravieren, Flechten und Dekorieren mit Vogelfedern ein hohes Niveau. Wichtigstes Zentrum dieser Kunst ist Neuguinea, wo man 700 verschiedene Sprachen antrifft und neun kulturelle Stilgruppen zu unterscheiden sind. Hervorzuheben ist hier vor allem das Gebiet um den Fluß Sepik sowie Massim mit seinen reich dekorierten Kanus. Der dritte Kulturraum umfaßt Polynesien und Mikronesien. Hier wurden die verschiedenen sozialen Schichten mit Ranginsignien wie zeremoniellen Stäben, Mänteln und Kopfbedeckungen sowie Amuletten dargestellt, die mit menschlichen Figuren oder geometrischen Mustern verziert wurden.

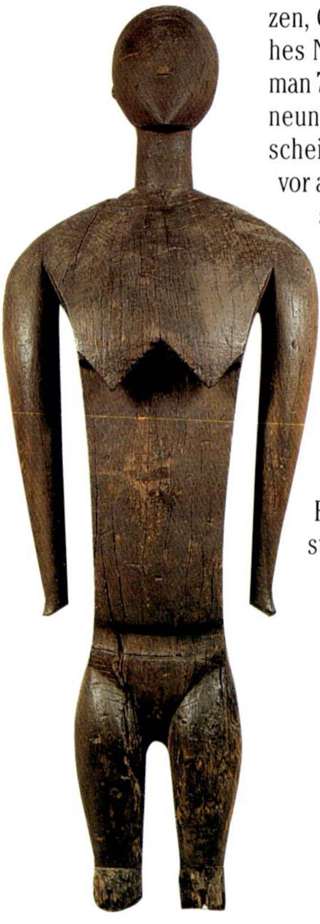

Die Göttin Kawe, Nukuoro, Caroline-Inseln; Auckland Institute and Museum. Solche Götterstatuen findet man nur noch selten, denn viele wurden bei der Christianisierung von den Missionaren zerstört.

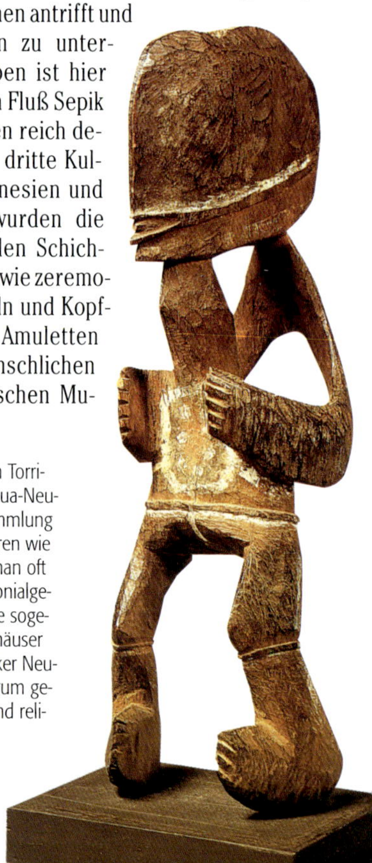

Figur aus dem Torricelli-Gebirge, Papua-Neuguinea; Bern, Sammlung Brignoni. Skulpturen wie diese bewahrte man oft in großen Zeremonialgebäuden auf. Diese sogenannten Männerhäuser waren für die Völker Neuguineas das Zentrum gesellschaftlichen und religiösen Lebens.

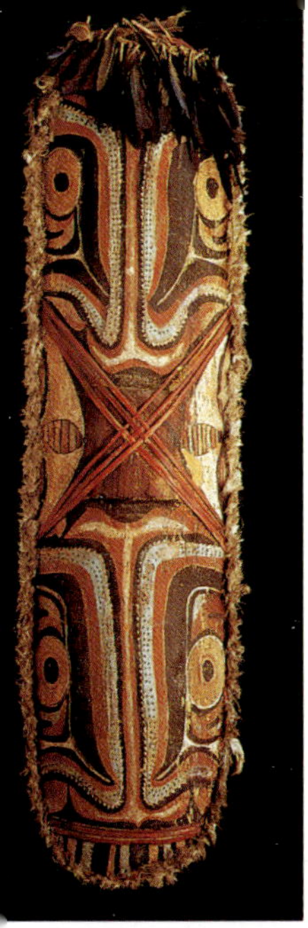

◀ Dieser hölzerne Sulka-Schild gilt als eines der eindrucksvollsten künstlerischen Zeugnisse der Inselbewohner Neubritanniens. Er wurde in leuchtenden Farben bemalt und mit Pflanzenfasern sowie Federn dekoriert (Genf, Musée Barbier-Mueller).

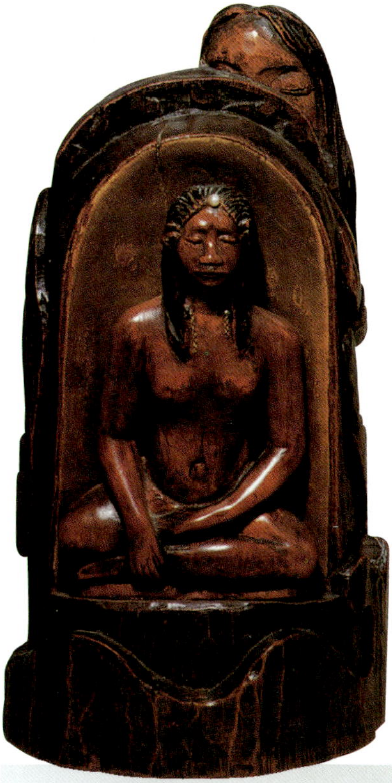

▶ Gauguin, *Das Idol mit der Perle,* um 1892, Paris, Musée d'Orsay. Als Kenner fernöstlicher Religionen hat Gauguin das Idol mit polynesischen Gesichtszügen, aber in der Haltung eines Buddha dargestellt. Die Perle auf der Stirn ist ein Hinweis auf das Dritte Auge.

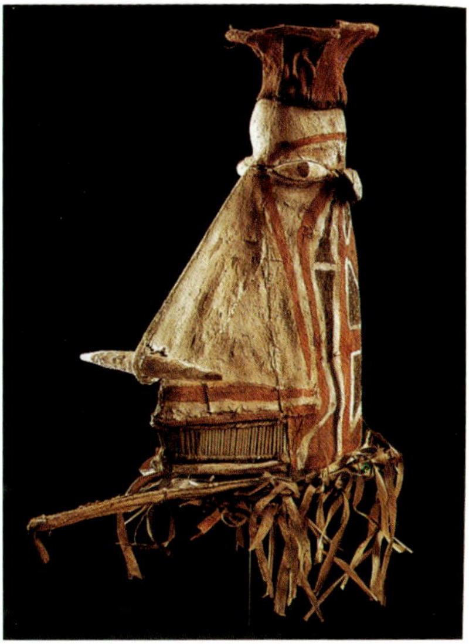

▲ Jedem einzelnen Detail dieser Zeremonial-Maske von den Witu-Inseln Neubritanniens war eine genau bestimmte Bedeutung und Funktion zugeordnet (Genf, Musée Barbier-Mueller).

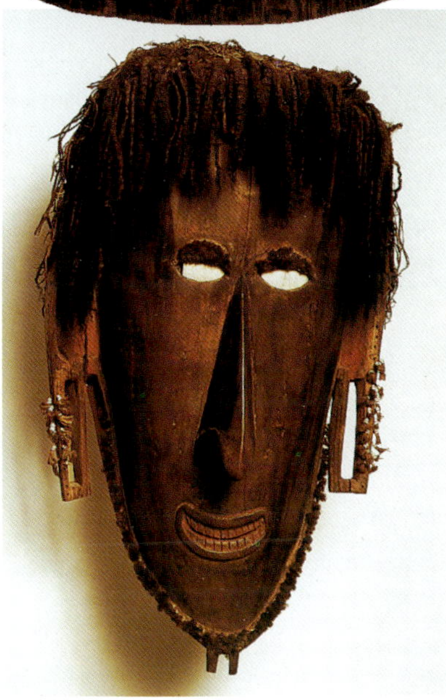

▶ Die Masken der zu Papua-Neuguinea gehörenden Saibai-Inseln stellten meist das Totem der Ahnen oder übernatürliche Wesen dar (New York, Sammlung Friede).

1891–1893

In alten Zeiten

Auf tahitianisch *Matamua,* 1892, Madrid, Sammlung Thyssen-Bornemisza. Der Titel des Gemäldes ist ein wehmütiger Seufzer der Erinnerung an das Paradies, das die Insel vor der Ankunft der Europäer einmal gewesen war.

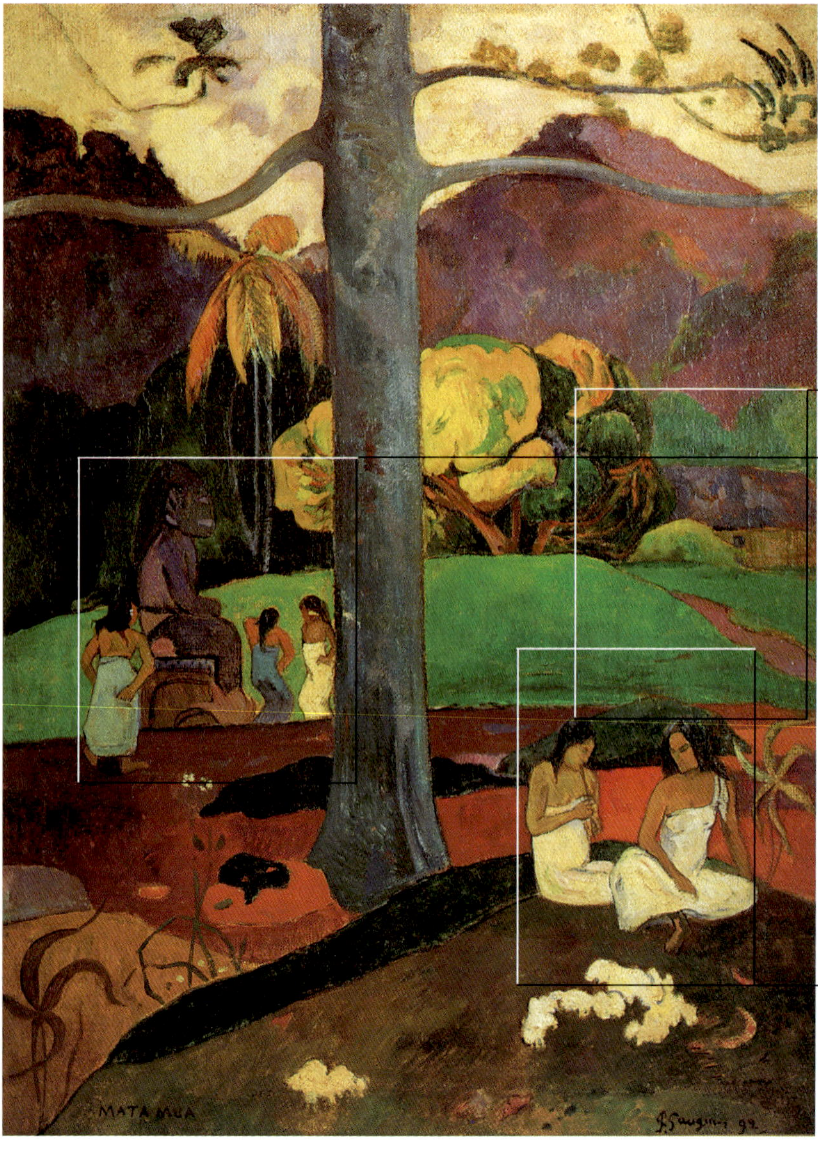

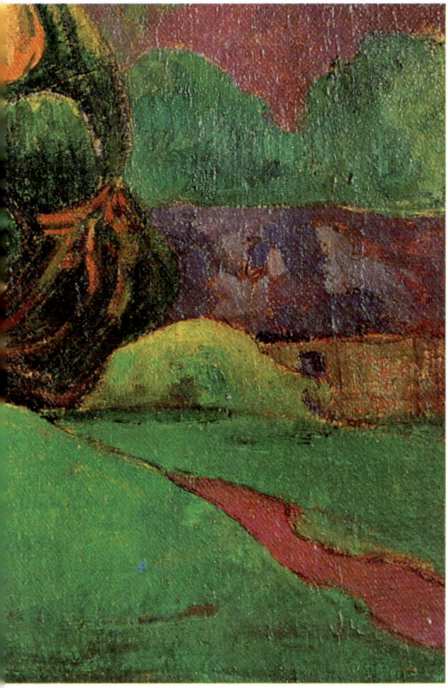

◄ In der Nähe des Mangobaumes, »angelehnt an das Gebirge, das die gewaltige Höhle umschließt«, erkennt man Gauguins Hütte, die er bereits in *Matamoe, Landschaft mit Pfauen* (Seite 74) und anderen Bildern dargestellt hatte. Für das Gelingen seiner Werke war es ihm immer ein Bedürfnis, eins mit seiner Umgebung zu werden, sie mit allen Sinnen zu spüren.

▼ Gauguins Suche nach Skulpturen alter tahitianischer Gottheiten blieb erfolglos. Neben Moerenhouts Buch waren mündliche Überlieferungen die einzigen Quellen. Hier ist die Mondgöttin Hina (vgl. *Arearea,* Seite 75) dargestellt. Aus ihrer Verbindung mit dem Schöpfergott Taaroa entstand Fatou, der das Leben auf die Erde brachte. Der Kult um die Mondgöttin war eng mit Tod und Auferstehung verknüpft.

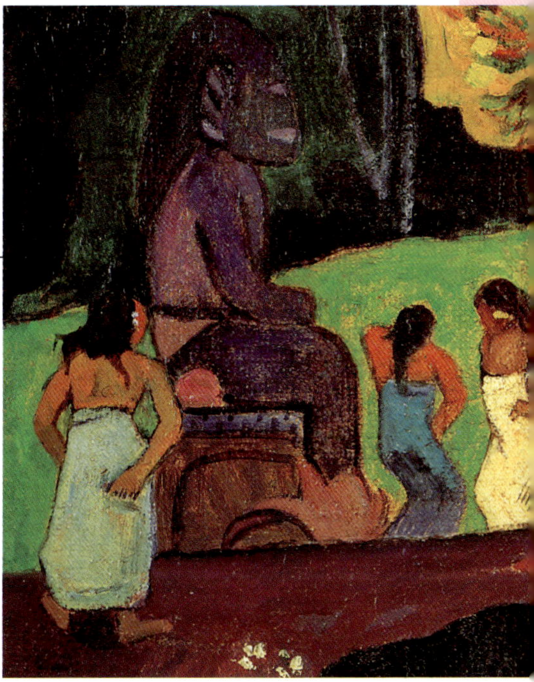

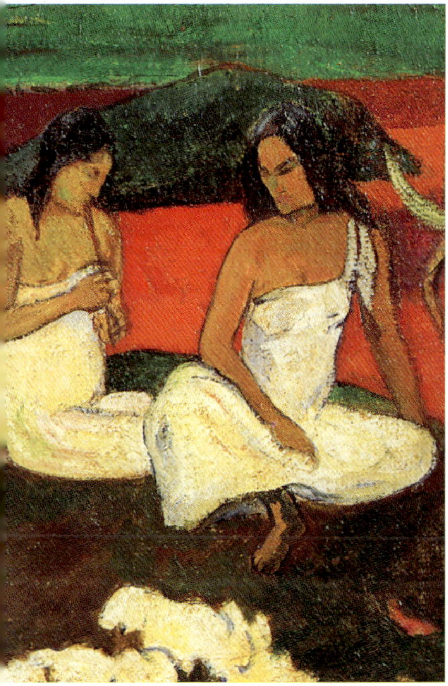

◄ Die sakrale Atmosphäre dieser Szene läßt eine Vorstellung von den alten Ritualen entstehen. Sie verdichtet sich noch durch die auf einer von den Maori *vivo* genannten Rohrflöte spielende Frau. In *Noa Noa* erinnert sich Gauguin, in manch friedlicher Nacht vom Klang dieses Instruments in den Schlaf gewiegt worden zu sein. Der Musik dieser Flöte verdanke er seine schönsten Träume. Die beiden Frauen finden sich auf seinem Gemälde *Arearea, Freude* wieder (Seite 75).

1891–1893

Die ersten Ausstellungen der Nabis

Während sich Gauguin in Tahiti aufhält, befaßt sich in Frankreich eine Gruppe symbolistischer Künstler der zweiten Generation intensiv mit seinem Werk. Die Anfänge dieser Gruppe reichen zurück ins Jahr 1888, als Paul Sérusier seinen Freunden an der Académie Julian eine Landschaftsminiatur zeigt, die er in Pont-Aven nach Gauguins Anweisungen auf den Deckel einer Zigarrenschachtel gemalt hat. Die jungen Künstler sind eine eingeschworene Gemeinschaft, deren Wirkungskreis sich von der Malerei, dem Kunsthandwerk und der Literatur bis hin zum Theater erstreckt. Einer von ihnen, Auguste Cazalis, tauft sie »Nabis«, nach dem hebräischen Wort *Nabiim*, zu deutsch Propheten oder Erleuchtete. Wie Maurice Denis bemerkt, macht sie der Name zu »Eingeweihten«, zu »einer Art mystischem Geheimbund«, bei dem »der Zustand prophetischer Begeisterung üblich« ist. Ab 1891 nehmen sie an mehreren Ausstellungen teil, etwa im Salon des Indépendants, wo sie für einiges Aufsehen sorgen. Auch im Salon de l'Art Nouveau – der Kunstrichtung, als deren Vorläufer sie gelten – sind ihre Werke zu sehen. Ab 1900 schließlich beginnt sich die Gruppe aufzulösen.

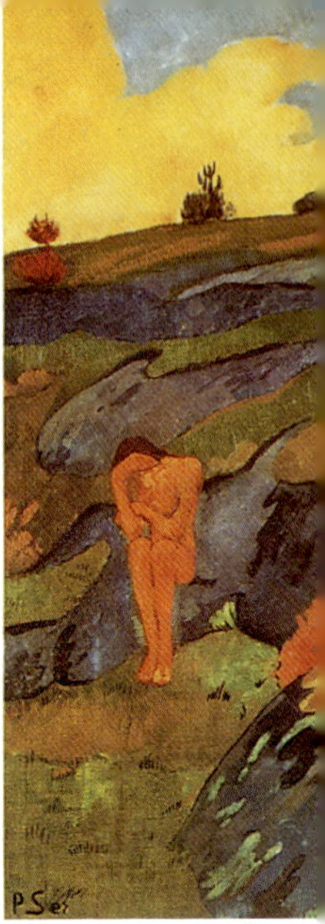

▲ Paul Sérusier, *Melancholie,* um 1890, Paris, Sammlung Boutaric. Sérusier machte seinem Beinamen »Nabi mit dem feuerroten Bart« alle Ehre. In den Versammlungen bediente er sich eines esoterischen Jargons.

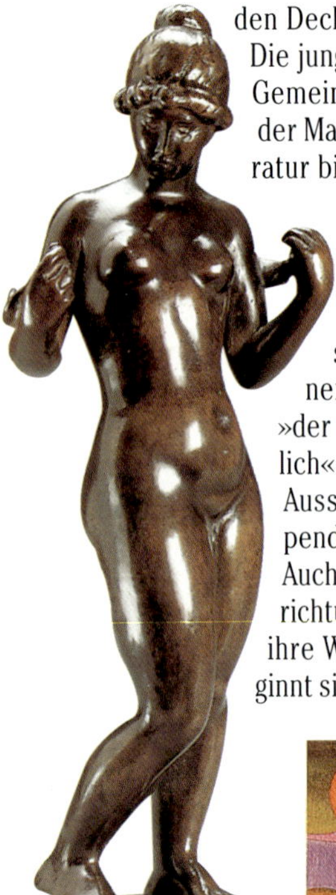

▲ Aristide Maillol, *Weiblicher Akt,* 1919–20, Privatsammlung. Skulpturen wie diese inspirierten Matisse.

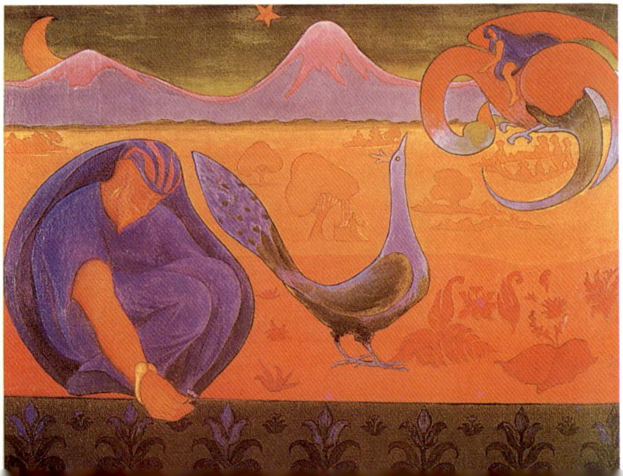

▼ Paul Elie Ranson, *Nabi-Landschaft,* 1890, Lausanne, Sammlung Josefowitz. Cazalis belegte die anderen Nabis mit Beinamen. So nannte er Ranson den »japanischsten aller Nabis«.

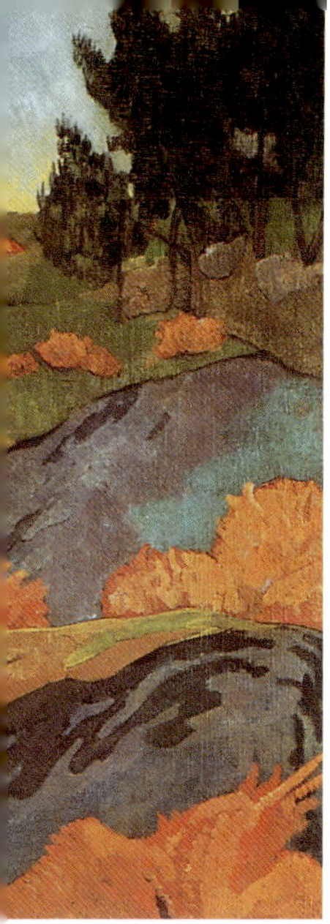

▶ Pierre Bonnard, *Mädchen mit Katze,* 1906, Privatsammlung. Bonnard stieß mit seiner Einzelausstellung von 1896 auf Pissarros Mißbilligung, und es kam zum endgültigen Bruch mit den Impressionisten.

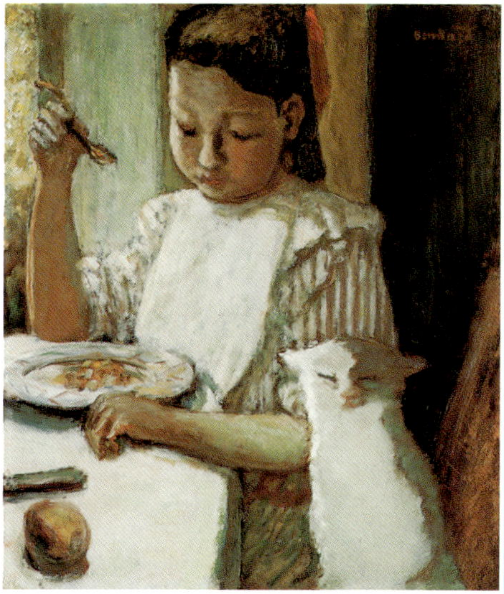

▼ Félix Vallotton, *Interieur mit schreibender Frau,* 1904, Privatsammlung. Vallotton, der als Schweizer »Nabi aus der Fremde« genannt wurde, schloß sich der Gruppe 1892 an. Er machte sich auf den 1897 und 1898 von Ambroise Vollard organisierten Ausstellungen einen Namen.

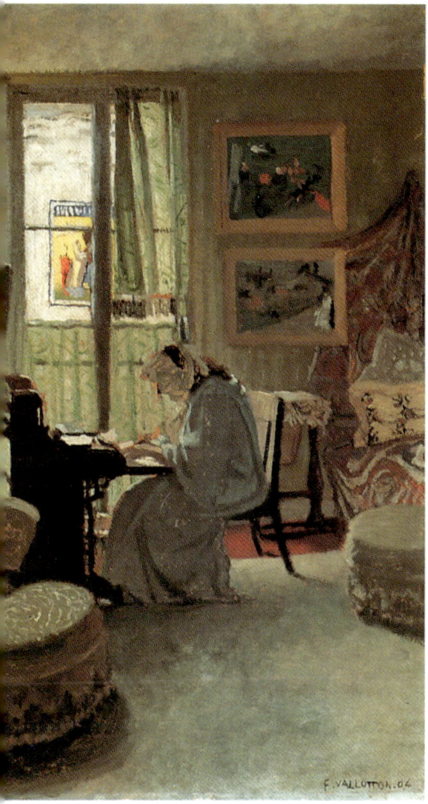

▼ Edouard Vuillard, *Die Gebrüder Bernheim,* 1912, Privatsammlung. Der bärtige Vuillard wurde »Zuaven-Nabi« genannt, während Maurice Denis als »Nabi der schönen Ikonen« bekannt war.

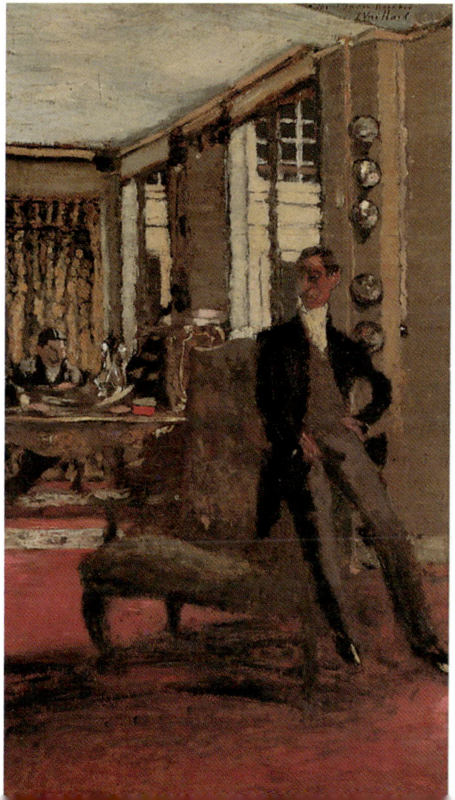

Tehamana

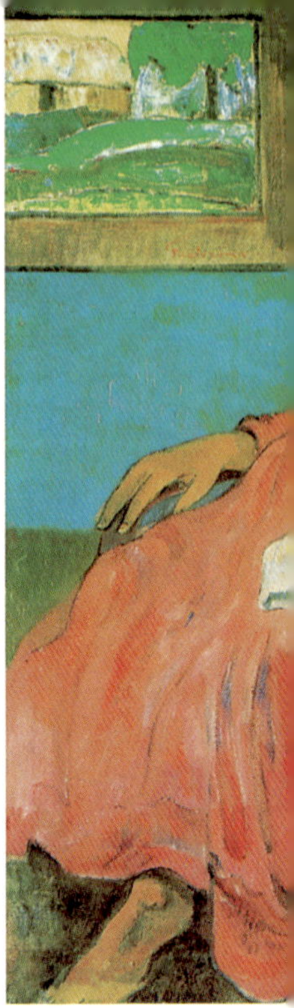

Kurz nach seiner Ankunft in Mataiea erkundet Gauguin den ursprünglichsten Küstenabschnitt Tahitis im Osten der Insel. Auf einem dieser Erkundungsgänge lädt ihn ein Einheimischer zu einer Stärkung in seine Hütte ein. Dem Maler werden Früchte des Brotbaumes, wild wachsende Bananen und Hummer aufgetischt. Nach dem Ziel seiner Reise befragt, antwortet er treuherzig, sein Weg führe ihn in den nächstgelegenen Bezirk Hitia'a, »um mir eine Frau zu suchen«. Die Frau des Einheimischen meint daraufhin ohne Umschweife: »Ich kann dir eine beschaffen, wenn du willst: meine Tochter.« Und so lernt Gauguin als 44jähriger Mann Tehamana kennen, ein junges Mädchen von dreizehn Jahren. Von ihrer Schönheit bezaubert, hält er mit der in Tahiti gebräuchlichen Formel um ihre Hand an. Er selbst beschreibt seine Heirat in *Noa Noa* wie folgt: »Ich grüßte sie, sie lächelte und setzte sich neben mich. ›Hast du keine Angst vor mir?‹, fragte ich. ›Nein.‹ ›Möchtest du für immer in meiner Hütte wohnen?‹ ›Ja.‹ ›Bist du schon einmal krank gewesen?‹ ›Nein.‹ Und das war alles.«

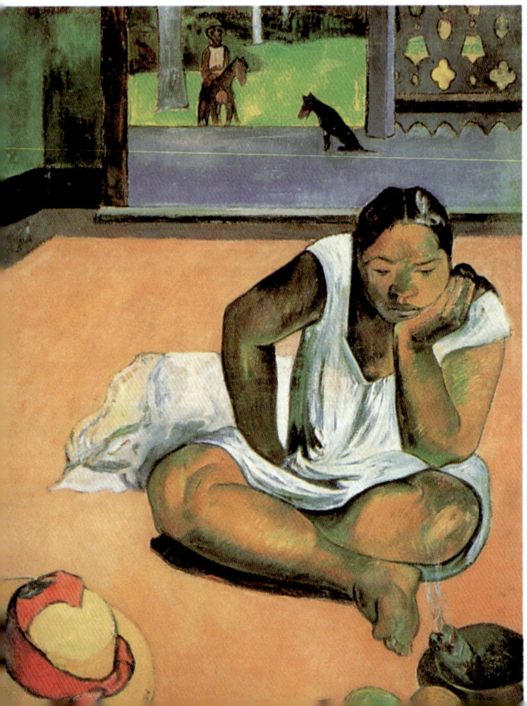

◀ Gauguin, *Te faaturuma, Die Schmollende,* 1891, Worcester, Art Museum. Tehamana, die er Tehura nannte, wurde seine *vahiné,* seine Frau. Sie stand ihm Modell für viele Bilder, die wegen ihrer ungewöhnlichen Ausdruckskraft zu seinen schönsten zählen.

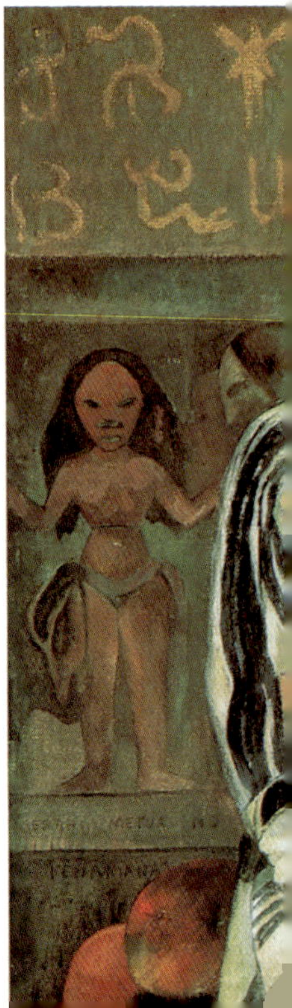

▶ Gauguin, *Merahi Metua no Tehamana, Tehamana hat viele Ahnen,* 1893, Chicago, The Art Institute. Tehura war Balsam für Gauguins Seele. Die Zeit mit der »primitiven Eva« seiner Träume wurde zu einem der glücklichsten Abschnitte seines Lebens.

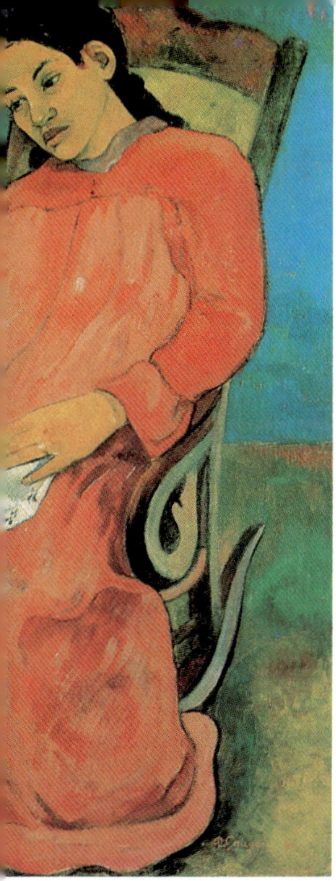

◄ Gauguin, *Faaturuma, Träumerei,* 1891, Kansas City, Nelson-Atkins Museum of Art. Tehamanas abwesender Gesichtsausdruck, ihre ganze Haltung lassen beim Betrachter das Bild einer melancholischen, in ihren Träumen versunkenen Frau entstehen. Die braune Haut steht in lebhaftem Kontrast zum Rot des Kleides, das sich wiederum effektvoll vom azurblauen Hintergrund abhebt.

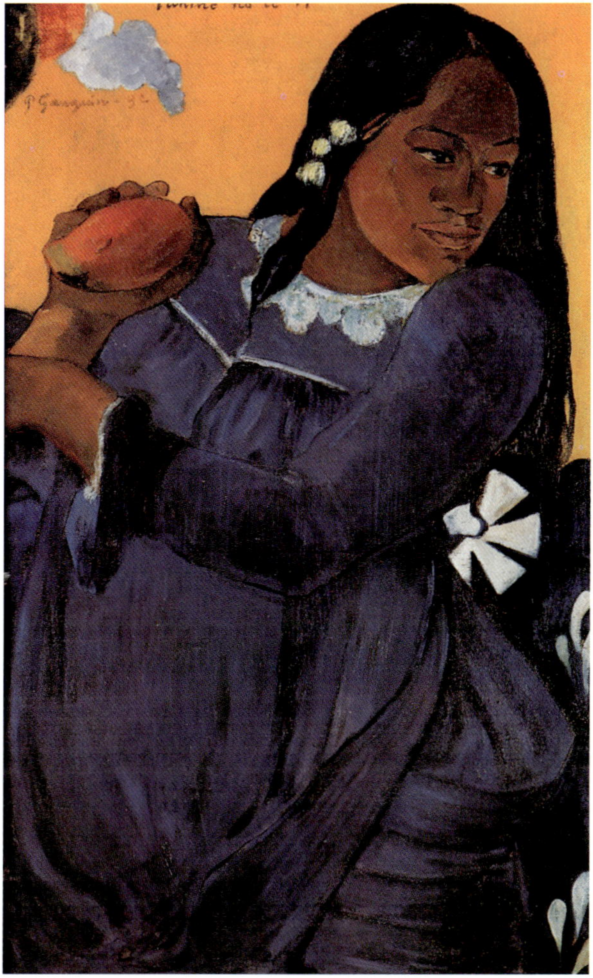

▲ Gauguin, *Vahiné no te vi, Frau mit Mangofrucht,* 1892, Baltimore, Museum of Art. In der tahitianischen Gedankenwelt gilt die Mango als Fruchtbarkeitssymbol. Hier ist sie ganz klar als Hinweis auf Tehamanas Schwangerschaft gesetzt.

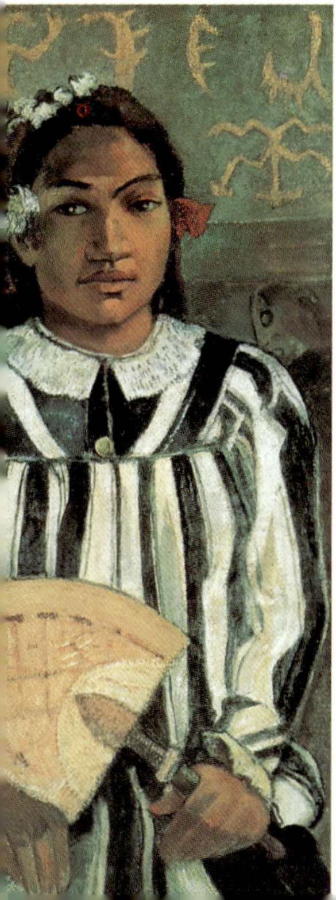

Wohin gehst Du?

Ea haere ia oe, Wohin gehst Du? oder *Frau mit Frucht,* 1893, St. Petersburg, Eremitage. Der Titel läßt einen stummen Dialog zwischen den Frauen erahnen. Solche Alltagsszenen waren für Gauguin der Inbegriff des primitiven, glücklichen Lebens.

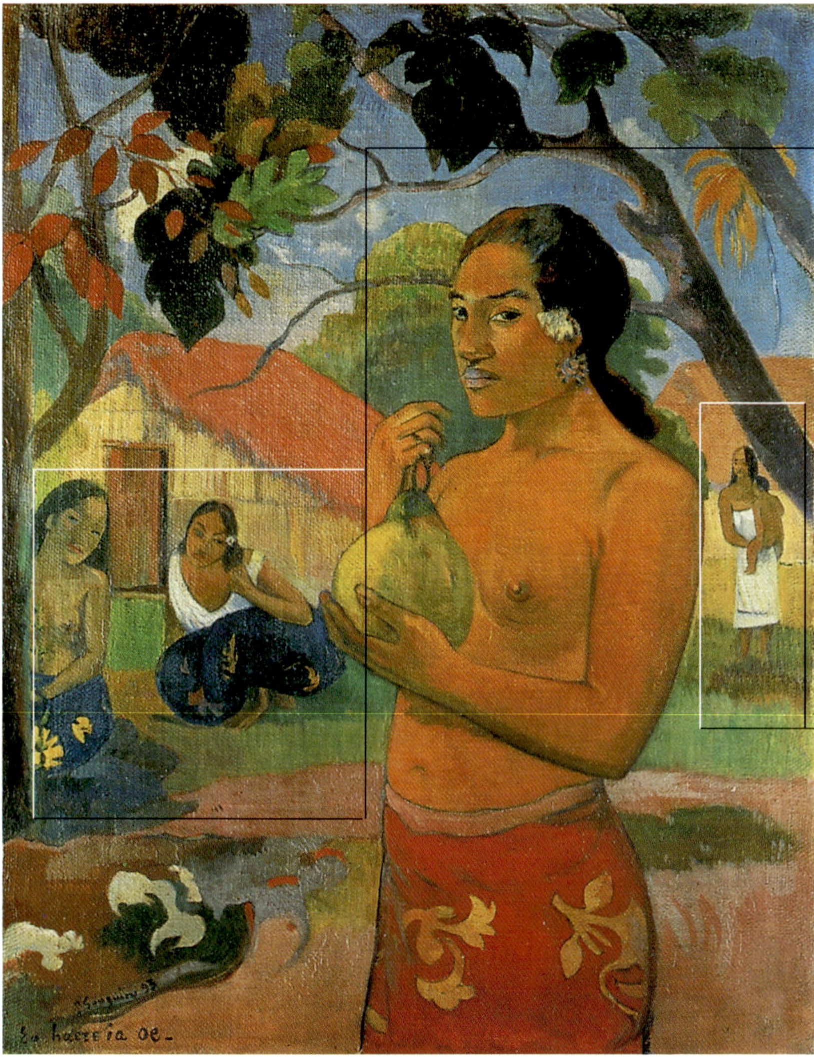

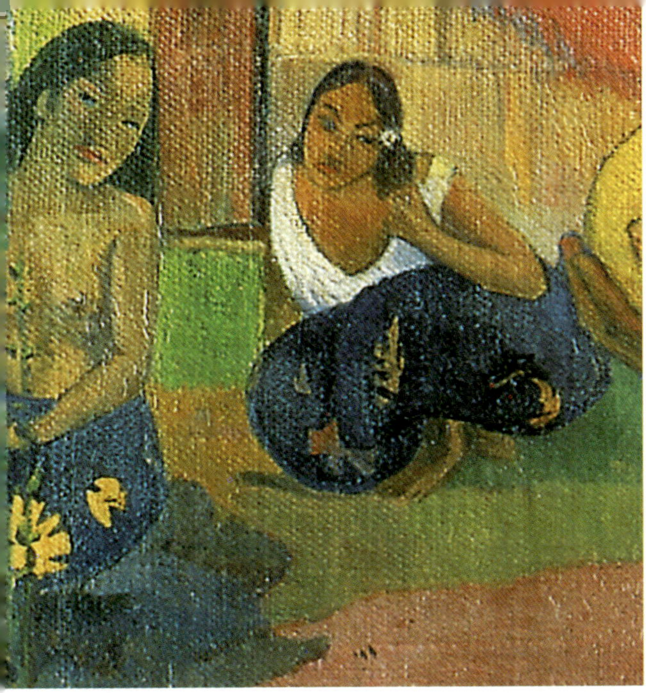

Gauguin stellte einzelne Personen und Schauplätze seiner Gemälde oft mehrmals dar, indem er lediglich die Proportionen oder den Lichteinfall leicht veränderte, sei es auf der Suche nach der idealen Lösung oder nur aus Freude an versteckten Anspielungen. Die hockende Frau gleicht der Figur im Vordergrund seines Gemäldes *Wann heiratest Du?,* das wiederum auf eine von Delacroix' *Frauen von Algier* anspielt. Die einzigen abgewandelten Details sind hier die Farbe des Hüfttuchs – blau anstelle von rot – und die fehlende Blume im Haar.

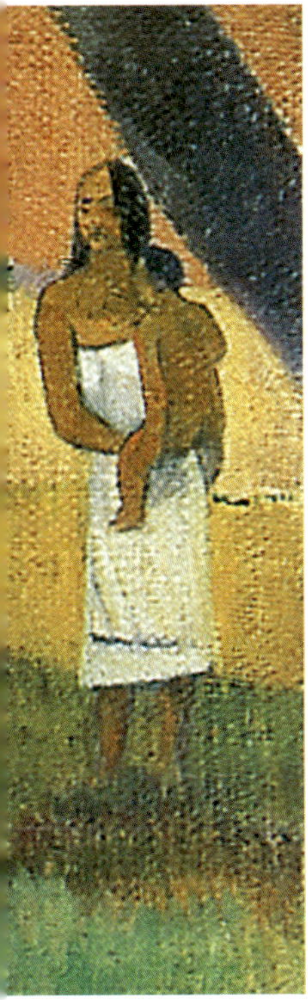

1895 schrieb Strindberg an Gauguin: »Sie haben eine neue Erde und einen neuen Himmel erschaffen, doch in Ihrer Schöpfung fühle ich mich nicht wohl. Für mich, der ich das Helldunkel liebe, leuchten Sie zu grell und in Ihrem Paradies lebt eine Eva, die meinem Ideal nicht entspricht.«

In dieser zweiten Fassung *(Wohin gehst Du?,* 1892, Stuttgart, Staatsgalerie) ist der Hintergrund unverändert geblieben, nur die Frau mit dem Kind auf dem Arm fehlt. Völlig anders hingegen die Darstellung der Figur im Vordergrund, die ein kleines Tier an ihre Hüfte preßt. Sie wird Gauguin später als Inspiration für seine Keramik *Oviri* dienen (Seite 104).

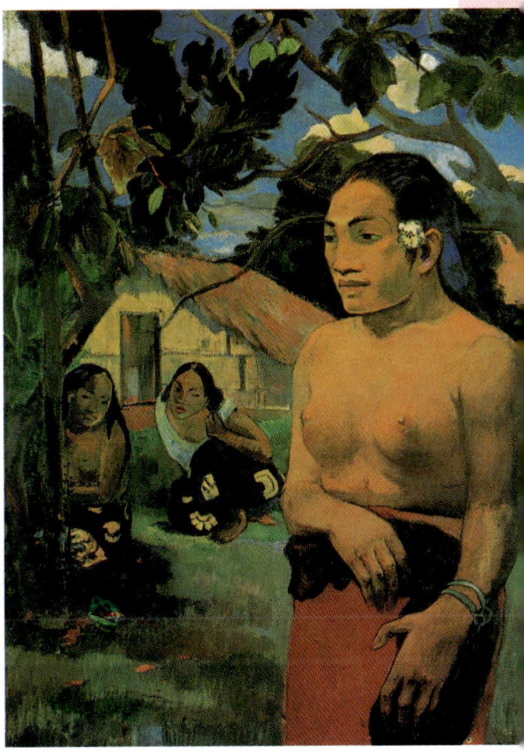

1891–1893

Im Pazifikraum auf Gauguins Spuren

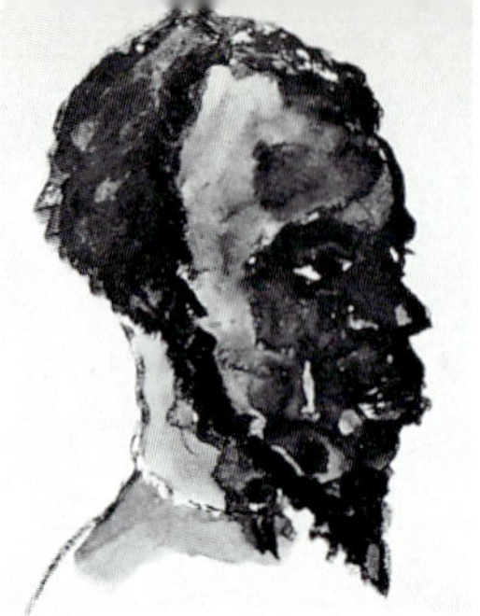

Gauguins Polynesien-Aufenthalt gibt in Europa zunächst Anlaß zu einigen erstaunten und ironischen Kommentaren. Doch das Verständnis für seine Kunst wächst, und nicht wenige Künstler packt der Ehrgeiz, auf den Spuren des exzentrischen Malers zu wandeln. Emil Nolde etwa beteiligt sich 1913 an Külz-Lebers anthropologischer Forschungsreise zu den Pazifikinseln, wo Deutschland ein Protektorat besitzt. Er hat sich vorgenommen, das Leben der Einheimischen zu studieren und sie in einem Zyklus von Zeichnungen und Gemälden zu porträtieren. Die Reise verfeinert seine Sensibilität für Farben, bereichert seinen Sinn für Ornamentik und steigert die Expressivität seiner Malerei. Im April 1914 reist Max Pechstein in Begleitung seiner Frau auf die Palau-Inseln bei Neuguinea. Obwohl er ganz andere Bedingungen vorfindet als Gauguin zu seiner Zeit, kann sich doch auch er ausgiebig mit Leben und Kunst der Einheimischen befassen. Es entsteht eine Serie von kraftvollen Gemälden mit intensiver Leuchtkraft. Pechsteins Aufenthalt wird durch den Ausbruch des Ersten Weltkrieges und die japanische Invasion jäh unterbrochen. Schließlich unternimmt auch Henri Matisse vom 27. Februar bis 31. Juli 1930 eine Reise nach Tahiti und Tuamotu.

▼ Emil Nolde, *Frau und Kind,* Neuguinea, 1913–14, Privatsammlung. Die Zeichnungen und Gemälde von Noldes Polynesien-Aufenthalt strahlen eine ganz neue Lebendigkeit und poetische Intensität aus. Sie machen deutlich, was der Expressionismus Gauguin zu verdanken hat.

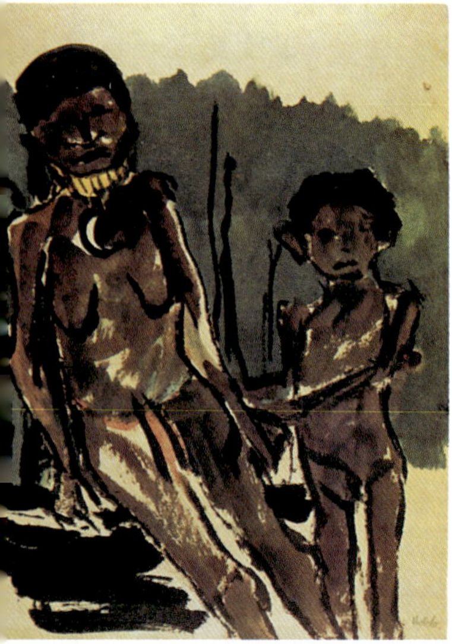

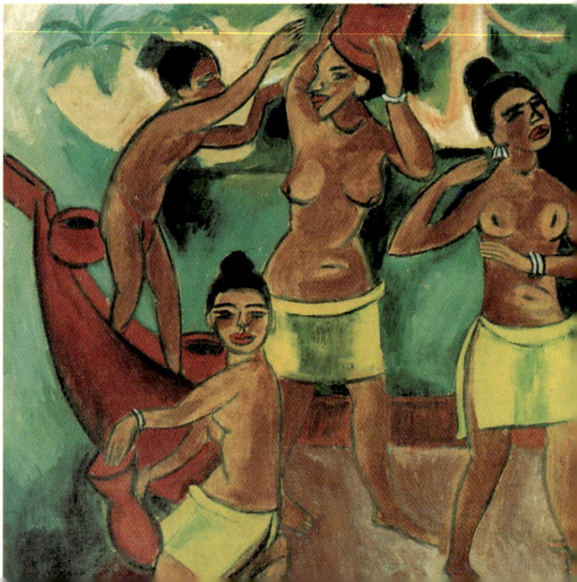

▶ Max Pechstein, *Ankunft in Palau,* 1917, Privatsammlung. Dieses Bild ist Teil einer berühmten Serie, die der Künstler gleich nach der Rückkehr von seiner Reise zu den Palau-Inseln schuf.

◀ Emil Nolde, *Kopf eines Eingeborenen,* Neuguinea, 1913–14, Privatsammlung. Die Zeichnung fängt mit entschlossenem, kraftvollen Strich den strengen Gesichtsausdruck des Modells spontan und unmittelbar ein.

▼ Henri Matisse, *Polynesien: das Meer,* 1946, Paris, Musée National d'Art Moderne. In seinen letzten Jahren arbeitete Matisse in der Technik der *Papiers découpés*. In dieser Phase entstanden zwei großformatige Gemälde, Huldigungen an den Himmel und das Meer Polynesiens. »Ich steckte meinen Kopf unter Wasser und stieß auf die herrlichsten Landschaften, auf Korallen in allen Farben und Formen, zwischen denen Fische von unglaublicher Vielfalt umherschwammen.«

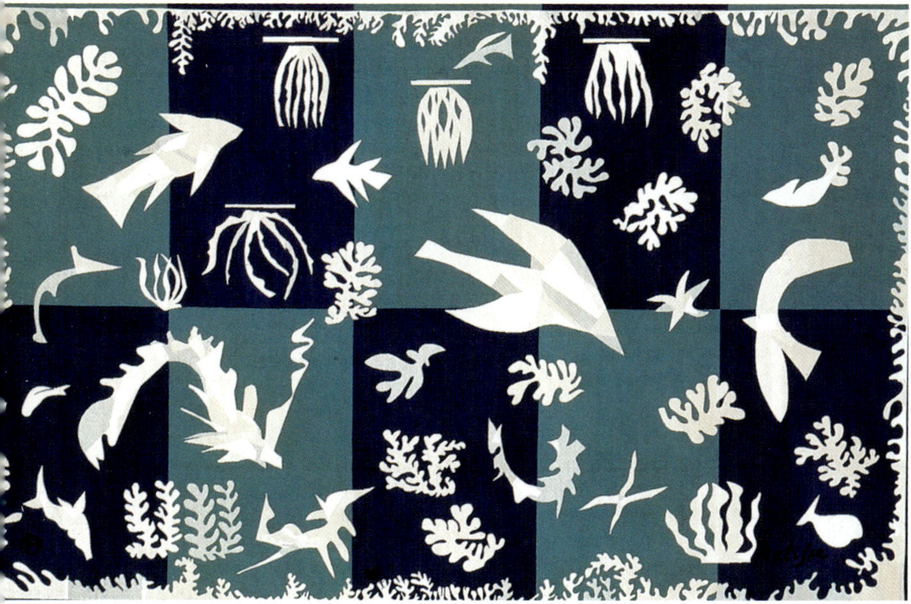

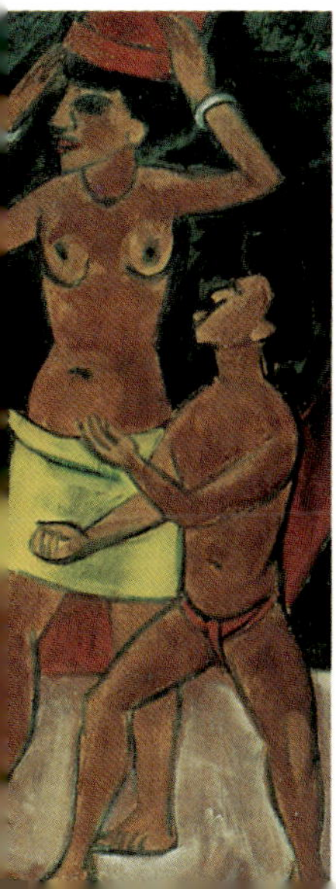

▶ Henri Matisse, *Fenster auf Tahiti,* 1935–36, Nizza, Musée Matisse. Der Künstler hat eines seiner Lieblingsthemen aufgegriffen: das Fenster mit Meerblick. Neu ist allerdings die intensivere Leuchtkraft der Farben sowie die mit leichter Hand und noch freier als sonst hingeworfene Zeichnung, die den dekorativen Aspekt in den Vordergrund rückt. Die gesamte Komposition erscheint wie in einem Traum oder Märchen.

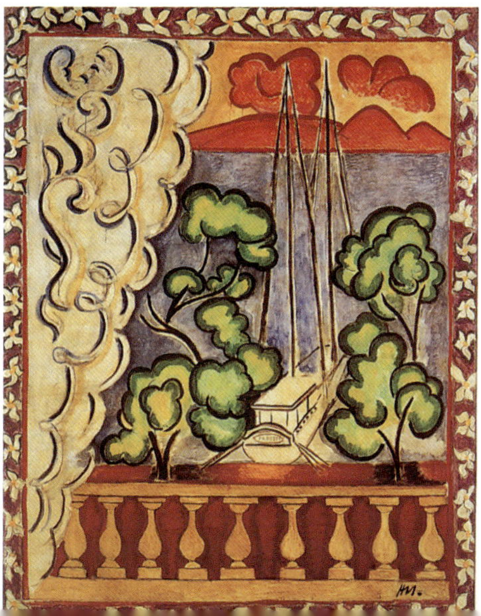

1893–1895

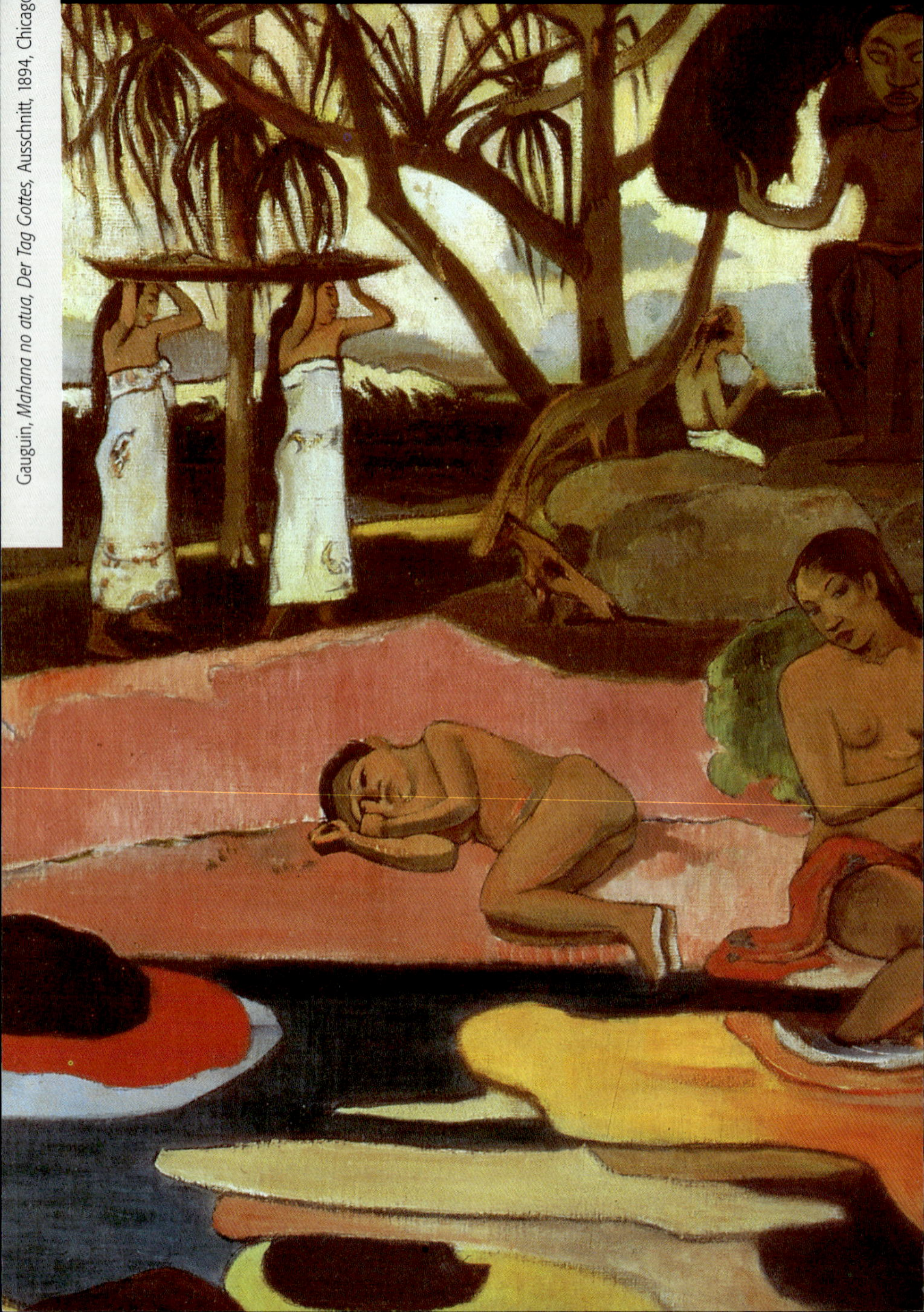

Gauguin, *Mahana no atua*, *Der Tag Gottes*, Ausschnitt, 1894, Chicago, The Art Institute

Rückkehr nach Paris

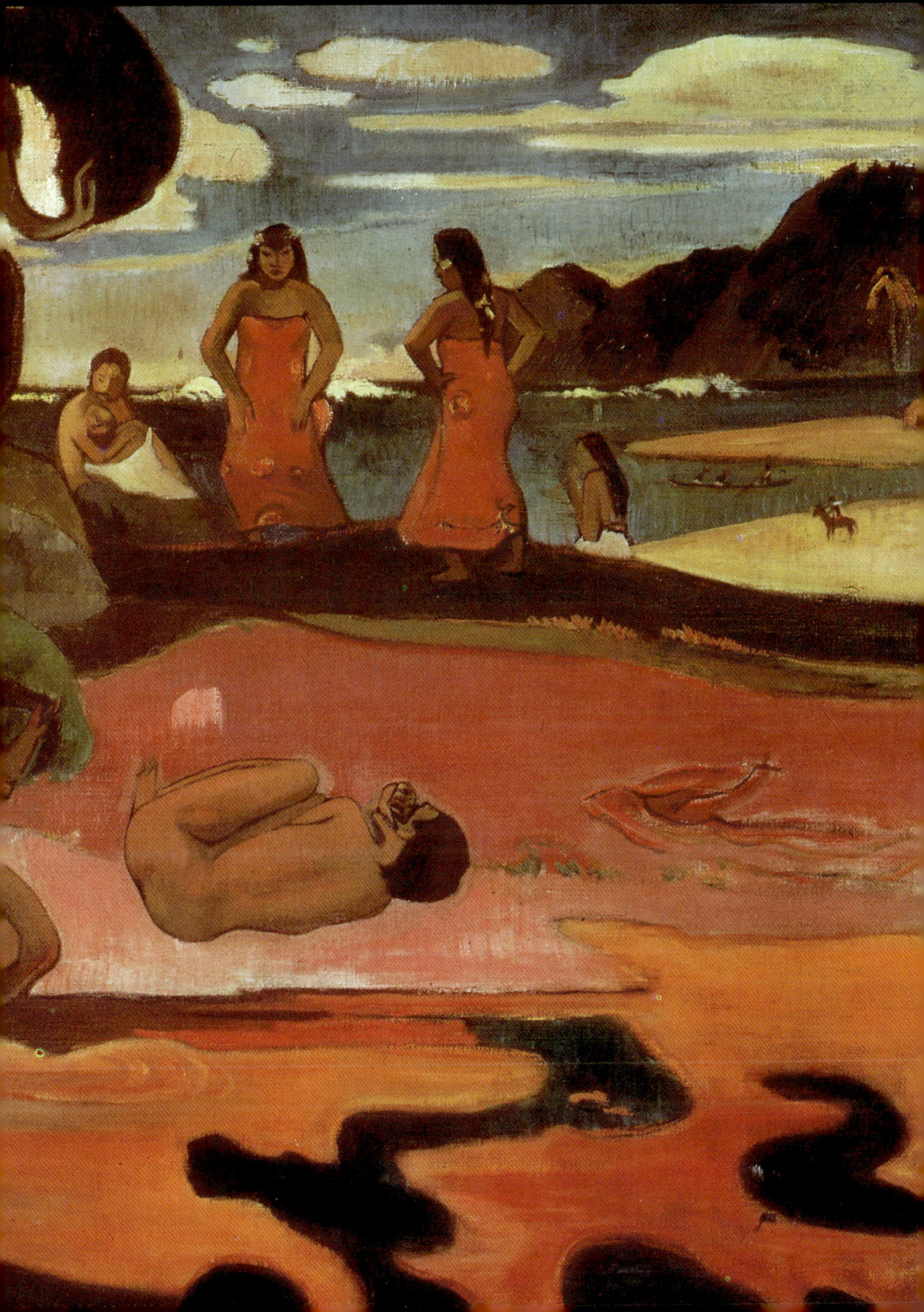

1893: Die erste große Ausstellung

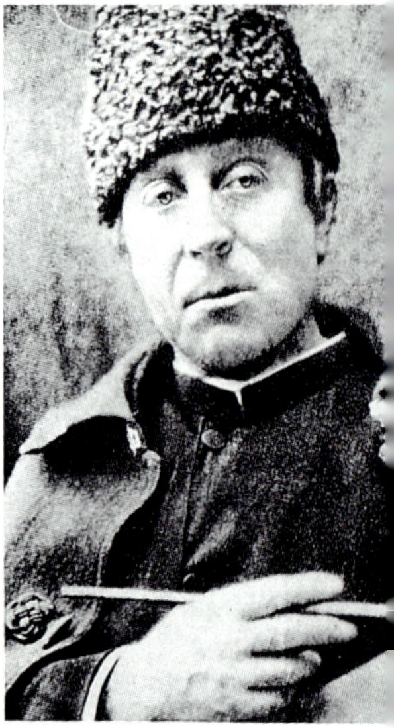

Diese Fotografie zeigt Gauguin mit einer Astrachan-Mütze. Sie diente dem Maler als Vorlage zu seinem Charles Morice gewidmeten *Selbstbildnis mit Palette.* Die Ausstellung in der Galerie Durand-Ruel brachte ihm nicht den erhofften Erfolg. Er konnte lediglich elf Gemälde verkaufen, darunter die sechs mit den bretonischen Motiven.

Im August 1893 erreicht Gauguin nach dreimonatiger Reise Marseille – noch mittelloser und kränker als bei seiner Abreise. Mit dem Geld, das ihm de Monfreid geschickt hat, mietet er sich ein kleines Atelier in der Rue de la Grande Chaumière in Paris. Der Tod seines Onkels Isidore aus Orléans ist ein Glücksfall für den Maler, denn er erbt rund 9000 Francs. Damit kann er seine Gläubiger zufriedenstellen und in der Rue Vercingétorix ein größeres Atelier mieten. Unterdessen kühlt die Beziehung zu seiner Frau weiter ab. Er ist verärgert, daß sie ohne seine Erlaubnis mehrere seiner Bilder und auch Werke aus seiner Sammlung verkauft hat. Mette ihrerseits hätte es lieber gesehen, wenn die Verwaltung des Geldes aus dem Erbe ihr anvertraut worden wäre. Beider Groll ist stärker als der Wunsch, die Familie wieder zusammenzuführen, keiner ist zum ersten Schritt bereit. Auf Empfehlung von Degas, der Gauguins Malerei bewundert, organisiert die Galerie Durand-Ruel vom 4. November bis zum 1. Dezember 1893 die erste große Ausstellung der Werke Gauguins. Die zwei Skulpturen und 44 Bilder, darunter sechs bretonische und 38 tahitianische, sorgen für Aufsehen. Doch trotz der Begeisterung der Nabis und Mallarmés Urteil, es sei »unglaublich, wie man so viel Geheimnis in so leuchtende Farben hüllen kann«, steht der Großteil der Kritiker und des Publikums seiner Kunst verständnislos gegenüber und bleibt ebenso unbeeindruckt wie skeptisch.

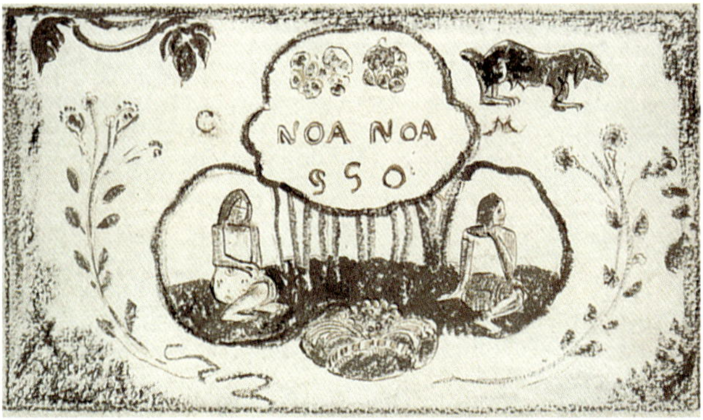

Noa-Noa bedeutet »duftend« und ist auch der traditionelle Name der »duftenden Insel« Tahiti. *Noa-Noa* nannte Gauguin darum sein 1893 erschienenes Buch, in dem er von seiner Zeit in Polynesien und seinen Ansichten als Künstler erzählt. Zahlreiche Holzschnitte und Aquarelle sowie Gedichte von Charles Morice ergänzen den Text.

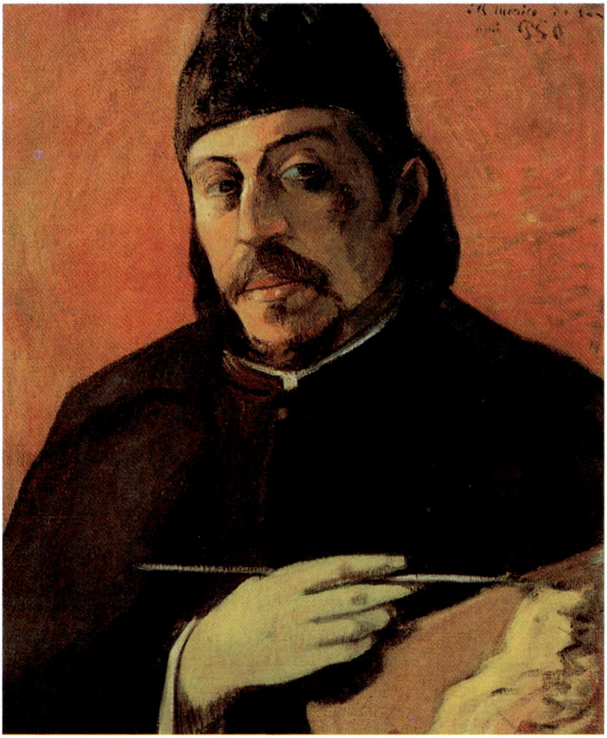

◀ Gauguin, *Selbstbildnis mit Palette,* 1893–95, Privatsammlung. Um dem europäischen Publikum die Kultur der polynesischen Inselwelt näherzubringen, verwendete Gauguin lange Bildtitel in der Maori-Sprache. Tatsächlich erregte er damit bei seinem ungebildeten und provinziellen Publikum nur Heiterkeit und Spott, während die Kritiker es übertrieben und nutzlos fanden.

▼ Gauguin, *Nave nave moe, Süße Träume,* 1894, St. Petersburg, Eremitage. Gauguin hatte viele Notizen und Zeichnungen mit nach Paris genommen, anhand derer weitere tahitianische Werke mit den gewohnten Bildelementen entstanden: eine Mango, Tahitianerinnen und im Hintergrund der rituelle Tanz zu Ehren der Göttin Hina.

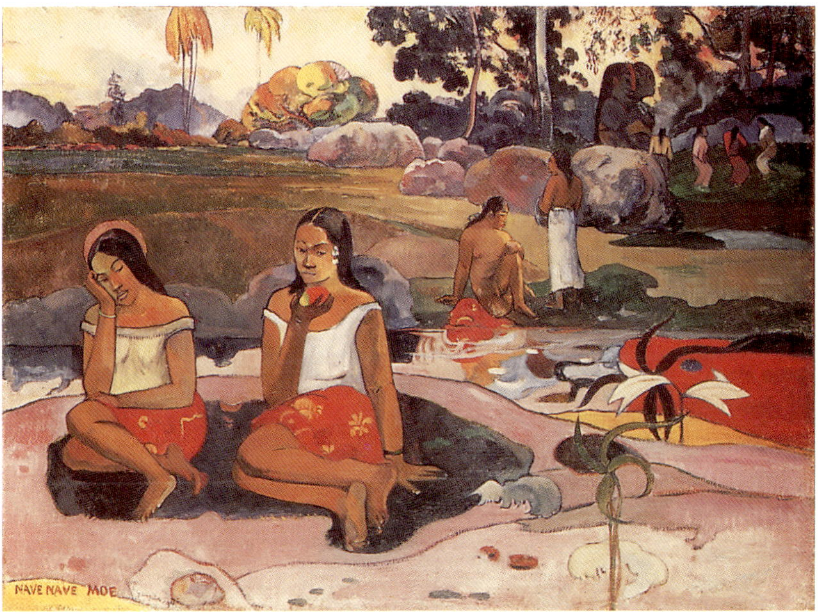

1893–1895

Selbstbildnis mit Hut

Dieses Selbstbildnis (1893–94, Paris, Musée d'Orsay) entstand in Gauguins Atelier in der Rue Vercingétorix, das der Künstler leuchtend gelb und grün gestrichen und mit tahitianischen Kunstgegenständen und Stoffen dekoriert hatte.

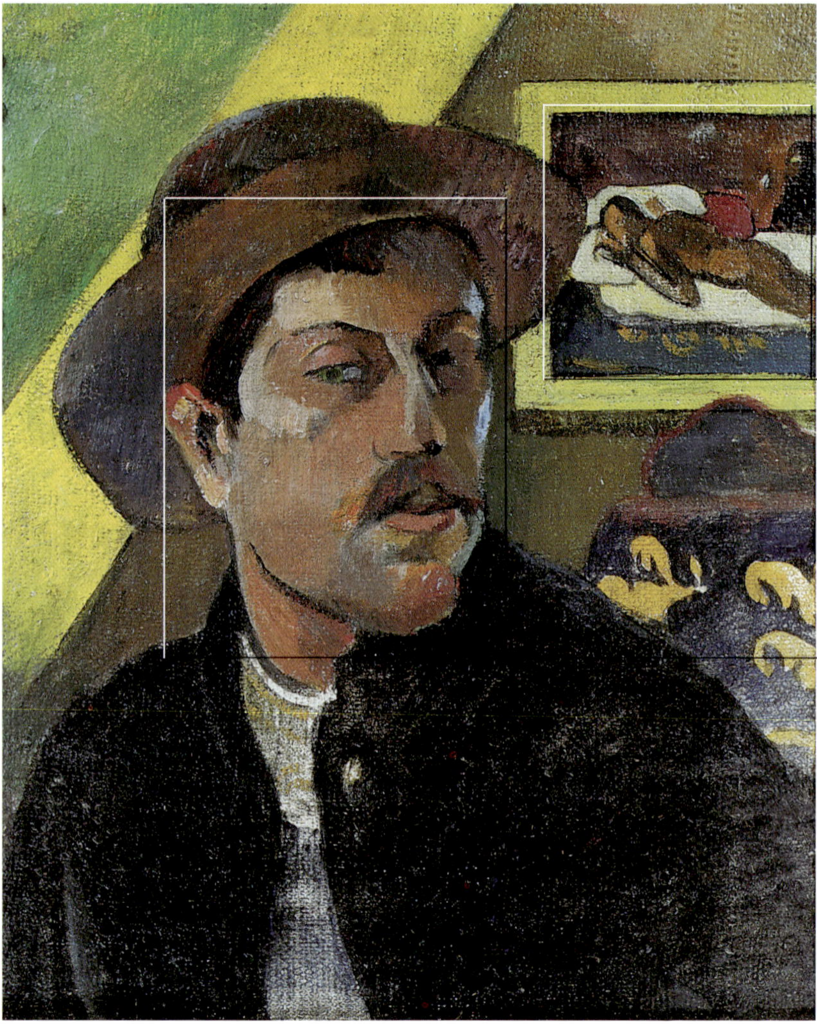

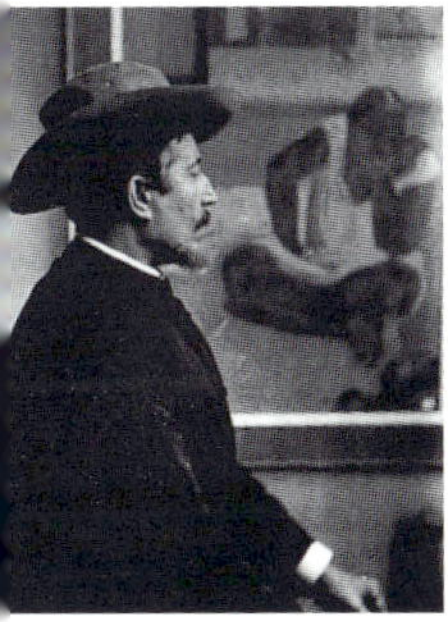

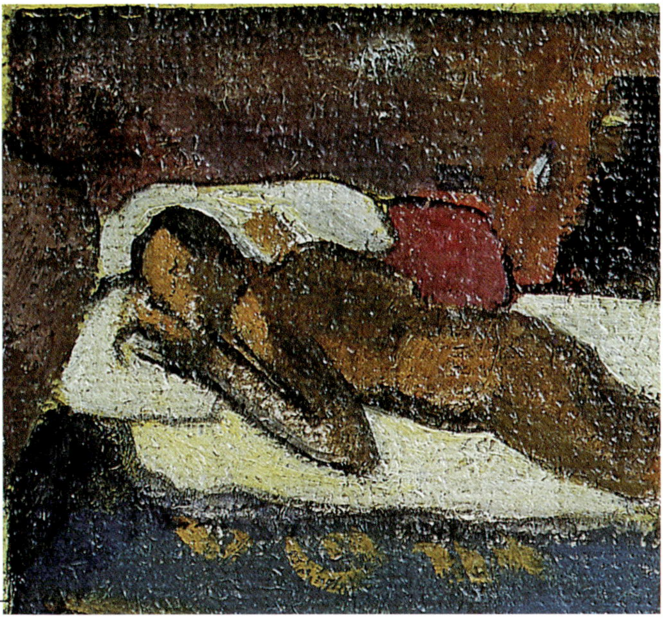

▲ Gauguin im Winter 1893–94 in seinem Atelier vor der *Schmollenden.* Das Gemälde lag ihm nicht nur wegen seiner formalen Gestaltung, sondern auch wegen der gelungenen Interpretation des Themas ›Melancholie‹ am Herzen.

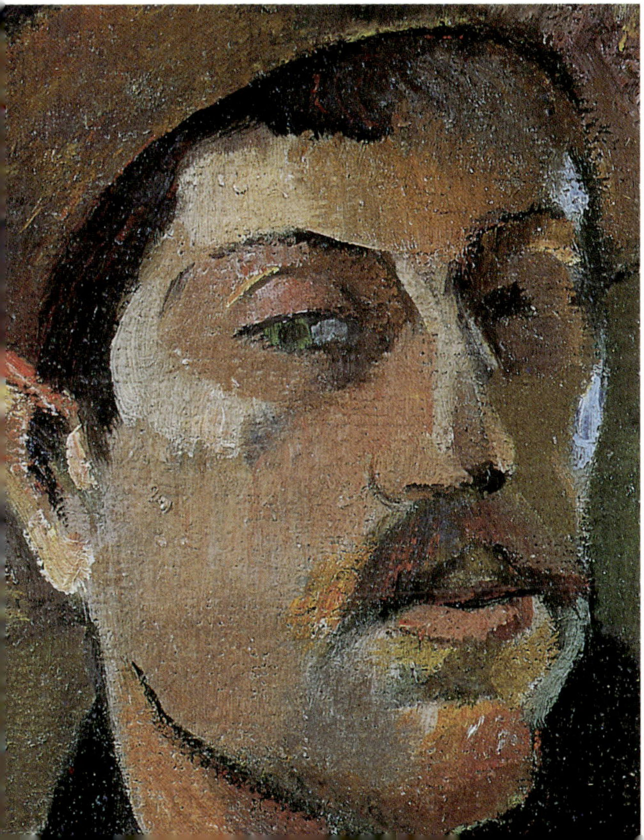

▲ Für den Hintergrund wählte Gauguin ein tahitianisches Gemälde, das er selbst für sein gelungenstes Werk hielt: *Manao tupapau, Der Geist der Toten wacht* (Seite 75). Es erscheint spiegelverkehrt, denn beim Malen betrachtete Gauguin es im Spiegel.

◄ In früheren Jahrhunderten waren Selbstbildnisse, sieht man einmal von Rembrandt ab, vergleichsweise selten. Im Verlauf des 19. Jahrhunderts interessierten sich Künstler wie David, Delacroix und vor allem van Gogh für das Selbstporträt. Für Gauguin wurde das Selbstporträt regelrecht zur Besessenheit, denn er sah in ihm eine Form der Selbstfindung auf der Suche nach seiner Identität.

Frankreich im ausgehenden 19. Jahrhundert

▶ Marevna Vorobiew Rosanowitsch, *Hommage an die Freunde von Montparnasse,* 1918, Genf, Musée du Petit Palais. Montparnasse war das Herz von Paris, zugleich Ideenschmiede und Quell großer Kunst.

▼ Henri de Toulouse-Lautrec, *Jane Avril tanzend,* 1892, Paris, Musée d'Orsay. Toulouse-Lautrec sang ein Hohelied auf das Paris der Ballsäle und Theater. Er setzte Glanz und Glamour, aber auch Trostlosigkeit und Elend dieses Milieus in Szene.

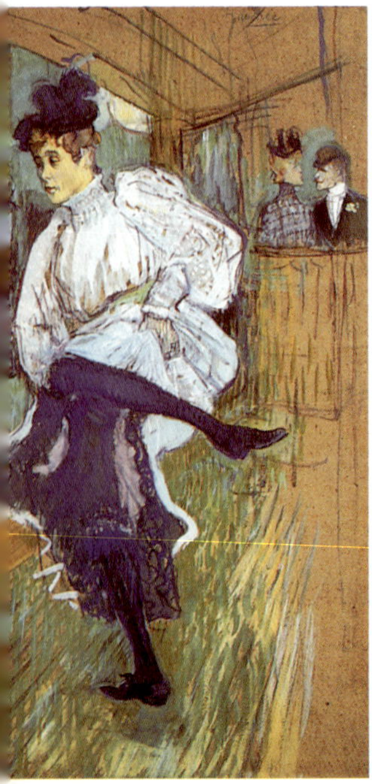

Gegen Ende des 19. Jahrhunderts dominieren in Frankreich die Vertreter der gemäßigten politischen Richtungen die Regierung. Eine Enzyklika von Papst Leo XIII., mit der die Katholiken zur Teilnahme am politischen Leben aufgefordert werden, nimmt dem jahrelang erbittert geführten Kampf gegen den Klerus den Wind aus den Segeln. Die Arbeiter- und Sozialistenbewegung ist zersplittert, gewinnt aber dennoch an politischem Einfluß. 1893 stellt sie in der Kammer sogar fünfzig Abgeordnete. Außenpolitisch betreibt Frankreich weiterhin erfolgreich die Ausweitung seiner Kolonialmacht in Indochina und Madagaskar. Allerdings muß es in Afrika vor den überlegenen Engländern zurückweichen, wie die Faschoda-Krise 1899 im Sudan belegt. Die Regierung wird 1893 durch den Skandal um den Panamakanal geschwächt, in dessen Verlauf mehrere Fälle von Korruption aufgedeckt werden. Und mit der Dreyfus-Affäre verliert sie weiter an Glaubwürdigkeit: 1894 wird ein Hauptmann jüdischer Abstammung wegen angeblicher Spionage unschuldig zu einer lebenslänglichen Gefängnisstrafe verurteilt, jedoch rehabilitiert, nachdem die Presse und zahlreiche Intellektuelle, unter ihnen Zola, für ihn Partei ergreifen. 1899 schließen sich Radikale, Republikaner und Sozialisten zu einem Linksbündnis, dem sogenannten »bloc républicain«, zusammen und können mit Waldeck-Rousseau bis 1902 sogar den Premierminister stellen. Ungeachtet des wachsenden wirtschaftlichen Wohlstandes erlebt das Land eine Zeit großer Spannungen.

▶ Emile Zola in einem Porträt von Edouard Manet (1868, Paris, Musée d'Orsay). Zola begründete mit seinem Romanzyklus *Les Rougon-Macquart* den literarischen Naturalismus.

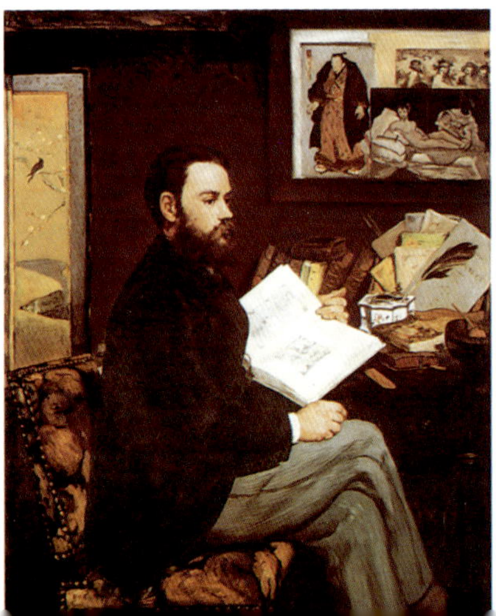

▶ Eine zeitgenössische Darstellung des von Dichtern und Chansonschreibern verklärten Pariser Clochards. Auch Gauguin entging nicht, daß die französische Metropole dem Wohlhabenden unzählige Möglichkeiten bot, während sie »eine wahre Hölle für einen Armen« war.

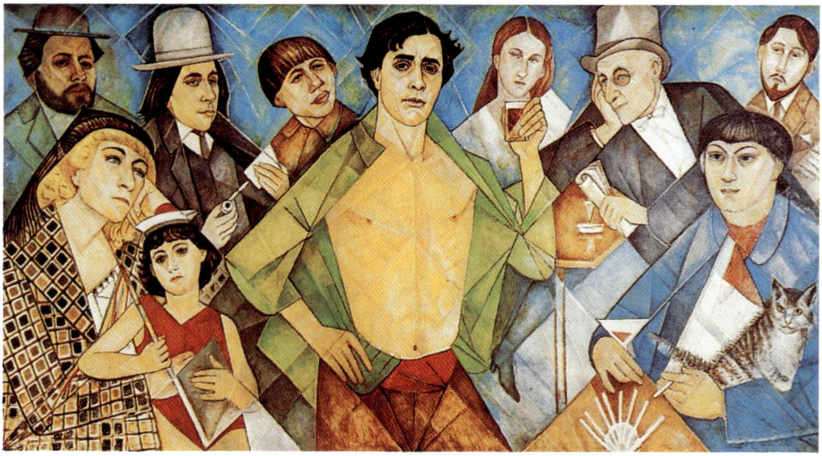

Der erste Kinematograph wurde 1895 von den Gebrüdern Louis Jean und Auguste Lumière erfunden. Endlich erfüllte sich der Traum von einer Kunst, die auch die Bewegung wirklichkeitsgetreu wiederzugeben vermochte.

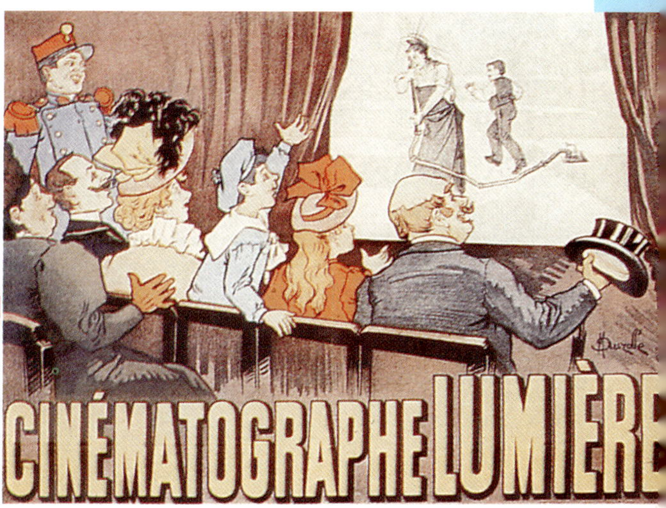

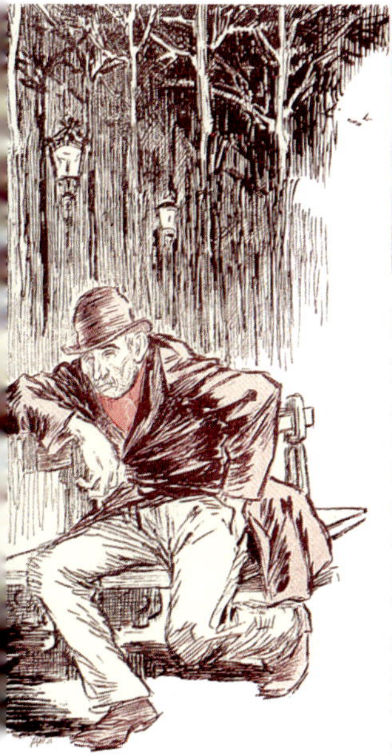

Die Clochards

Der Glanz der Theater und luxuriösen Pariser Salons darf nicht über eine ganz andere Realität hinwegtäuschen: das Phänomen der Obdachlosen in der Großstadt. Gemäß Artikel 270 des französischen Strafgesetzbuches wurden alle Wohnsitz-, Berufs- und Mittellosen als Clochards bezeichnet. Sie mußten *à cloche-pied* – auf einem Bein – ihr Dasein fristen. Ende des Jahrhunderts bevölkerten unzählige Arme und Ausgestoßene die Elendsviertel der Seine-Metropole. Angelockt durch die vielen Verheißungen der großen Lichterstadt, waren sie von überall her nach Paris gekommen. Ihr unstetes, tristes Leben haben uns Maler wie Toulouse-Lautrec oder Bernard, aber auch Schriftsteller wie Balzac, Hugo und Zola, bis hin zu dem berühmten Chansonnier Aristide Bruant nahegebracht.

1894: Das Atelier am Montparnasse

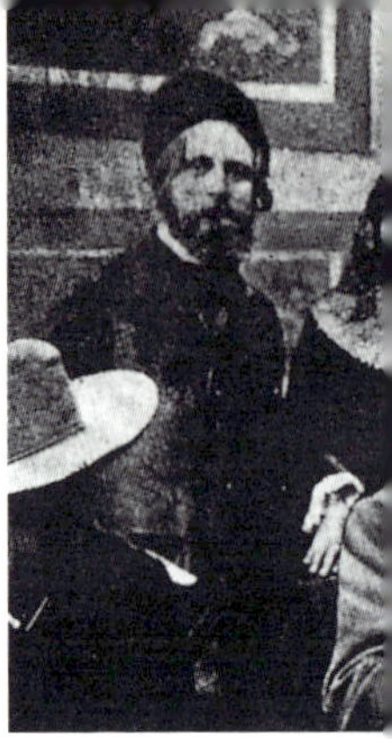

▲ Einige der Stammgäste auf den abendlichen Festivitäten in Gauguins Atelier. In der Mitte der Cellist Fritz Schneklud, daneben der Musiker Larrivel, hinter ihnen Sérusier, Annah und der Bildhauer Georges Lacombe.

Nach seiner Rückkehr will Gauguin in Paris um jeden Preis durch exzentrische Kleidung und dreistes Benehmen auffallen. Womöglich hofft er, damit die Aufmerksamkeit des Publikums auf sich und seine Malerei zu lenken. Er verschreckt jedoch nur die wenigen Sammler, die bisher noch Interesse an seinen Arbeiten gezeigt haben. Im Dezember 1893 lernt er über seinen Galeristen Vollard das dreizehnjährige Mulattenmädchen Annah aus Java kennen und macht sie zu seiner Geliebten. Der Maler hat sein Atelier in ein exotisches Refugium verwandelt, ein kleines Fleckchen Südsee, das mit Gemälden, Fotografien, Trophäen, Waffen, hölzernen Skulpturen, Stoffen und anderen Mitbringseln aus Polynesien ausgestattet ist. Über der Eingangstür hat er die provozierende Inschrift *Te Faruru* (Hier huldigt man der Liebe) angebracht und sie mit einer Reihe eindeutig erotischer Darstellungen versehen. Den Anstoß, den sein unschickliches Zusammenleben mit Annah erregt, nimmt er bewußt in Kauf. Für Gauguins Künstlerkollegen jedoch wird sein Atelier zum Treffpunkt mit einem jeweils donnerstags stattfindenden Jour fixe.

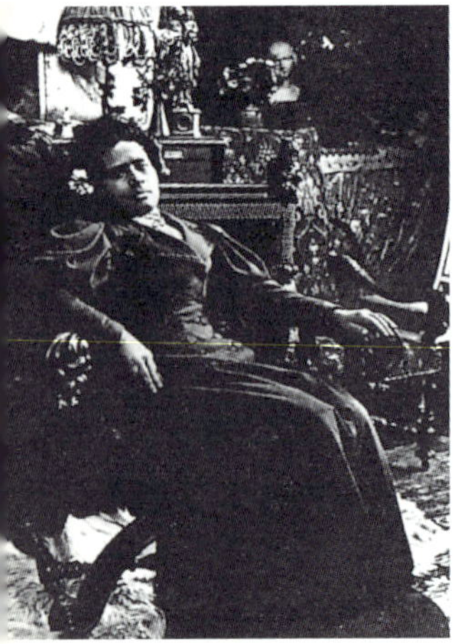

▲ Annah, hier auf einer Fotografie von Alphonse Mucha, war als Hausmädchen der Sängerin Nina Pack nach Paris gekommen. Von ihr erhielt sie ihren neuen Namen Annah Martin.

▼ Gauguin, *Bretonische Bäuerinnen,* 1894, Paris, Musée d'Orsay. Als Gauguin nach Pont-Aven zurückkehrte und sich wieder mit bretonischen Motiven befaßte, hatte sich sein Stil vollständig gewandelt.

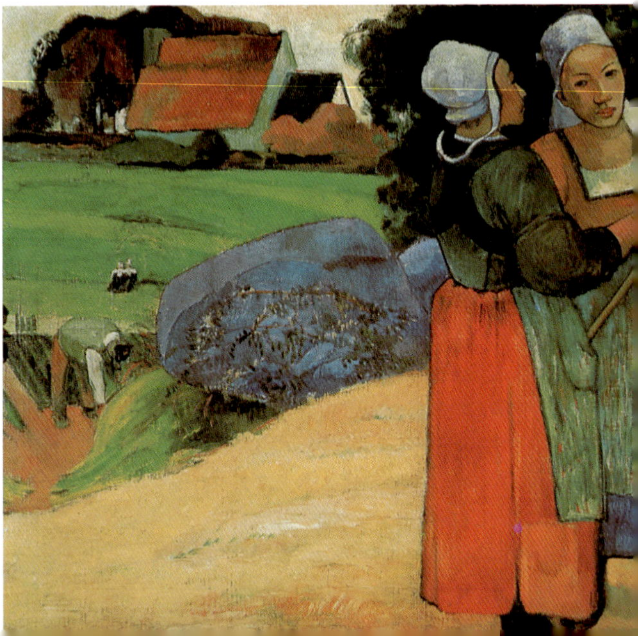

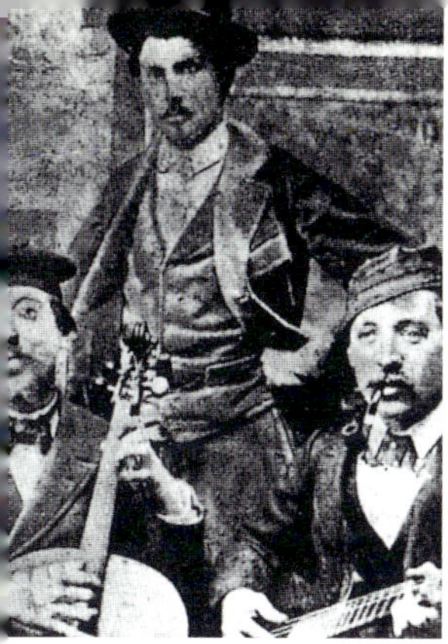

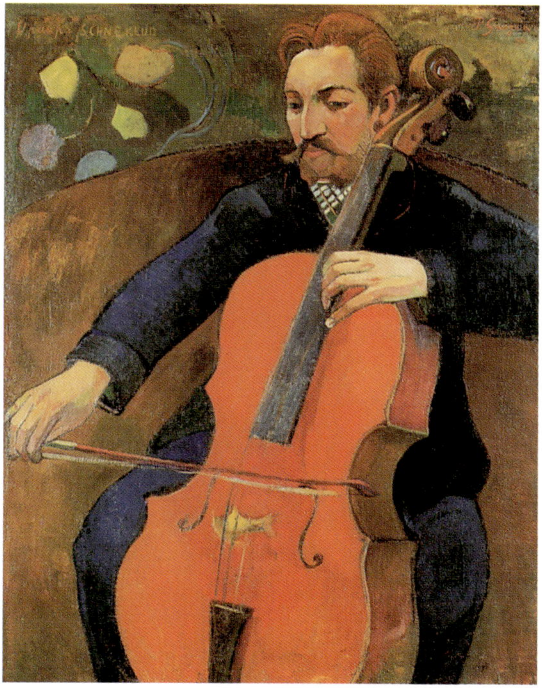

▶ Gauguin, *Upaupa Schneklud,* 1894, Baltimore, Museum of Art. Bei diesem Bildnis des schwedischen Musikers Schneklud ließ sich Gauguin von Courbets *Selbstbildnis mit Violoncello* inspirieren, das zur Sammlung Arosa gehörte und von dem er eine Fotografie besaß.

▼ Gauguin, *Arearea no varua ino, In der Gewalt des Teufels,* 1894, Kopenhagen, Ny Carlsberg Glyptotek. Eine der zahlreichen Variationen des Tahiti-Themas. Gauguin schuf das Gemälde während seines Aufenthaltes in der Bretagne, wie aus der Widmung an Mme Gloanec ersichtlich ist.

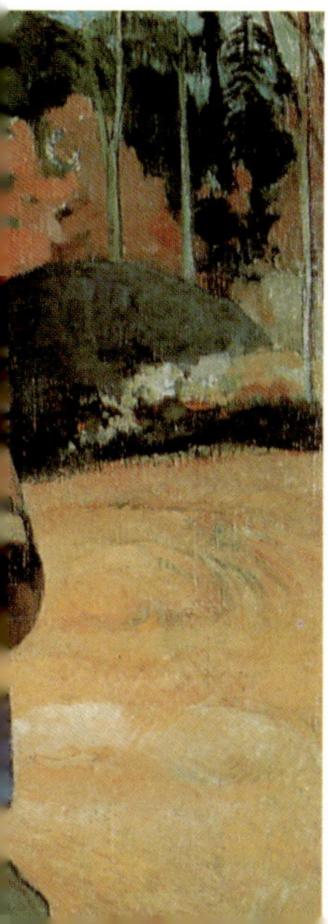

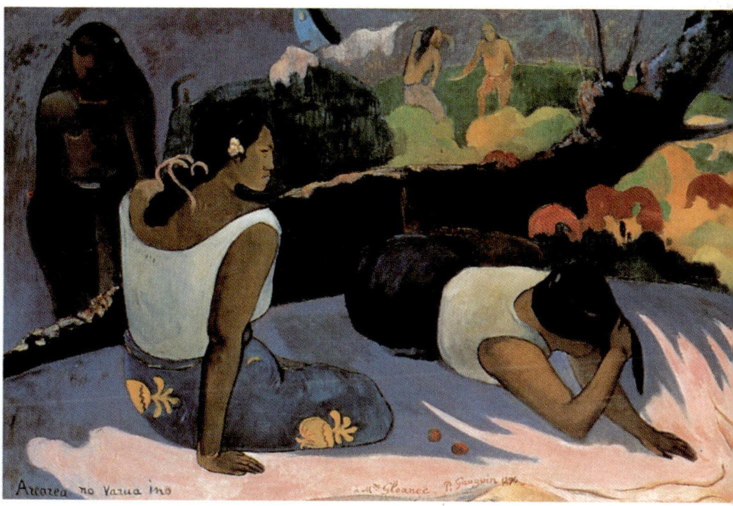

Annah, die Javanerin

Gauguin gab diesem Bild (1893, Lausanne, Sammlung Josefowitz) den symbolischen Titel *Aita tamari vahiné Judith te parari, Die Kindfrau Judith ist noch nicht entjungfert,* womit er auf die Stieftochter seines Freundes Molard anspielte.

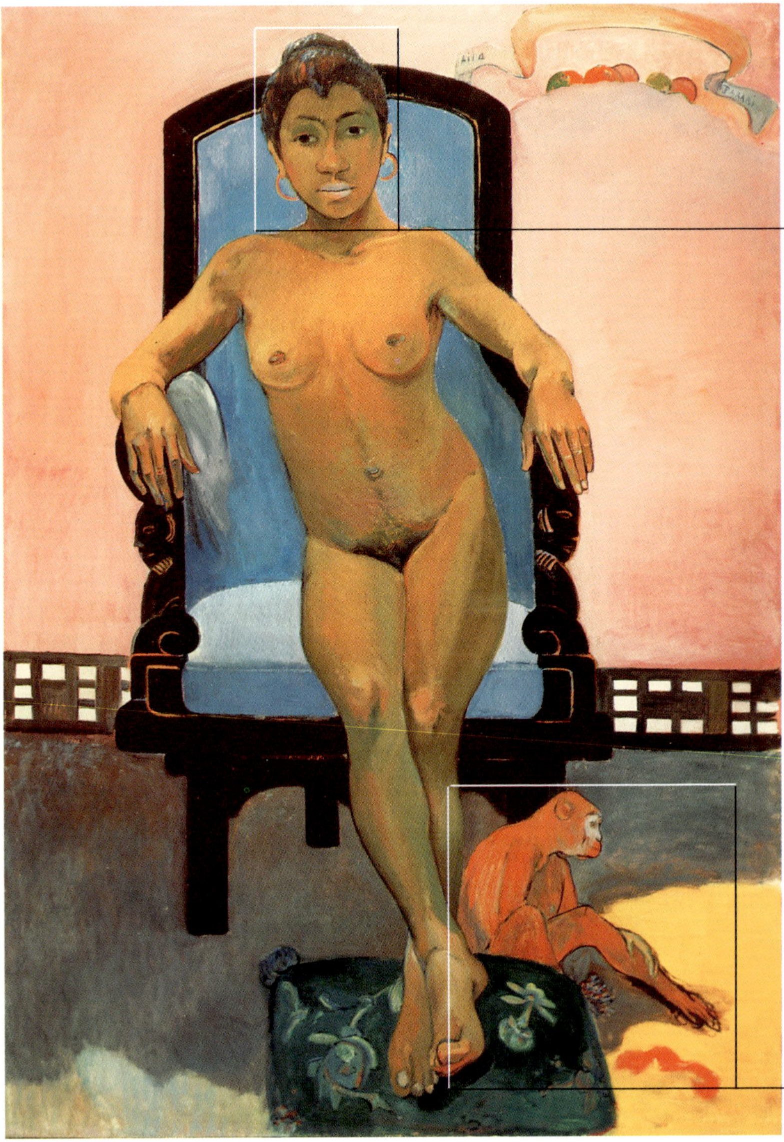

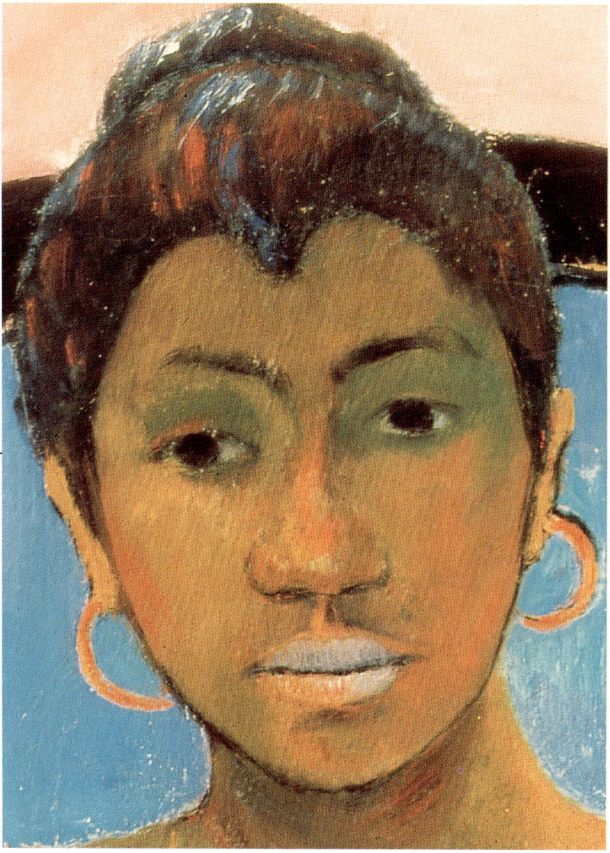

◀ Das Gesicht des Mädchens ist mit außergewöhnlicher Zartheit dargestellt. Wie so häufig in Gauguins tahitianischen Bildnissen sieht auch hier die Dargestellte den Betrachter nicht direkt an, sondern blickt etwas nach links, was ihr eine noch geheimnisvollere Ausstrahlung verleiht.

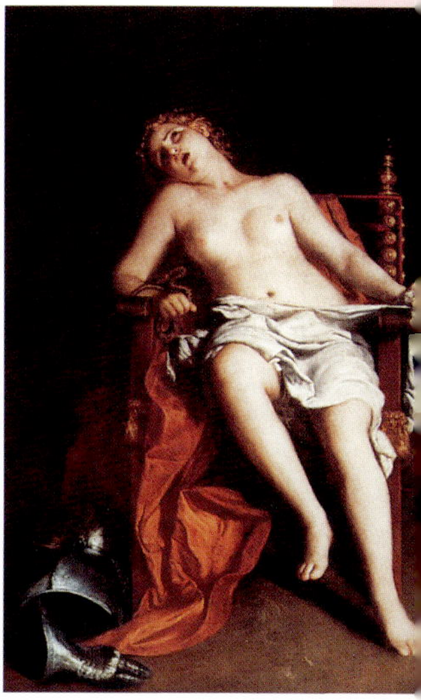

▲ Guido Cagnacci, *Kleopatra,* Mailand, Privatsammlung. Gauguins Akte erinnern bisweilen an die sinnlichen Darstellungen der Malerei des 17. Jahrhunderts, auch wenn er sie nicht so theatralisch in Szene setzte.

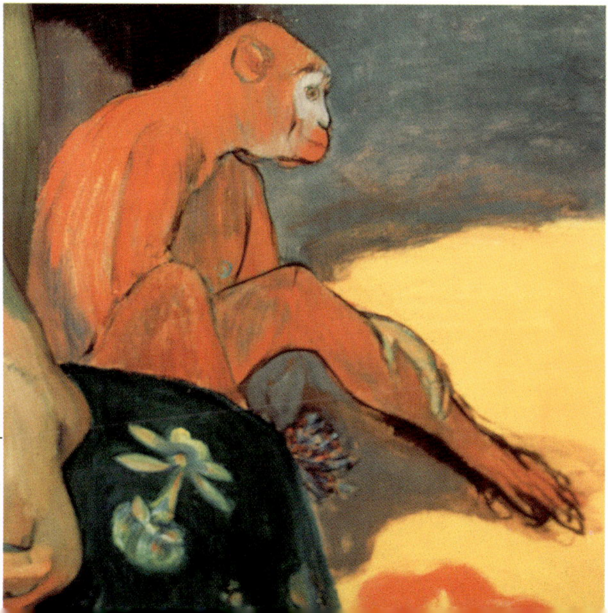

◀ Um die Pariser Bürger noch mehr zu schockieren, ließ Gauguin Annah auf ihren gemeinsamen Spaziergängen Taoa, ein dressiertes Äffchen, an der Leine zur Schau stellen oder einen Papagei auf dem Arm spazierenführen.

Vuillard und Vallotton

Edouard Vuillard ist einer der bedeutendsten Vertreter der Nabis, denen er sich 1890 anschließt. Bereits am Anfang seiner Laufbahn malt er eindrucksvolle Bildnisse seiner Freunde und Verwandten in häuslicher Atmosphäre. So porträtiert er in dem Gemälde *Marie über ihre Arbeit gebeugt* (Privatsammlung) seine Schwester Marie, die später Ker Xavier Roussel, einen anderen Maler aus der Gruppe, heiraten wird. Vuillards Stil ist fein in der Zeichnung und sensibel in der Farbwahl, und dies sowohl in seinen Interieurs wie auch in großformatigen Wanddekorationen. Félix Vallotton verläßt 1882 seine Geburtsstadt Lausanne, um sich an der Académie Julian einzuschreiben. Einige Jahre lang kopiert er im Louvre, und in dieser Zeit entwickelt sich seine Vorliebe für die Graphik. Später schließt er sich den Nabis an und gelangt dabei zu einem neuen, freien Umgang mit der Farbe. Er entwickelt sein Talent für das Dekorative und hält zugleich Distanz zum Symbolismus der Gruppe.

▶ Edouard Vuillard, *Selbstbildnis,* 1889–90, Privatsammlung. Von 1888 bis 1890 studierte Vuillard im Louvre die alten Meister. In seinen zahlreichen Selbstbildnissen experimentierte er mit unterschiedlichen stilistischen und technischen Lösungen, wobei er zunächst mit den herkömmlichen Mitteln der Farbabstimmung auf einen erdigen Grundton, der Schattierung und den Lasurtechniken arbeitete.

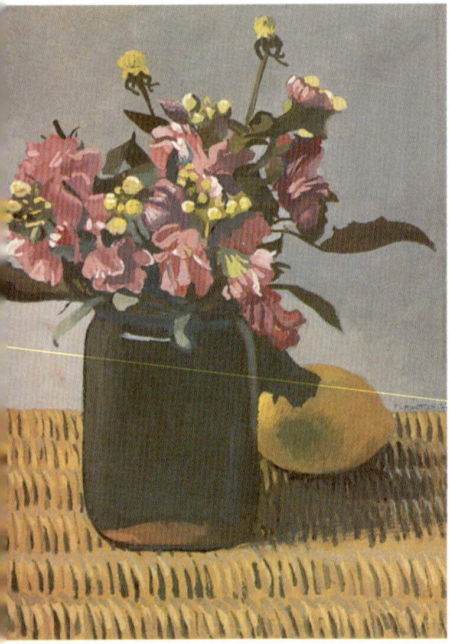

▲ Félix Vallotton, *Blumenbukett mit Zitrone,* 1924, Privatsammlung. Vallotton war ein großer Bewunderer Cézannes und inspirierte seinerseits Henri Matisse zu dessen Stilleben.

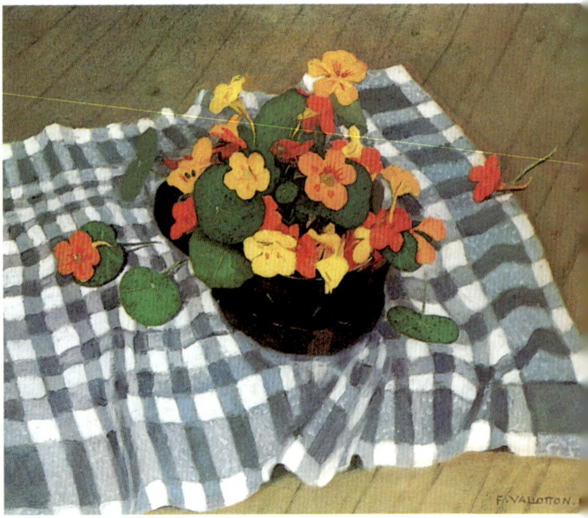

▼ Félix Vallotton, *Stillleben mit Blumen,* 1913, Privatsammlung. Vallottons Stilleben mit Blumen stehen den Theorien der Nabis und dem Vorbild Gauguins am nächsten. Er wollte keine Tiefenwirkung erzielen, sondern eine Bildfläche schaffen, die von der Harmonie und Kontrastierung der intensiven Farben belebt war.

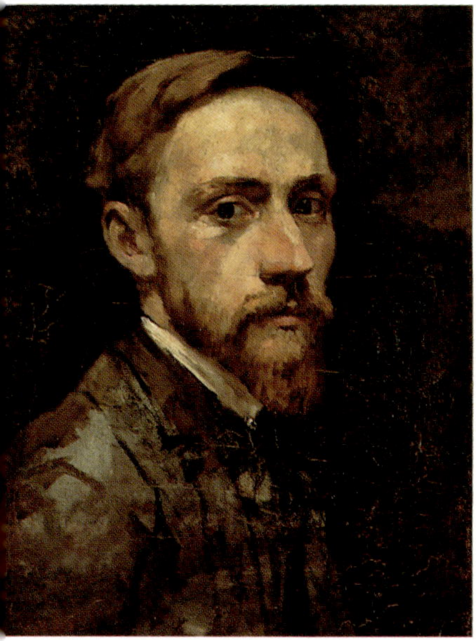

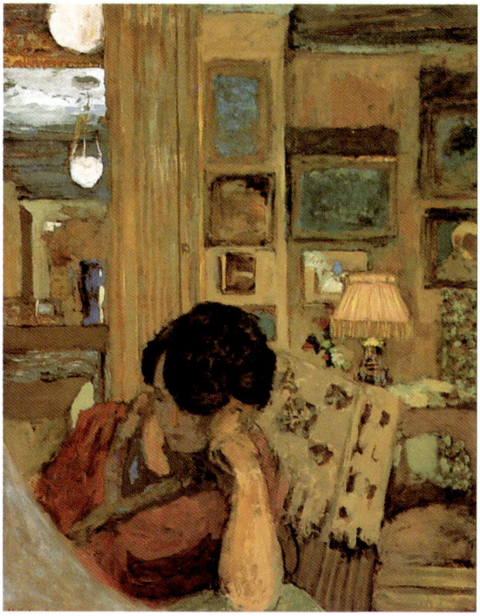

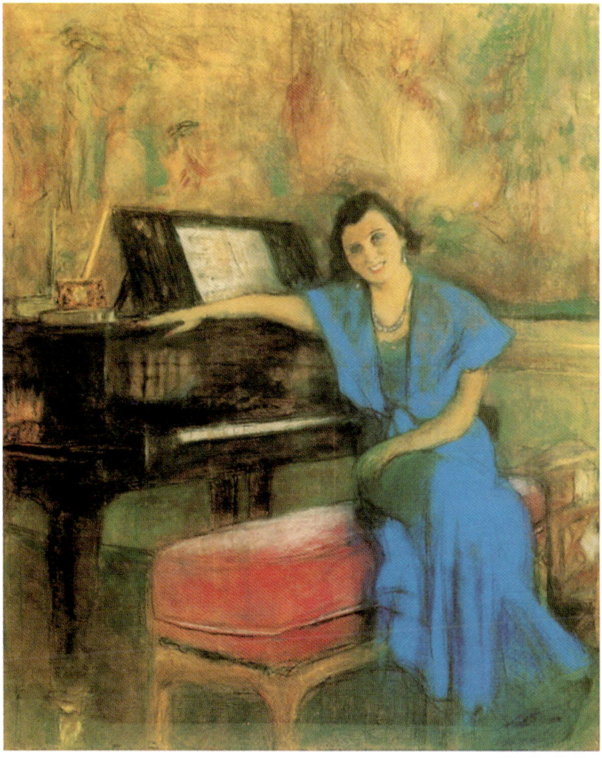

▲ Edouard Vuillard, *Bildnis Lucie Hessel,* um 1915, Privatsammlung. Im Jahr 1900 lernte Vuillard durch seine Galeristen Bernheim-Jeune den renommierten Kunsthändler Jos Hessel kennen. Mit dessen Ehefrau Lucie verband ihn eine tiefe Freundschaft; sie wurde zu seiner Vertrauten und künstlerischen Muse.

◄ Edouard Vuillard, *Junge Frau am Piano,* 1934, Privatsammlung. In diesem Bildnis läßt Vuillard großes psychologisches Einfühlungsvermögen erkennen. Das Gegenständliche wird zweitrangig, die Dinge dienen nur dazu, den Charakter der Porträtierten zu unterstreichen.

1894–1895: Abschied von Europa

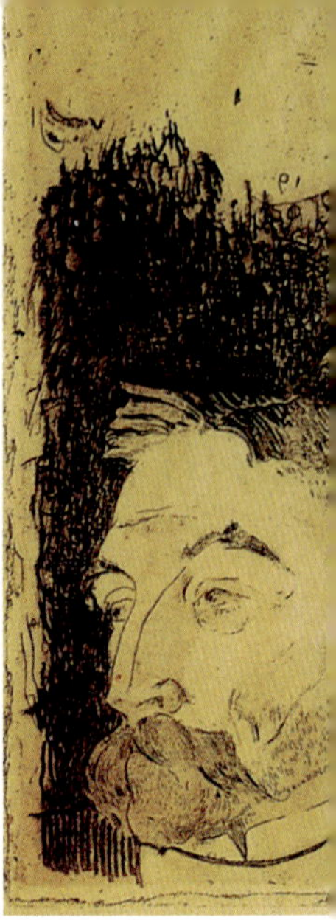

Im Frühjahr 1894 kehrt Gauguin nach einem kurzen Aufenthalt in Brüssel mit Annah in die Bretagne zurück. Seine frühere Wirtin in Le Pouldu hat ihren Gasthof inzwischen aufgegeben und bei ihrer Abreise die Bilder des Künstlers zur Begleichung seiner Schulden mitgenommen. Gauguins Versuche, sie per Gerichtsbeschluß zurückzubekommen, scheitern. Auch künstlerisch kann Gauguin nicht mehr Fuß fassen. Die Maler von Pont-Aven haben ihren eigenen Weg gefunden und sind nicht mehr bereit, ihn als Lehrmeister anzuerkennen. Zu allem Übel kommt es zu einer Prügelei mit Matrosen, die sich von Annah und ihrem Äffchen provoziert fühlen, bei der Gauguin sich einen Knöchel bricht. Annah kehrt unter dem Vorwand, seine Rückkehr vorzubereiten, nach Paris zurück. In Wirklichkeit aber macht sie sich aus dem Staub, nachdem sie sein Atelier ausgeräumt und alles Wertvolle mitgenommen hat. Verbittert und gesundheitlich mehr als angeschlagen rafft Gauguin am 18. Februar 1895 all seine Bilder zusammen, um sie bei Drouot versteigern zu lassen. Doch die Auktion wird ein Mißerfolg: Von 49 Bildern finden nur zehn einen Käufer.

▲ Gauguin, *Bildnis Stéphane Mallarmé,* 1891, Paris, Bibliothèque Nationale. Gauguin war ein Bewunderer Mallarmés und in dessen Haus gern gesehen. Ihm widmete er dieses Porträt, seine einzige Radierung.

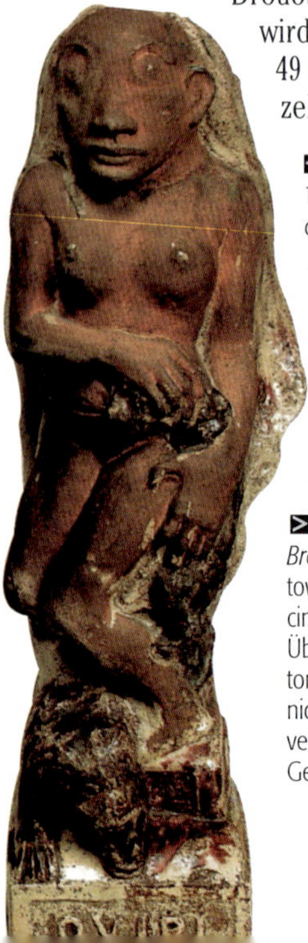

◀ Gauguin, *Oviri,* 1894, Paris, Musée d'Orsay. Diese Skulptur geriet Gauguin dank seiner Zusammenarbeit mit Chaplet auch technisch zu einem wahren Meisterwerk. Die Oberfläche ist teils matt, teils farbig glasiert.

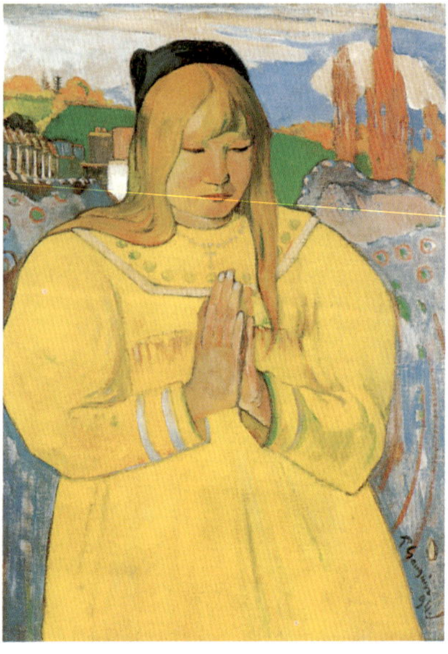

▶ Gauguin, *Betende Bretonin,* 1894, Williamstown, Sterling and Francine Clark Art Institute. Über dieses betende bretonische Mädchen ist nichts Näheres bekannt, vermutlich war sie die Geliebte de Monfreids.

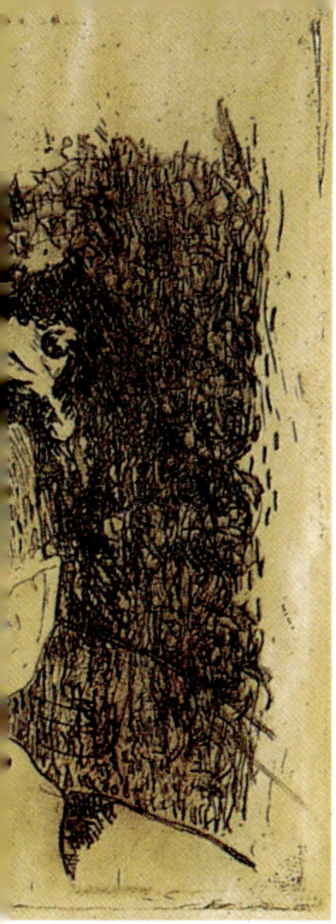

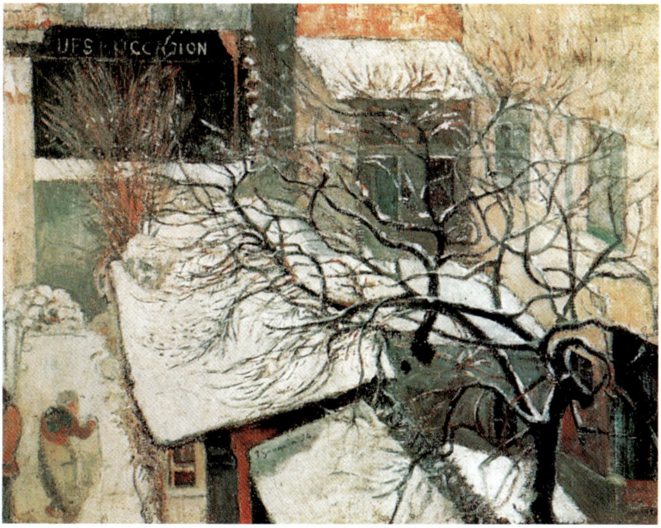

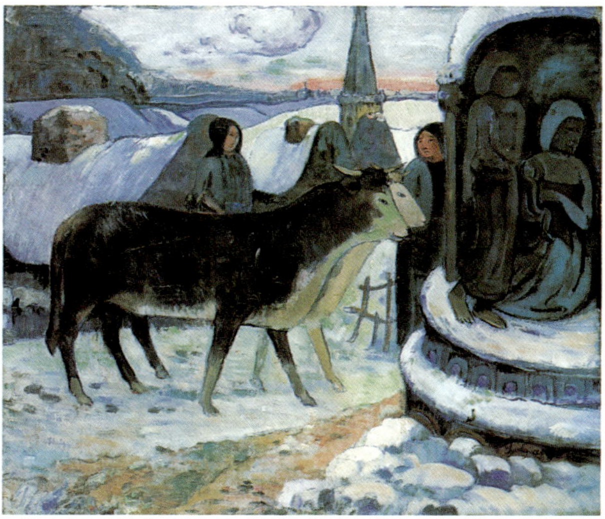

▲ Gauguin, *Paris im Schnee,* 1894, Amsterdam, Rijksmuseum Vincent van Gogh. Nach seiner Rückkehr aus Belgien setzte sich Gauguin erneut mit dem Impressionismus auseinander. Das Bild zeigt einen Blick aus seinem Atelierfenster auf die Dächer von Paris.

◀ Gauguin, *Heilige Nacht,* um 1894, Lausanne, Sammlung Josefowitz. Gauguin malte dieses Bild entweder in der Bretagne oder kurz nach seiner Abreise aus Frankreich. Er nahm es, wie sein *Bretonisches Dorf im Schnee,* nach Tahiti mit.

Die Ablehnung Strindbergs

Am Vorabend der von Drouot organisierten Auktion seiner Bilder bittet Gauguin August Strindberg, das Vorwort zu seinem Katalog zu schreiben. Doch der schwedische Dramatiker lehnt die Bitte des Malers ab. Er sieht sich »außerstande, seine Kunst zu verstehen und zu bewundern«. Trotzdem veröffentlicht Gauguin Strindbergs Brief – zusammen mit seinem Antwortschreiben, in dem er sein Verständnis äußert für »die tiefe Kluft zwischen Ihrer Kultiviertheit und meiner Barbarei. Eine Kultiviertheit, die Ihnen beschwerlich ist, während meine Barbarei für mich das Leben bedeutet.«

1893–1895

Die David-Mühle in Pont-Aven

In Pont-Aven begann Gauguin wieder mit dem Malen bretonischer Landschaften. In der Farbigkeit erinnert das Bild (1894, Paris, Musée d'Orsay) an seine Schaffensperiode mit van Gogh in Arles, gefiltert durch seine polynesischen Erfahrungen.

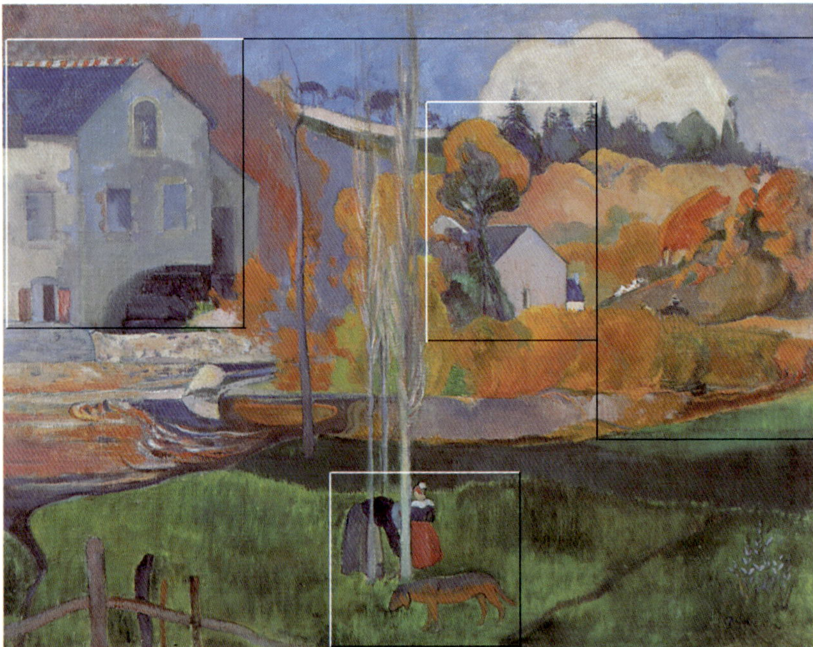

▶ Der Hund im Vordergrund erinnert an jenen im Gemälde *Arearea* (Seite 75). Auch die beiden Bäuerinnen haben wenig Ähnlichkeit mit den während seines ersten Aufenthalts in der Bretagne entstandenen Figuren, sondern sind eher mit den Frauengestalten der tahitianischen Werke Gauguins vergleichbar. Der Maler klagte, daß die Menschen sich verändert hätten – in Wahrheit war er selbst ein anderer geworden.

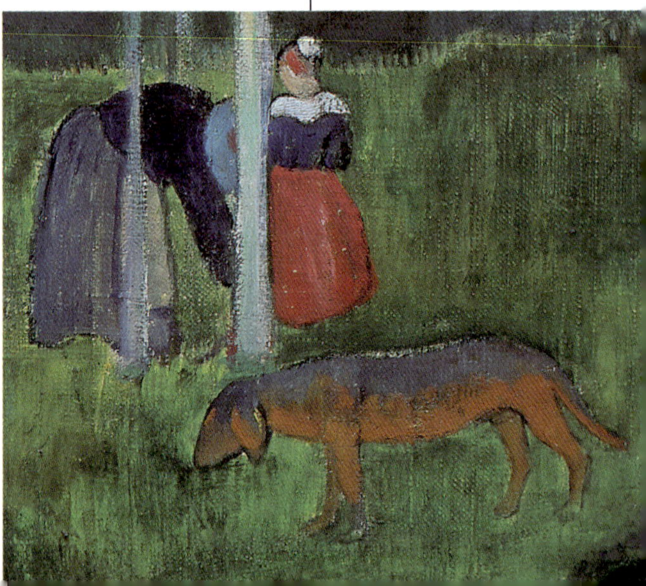

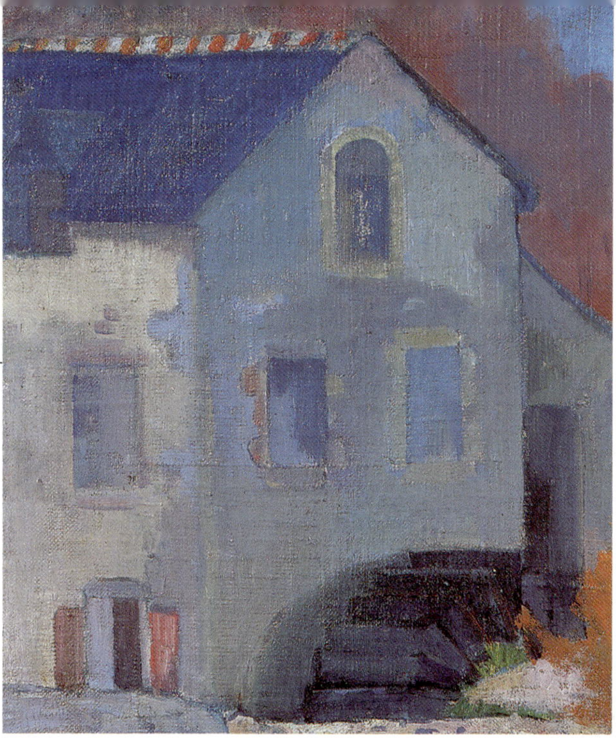

1893–1895

◀ Während Gauguins letztem Aufenthalt in der Bretagne entstanden nur wenige, aber um so bedeutendere Werke. Maurice Denis erinnerte sich, als wichtigste Lektion von seinem Lehrmeister einen neuartigen, freien Umgang mit den Farben gelernt zu haben. Zu Sérusier hatte Gauguin einmal gesagt: »Wie sehen Sie diese Bäume? Sie sind gelb. Also setzen Sie Gelb hin. Und der Schatten ist ziemlich blau. Malen Sie ihn mit reinem Ultramarin.«

▶ Wenn sich Gauguins künstlerischer Stil auch im Laufe der Jahre in eine völlig andere Richtung entwickelte, so vergaß er doch Pissarros Lehren und sein Gespür für die Natur nicht. In seiner Phantasie verschmolzen die Vegetation Tahitis und der Bretagne miteinander. So schuf er einen völlig neuen Landschaftstypus, bei dem sich der Betrachter durch den Zauber von Licht und Farbe in eine geradezu paradiesische, reine und unberührte Welt versetzt sah.

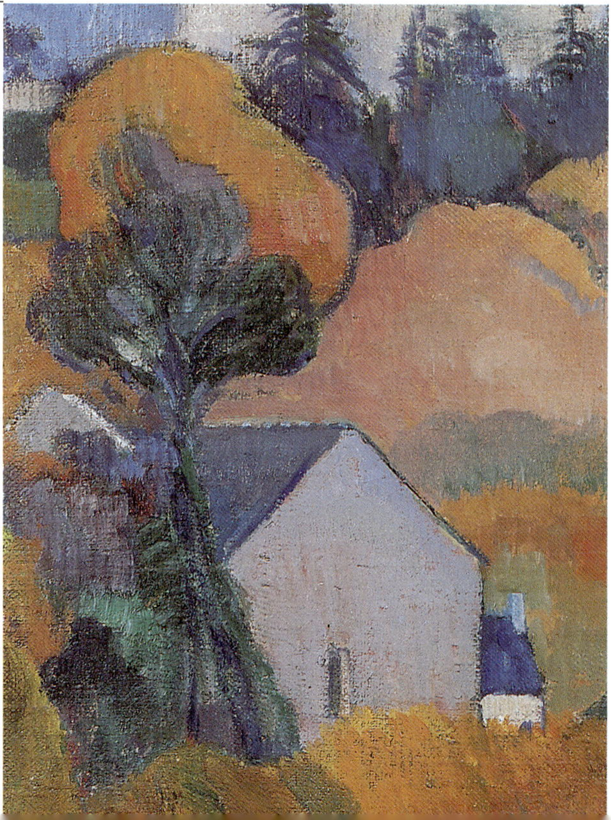

Denis, Bonnard und Maillol

Maurice Denis ist der bedeutendste Theoretiker der Nabis. Er lenkt das Interesse der Gruppe auf symbolistische Inhalte, vor allem durch die »Ateliers d'Art Sacré«, die er gemeinsam mit George Desvallières gründet. Denis ist nicht nur ein versierter Maler und Graphiker, er widmet sich auch vielen Gebieten der angewandten Kunst. Er entwirft Glasfenster, Vasen, Gobelins, Fächer und großformatige Wanddekorationen, schließlich sogar eine 500-Francs-Note. Pierre Bonnard studiert zunächst Jura, schließt sich aber bald den Nabis an. Er erlangt Bekanntheit mit Graphiken, Lithographien, Plakaten, Buchillustrationen und Titelblättern. Seine Landschaften und häuslichen Motive haben Anklänge an den anmutigen Stil japanischer Holzschnitte. Damit wird er zu einem der wichtigsten Wegbereiter des Art nouveau. Aristide Maillol studiert an der Ecole des Beaux-Arts Malerei und Bildhauerei. 1893 eröffnet er in Banyuls-sur-Mer ein Atelier und spezialisiert sich auf die Herstellung von Wandteppichen, wobei er viele Motive von Gauguin, Denis und anderer Nabis aufnimmt. In den ersten Jahrzehnten des 20. Jahrhunderts wendet er sich der Plastik zu. Die ägyptische Kunst fasziniert ihn, doch in erster Linie beeinflussen ihn die klassischen Meisterwerke Italiens und Griechenlands. Bedeutsam für sein Schaffen ist gewiß auch die Freundschaft mit Henri Matisse.

▼ Aristide Maillol, *Studie für das Cézanne-Denkmal,* 1914, Privatsammlung. 1910 entwarf Maillol ein Denkmal für Zola, das er allerdings nicht fertigstellte. Kurz darauf bekam er einen Auftrag für ein Denkmal zu Ehren Cézannes, an dem er zwölf Jahre lang arbeitete.

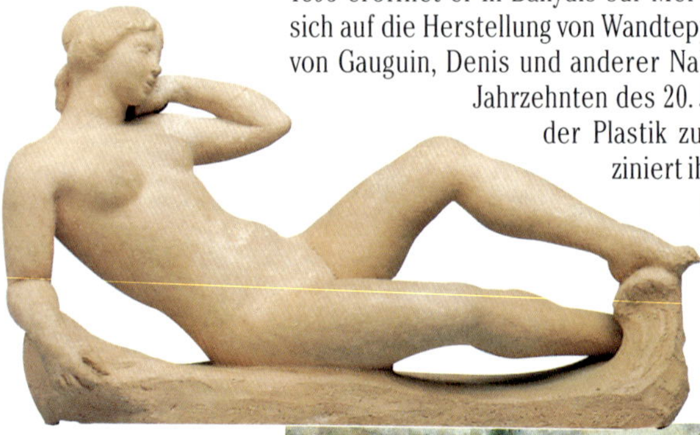

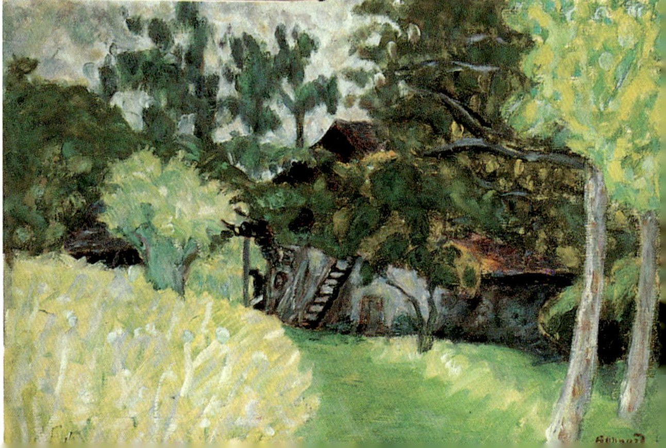

▶ Pierre Bonnard, *Gutshaus in der Dauphiné,* 1918, Privatsammlung. Von 1892 bis zu seiner Heirat 1925 verbrachte Bonnard regelmäßig mehrere Monate im Jahr auf dem Wohnsitz seiner Familie in der Dauphiné.

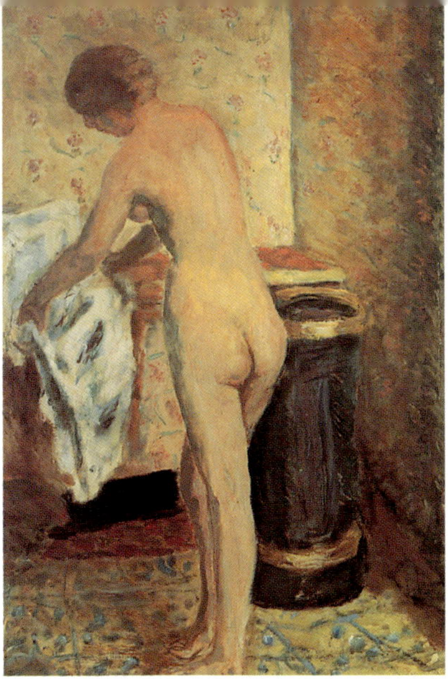

▲ Pierre Bonnard, *Sich waschende Frau,* 1924, Privatsammlung. Das Werk gehört zu einem Zyklus von Aktstudien, die zwischen 1923 und 1925 entstanden und zum Druck bestimmt waren.

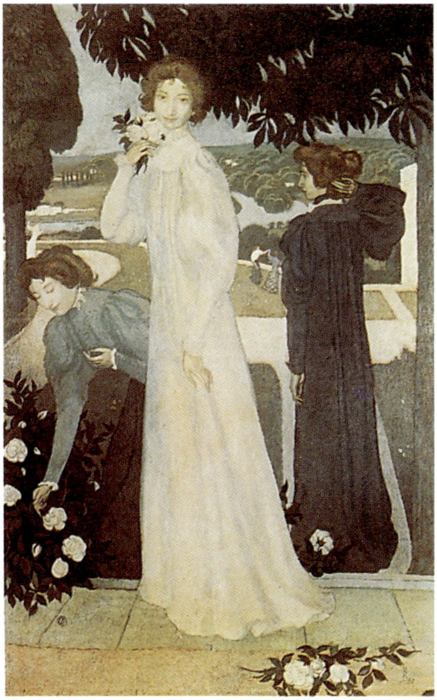

▲ Maurice Denis, *Yvonne Lerolle in drei Posen,* 1897, Toulouse, Sammlung Olivier Rouart. Wie eine ätherische Erscheinung mutet die Dargestellte in diesem Dreifachbildnis an. Auffällig ist die Verwandtschaft mit Werken der präraffaelitischen Malerei, vor allem Dante Gabriel Rossettis.

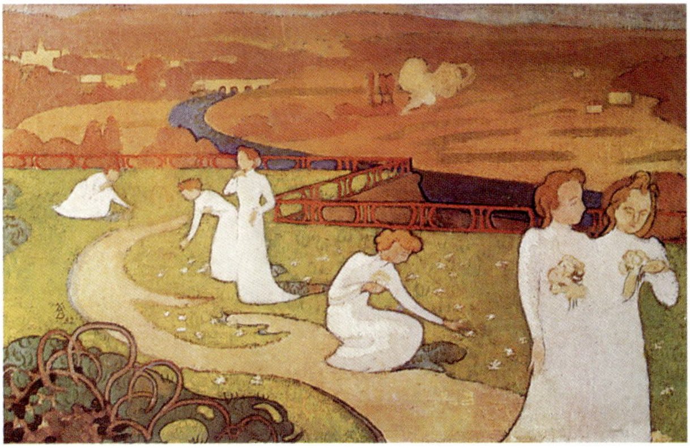

▲ Maurice Denis, *April,* 1892, Otterlo, Rijksmuseum Kröller-Müller. Das Gemälde war Teil eines Triptychons mit Allegorien der Jahreszeiten, die sich auch als Lebensalter des Menschen deuten lassen und heitere Lebensfreude ausstrahlen.

▶ Aristide Maillol, *Frau im Profil,* 1894–96, Perpignan, Musée Hyacinthe Rigaud. Die kleine symbolistische Szene in zarten Farbtönen von gläsern anmutender Transparenz erinnert an die Schöpfungen des Glaskünstlers Emile Gallé.

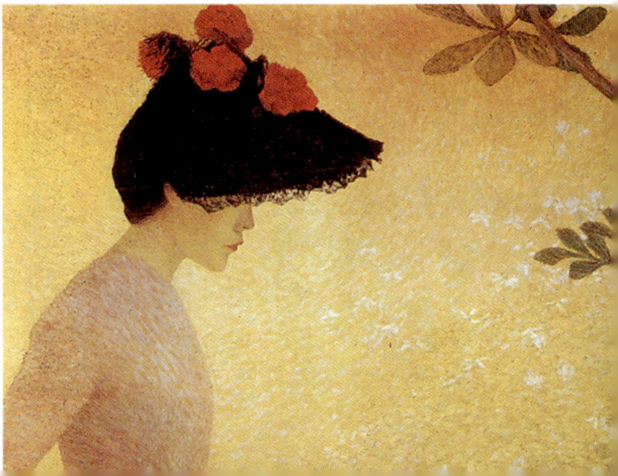

1895–1903

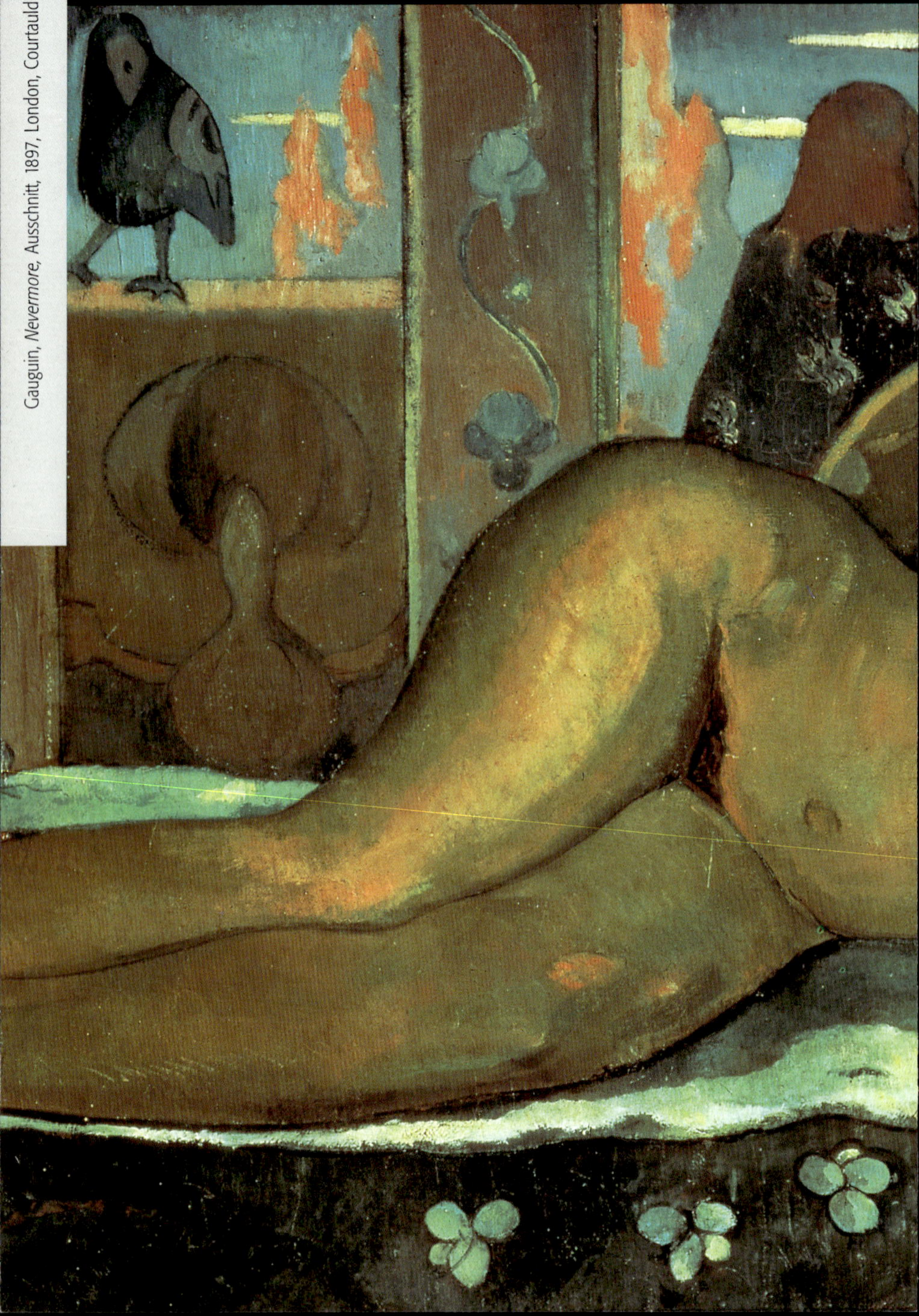

Gauguin, *Nevermore*, Ausschnitt, 1897, London, Courtauld Institute Galleries

Tahiti und die Marquesas-Inseln

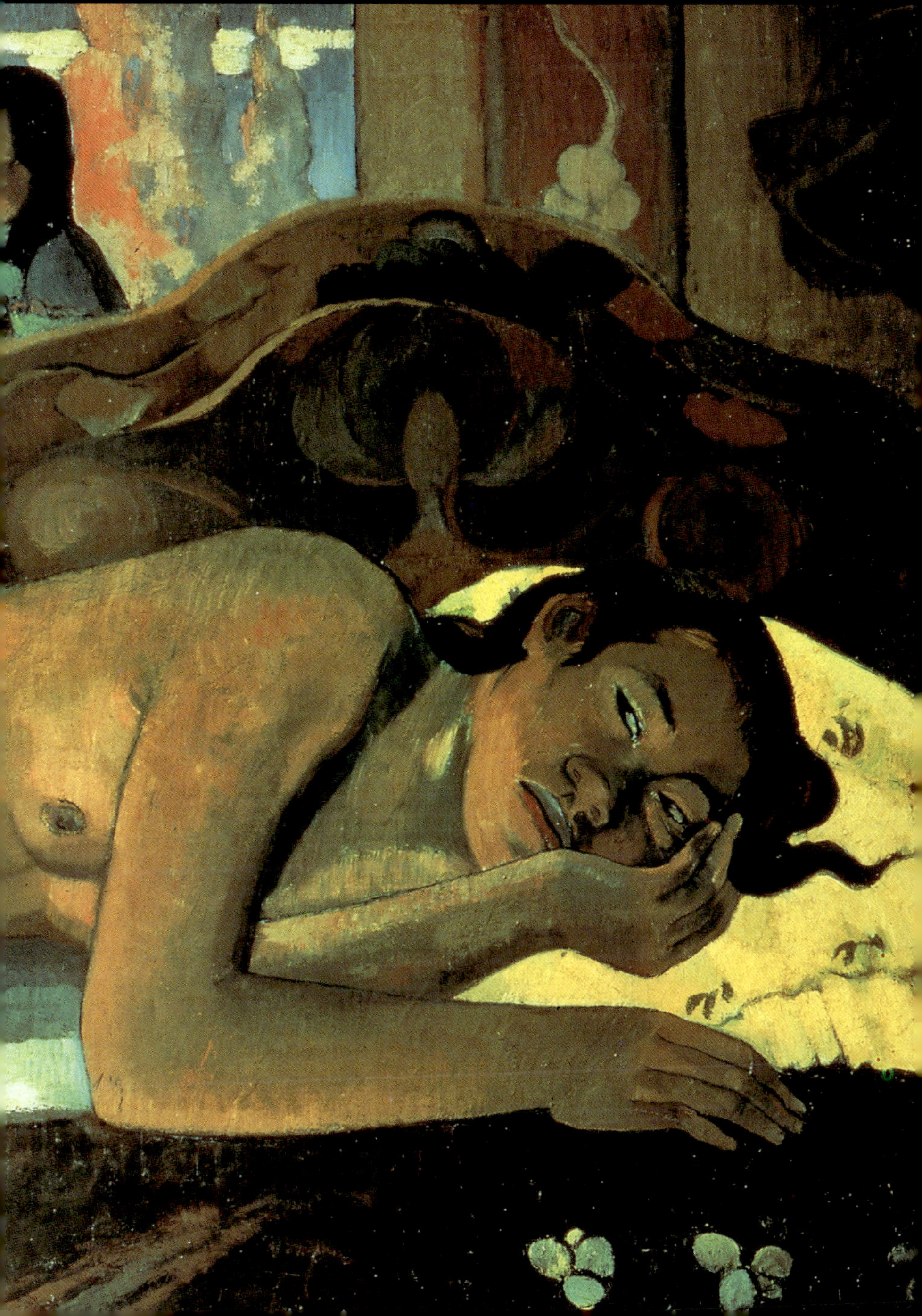

1895–1897: Tahiti

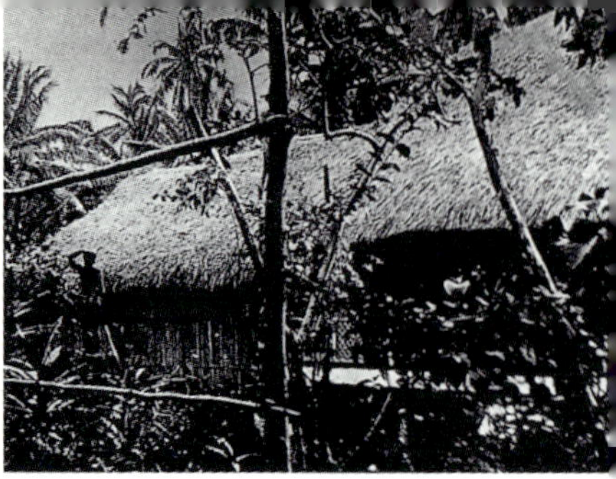

Am 3. Juli 1895 verläßt Gauguin via Marseille Frankreich für immer. Einen Teil seiner Bilder hat er Auguste Bauchy und Georges Chaudet anvertraut, während Charles Morice sich um seine Schriften kümmern soll. Später überläßt er weitere Werke der Obhut Daniel de Monfreids und Ambroise Vollards. Mit diesen beiden bleibt er in regem Briefkontakt; sie stellen seine einzige Verbindung zu Frankreich dar. Die Überfahrt dauert zwei Monate und wird nur durch zwei Landgänge in Port Said sowie in Auckland auf Neuseeland unterbrochen. Im September trifft der mittlerweile 47jährige krank und verarmt in Tahiti ein. Zu den Folgen seines Knöchelbruchs, seinen Herzbeschwerden, dem Hautausschlag und seinen Alkoholproblemen kommt noch eine Syphilis hinzu, die er sich bei einer Prostituierten geholt hat, so daß man ihn zeitweise sogar für leprakrank hält. Mindestens sechsmal muß er sich im Krankenhaus behandeln lassen, und dennoch durchlebt er während der letzten acht Jahre seines Lebens eine Phase erstaunlicher Kreativität.

▲ In Punaauia auf der Westseite der Insel baute sich Gauguin eine strohgedeckte Bambushütte, die er mit seinen Skulpturen dekorierte. Zunächst lebte Tehamana wieder bei ihm, doch sie heiratete kurz darauf einen anderen. Gauguin nahm daraufhin die 14jährige Pahura als Gefährtin und Modell bei sich auf. Sie gebar ihm eine Tochter, die kurz nach der Geburt starb, und einen Sohn, der Emile genannt wurde.

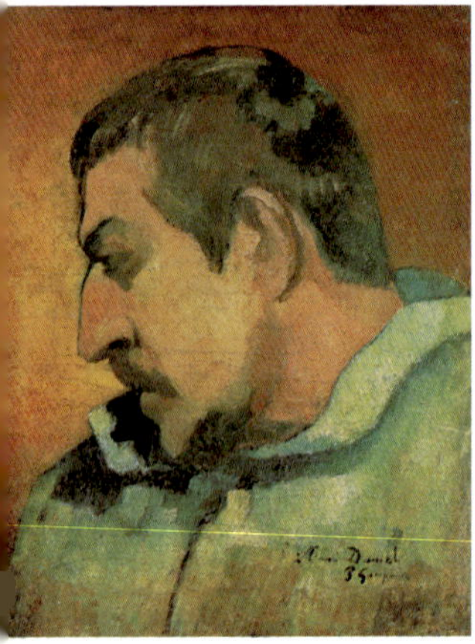

▲ Gauguin, *Selbstbildnis,* 1897, Paris, Musée d'Orsay. Im Winter 1897 starb Gauguins Lieblingstochter Aline, der er das Buch *Cahier pour Aline* gewidmet hatte, mit nur 20 Jahren an Lungenentzündung. Von der traurigen Nachricht in tiefe Depressionen gestürzt, unternahm er im Februar 1898 einen Selbstmordversuch mit Arsen.

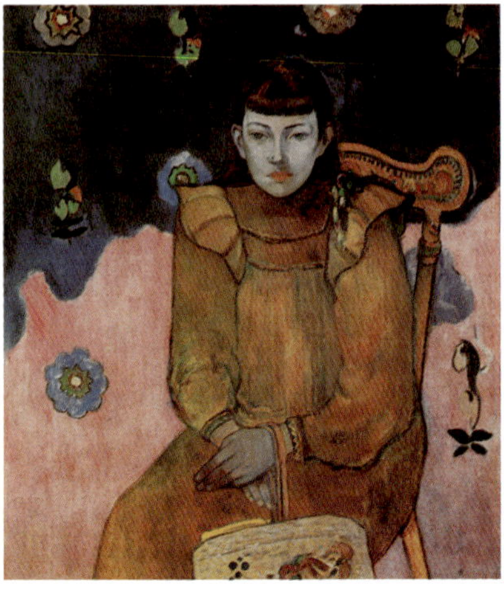

◄ Gauguin, *Bildnis Vaite Goupil,* 1896, Kopenhagen, Sammlung Ordrupgaard. Dieses Werk zählt zu den wenigen Porträts, die französische Kolonisten auf Tahiti bei Gauguin in Auftrag gaben. Jeanne Goupil, auf Tahiti Vaite genannt, war die jüngere Tochter eines in der Nähe von Papeete wohnenden wohlhabenden Notars.

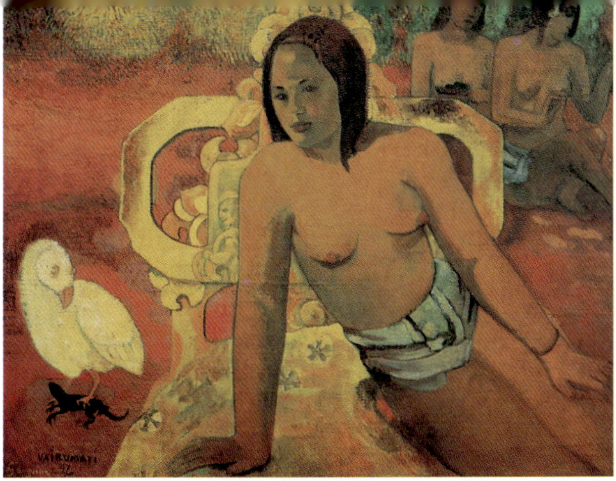

◀ Gauguin, *Vairaumati*, 1897, Paris, Musée d'Orsay. Das Bild nimmt Bezug auf einen tahitianischen Mythos, den Gauguin auch in *Der alte Kult der Maori* beschreibt. Der Stamm der Areois soll aus der Verbindung des Gottes Horo mit der schönen Vairaumati von der Insel Bora Bora hervorgegangen sein. Die Figuren im Hintergrund sind den Friesen des Tempels von Borobudur nachempfunden.

▶ Gauguin, *No te aha oe riri? Warum bist Du ärgerlich?,* 1896, Chicago, The Art Institute. Mit diesem Werk greift Gauguin die Szenerie eines seiner Gemälde, *Te raaù rahi, Der große Baum* (1891), wieder auf, widmet jedoch den Figuren mehr Aufmerksamkeit als der Umgebung. Der Bildtitel veranlaßte die Forschung zu den unterschiedlichsten Interpretationen. In dieser Phase setzte sich Gauguin intensiv mit der Wiedergabe verschiedener Gemütszustände auseinander. Dabei verschlüsselte er die Bildaussage oft bis zur Unverständlichkeit.

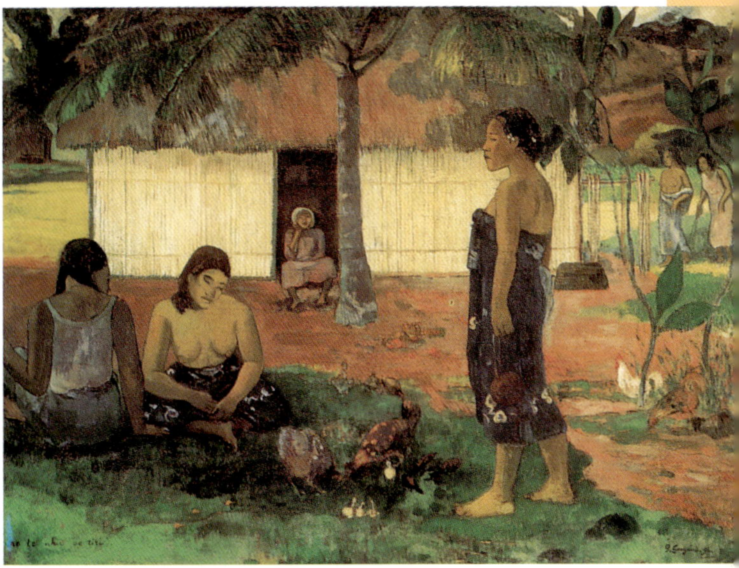

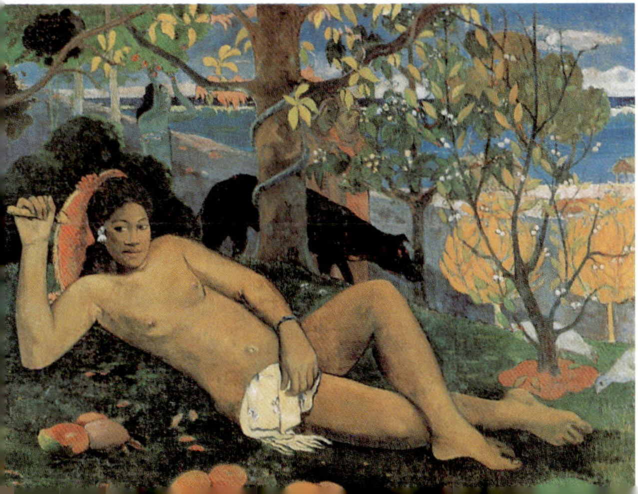

◀ Gauguin, *Te arii vahiné, Die Frau des Königs,* 1896, Moskau, Puschkin-Museum. In einem Brief an de Monfreid beschrieb Gauguin das Gemälde. Die Pose der Frau erinnert an Lucas Cranachs *Ruhende Quellnymphe,* von der Gauguin eine Fotografie besaß. Wegen der Ähnlichkeit mit Manets *Olympia* wird das Bild auch *Schwarze Olympia* genannt.

1895–1903

Arbeite nicht

Eiaha ohipa, Arbeite nicht, 1896, Moskau, Puschkin-Museum. Die beiden Tahitianer haben die Pose zweier Figuren der Tempelanlage von Borobudur auf Java eingenommen. Eine Fotografie dieses Bauwerks befand sich in Gauguins Besitz.

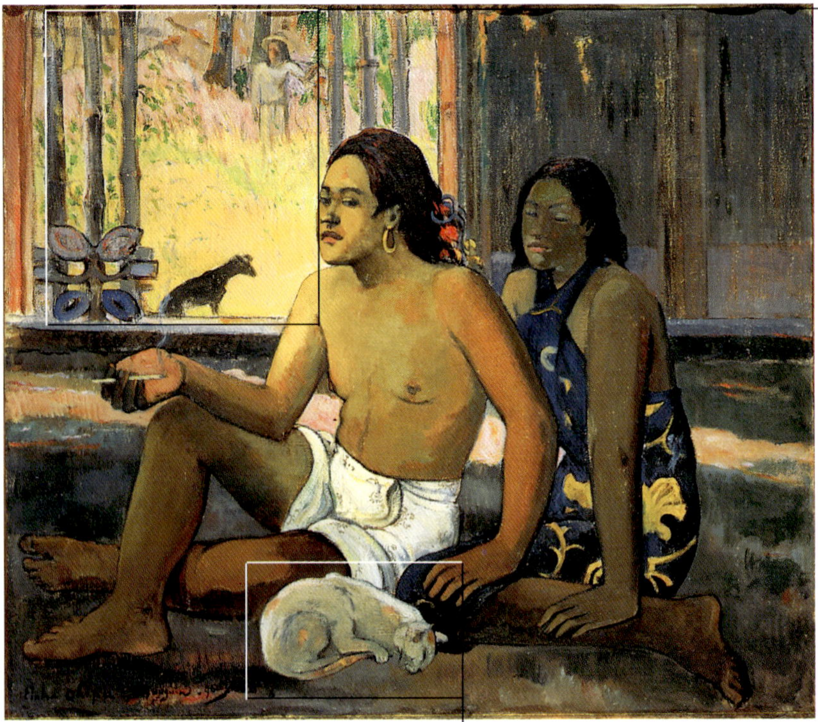

➤ So wie er im Vordergrund seines Gemäldes *Arearea* (Seite 75) einen Hund dargestellt hatte, plaziert Gauguin hier ein schlafendes Kätzchen, dessen entspannte Haltung die friedliche Atmosphäre unterstreicht. Die ganze Stimmung zeugt vom Gemütszustand des Malers zum Entstehungszeitpunkt des Bildes: Für kurze Zeit scheint er seinen inneren Frieden gefunden zu haben.

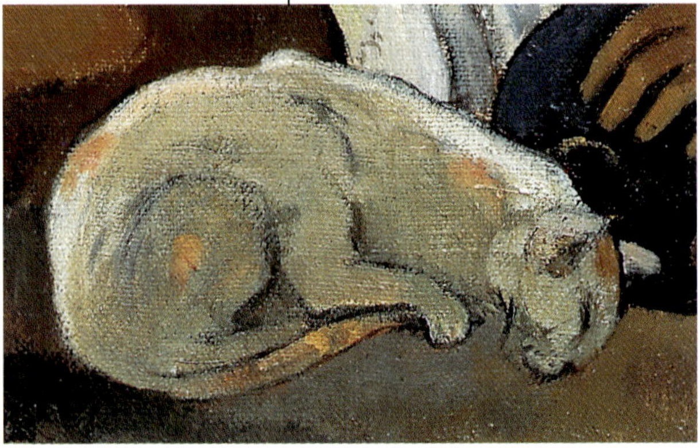

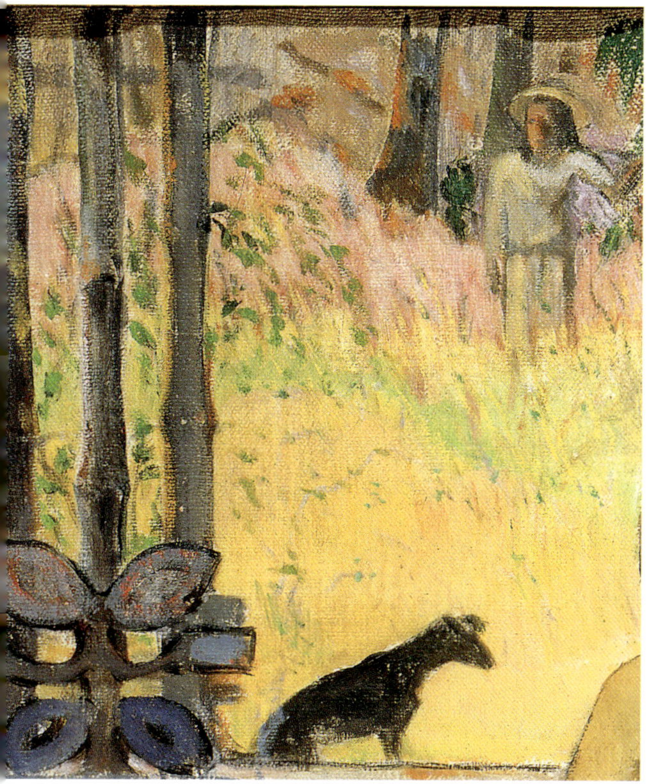

◀ Die Landschaft im Hintergrund ist gewissermaßen ein »Bild-im-Bild«. Mit diesem Kunstgriff konnte Gauguin dem Halbdunkel des Interieurs die intensiven Farb- und Lichteffekte der Landschaft unter freiem Himmel entgegensetzen. Die Bäume rhythmisieren die Gesamtkomposition in der Vertikalen. Gegen den zarten Gelbton des Unterholzes zeichnet sich die dunkle Silhouette eines Hundes ab. Aus dem Hintergrund sieht man eine dritte Gestalt auftauchen, deren Rolle, wie so häufig bei Gauguin, völlig ungeklärt ist. Möglicherweise handelt es sich um den Künstler selbst, vielleicht aber auch um eine seiner Traumgestalten.

▶ Das Thema der zwei Figuren in einem Interieur, von dem aus sich eine Landschaft eröffnet, griff Gauguin auch in seinem Gemälde mit dem Titel *Te rerioa, Der Traum* auf (1897, London, Courtauld Institute Galleries). Hier bereichert Gauguin den Innenraum durch einen Fries mit geheimnisvollen Darstellungen an den Wänden. Das Verhältnis der beiden Frauen zueinander ist nicht eindeutig. Fraglich bleibt auch, welche Rolle dem schlafenden Kind zukommt, das in einer Wiege mit figürlichen Schnitzereien liegt.

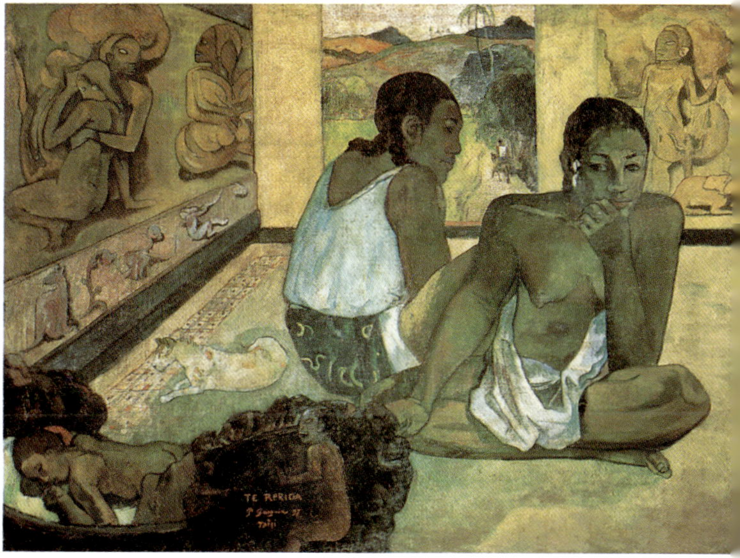

1898–1900: Papeete

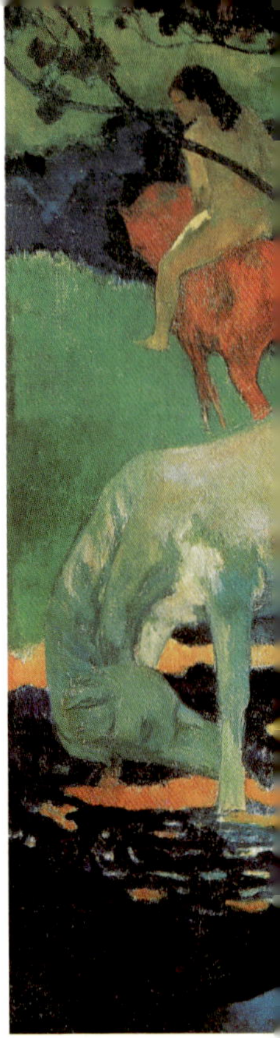

Der Verkauf von Gauguins Bildern in Frankreich geht nur schleppend voran. Im März 1898 sieht sich der Maler gezwungen, eine Arbeit als Schreiber beim Katasteramt von Papeete anzunehmen. Dort zeichnet er für sechs Francs am Tag Karten und kopiert Schriftstücke – er braucht Geld für seine Arztrechnungen. Währenddessen versucht er sich auch als Journalist und führt einen erbitterten Kampf gegen die zivilen und religiösen Autoritäten des Ortes, macht sich damit jedoch nur Feinde. Überdies verfaßt er ein Pamphlet mit dem Titel *Der Geist der Moderne und der Katholizismus*, in dem er beklagt, daß der zeitgenössischen Kirche der reine Geist des Evangeliums abhanden gekommen sei. 1899 erhält er eine Geldsendung aus Paris und kann Papeete wieder verlassen. Er zieht sich in seine Hütte zurück, wo Pahura ihren gemeinsamen Sohn Emile zur Welt bringt. Hier schöpft der Künstler neue Kraft und malt mit großem Elan. Seine letzten Bilder erreichen ein Höchstmaß an Harmonie zwischen Farbauftrag, Schlichtheit im Aufbau und symbolischem sowie allegorischem Gehalt.

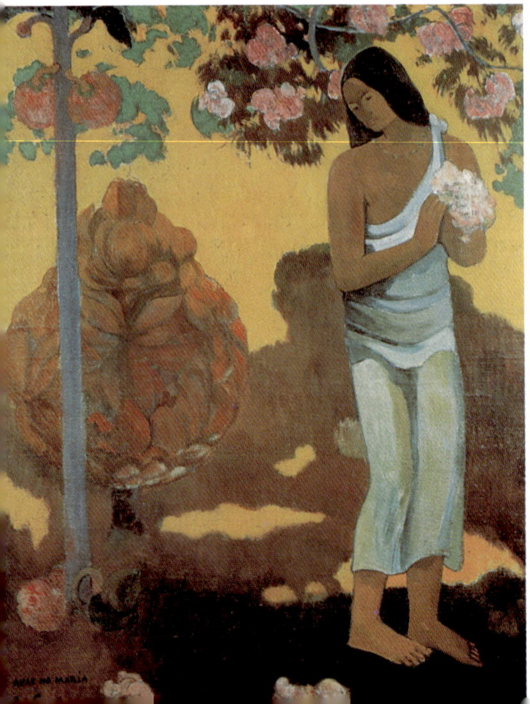

◀ Gauguin, *Te avae no Maria, Marienmonat Mai,* 1899, St. Petersburg, Eremitage. Fast dieselbe Komposition griff Gauguin in seinem ebenfalls 1899 entstandenen Gemälde *Ruperupe, O wunderbares Land* auf, dem er allerdings noch zwei weitere Frauen und einen Reiter hinzufügte.

▶ Gauguin, *Zwei Tahitianerinnen,* 1899, New York, Metropolitan Museum of Art. Dem Gemälde fehlt völlig der gewohnte wilde, primitive Charakter. Die Figurenkomposition ist geradezu klassisch und strahlt in sich ruhende Gelassenheit aus.

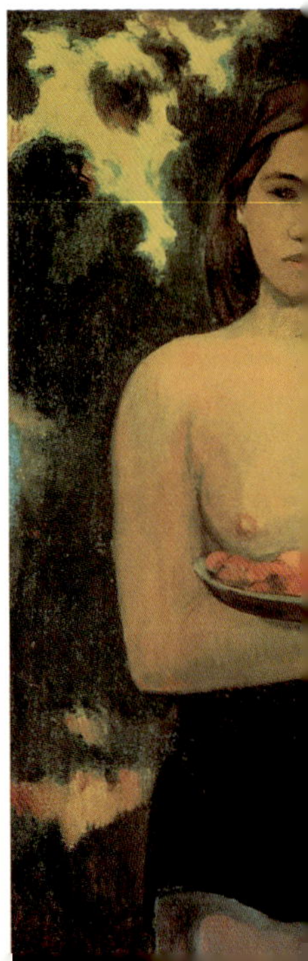

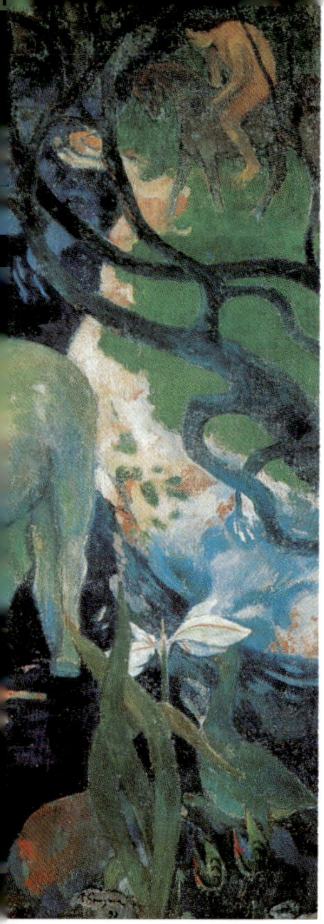

◀ Gauguin, *Das weiße Pferd,* 1898, Paris, Musée d'Orsay. Der Auftraggeber, ein Apotheker, hatte das Gemälde zurückgewiesen, weil er an der grünen Farbe des Pferdes Anstoß nahm. Gauguin schickte das Bild daraufhin de Monfreid, der es an das Musée du Luxembourg veräußerte.

▼ Gauguin, *Te atua, Die Götter.* Dieser zwischen 1898 und 1899 entstandene Holzschnitt gehörte zur »Suite Vollard«.

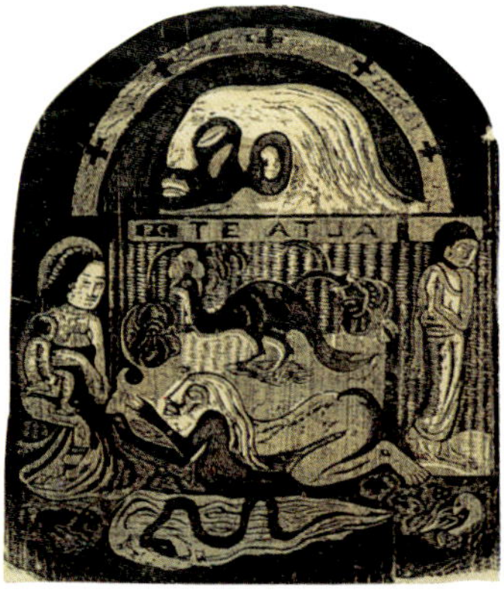

▼ Gauguin, *Te pape nave nave, Süße Wasser,* 1898, Washington, National Gallery of Art. Gauguin veränderte die Farben gegenüber der Natur, um ihnen so Symbolcharakter zu verleihen.

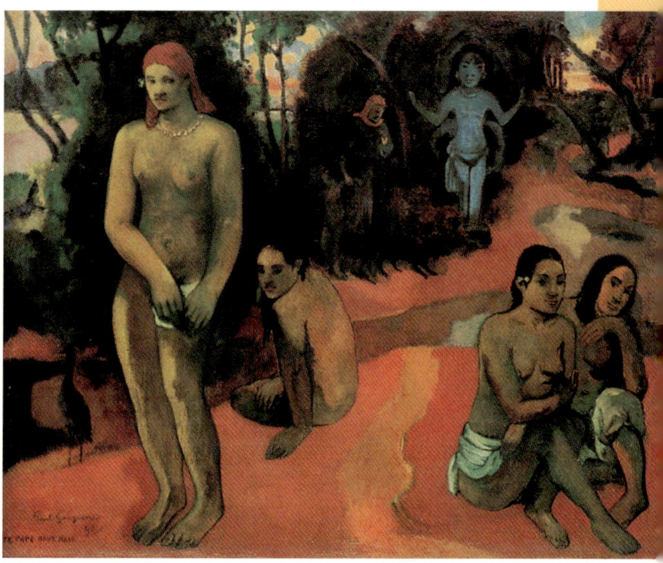

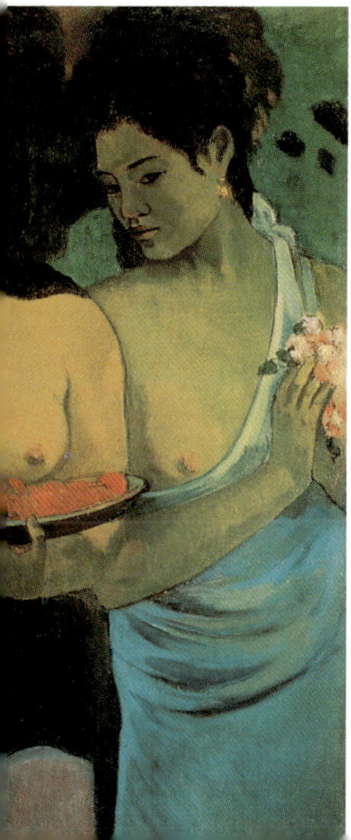

Gauguin als Journalist

Als Sohn eines Journalisten hatte Gauguin bereits in Frankreich seinen publizistischen Kampfgeist unter Beweis gestellt. Während der letzten Jahre in Polynesien ist er Mitarbeiter und Chefredakteur der satirischen Zeitschrift »Les Guêpes« (Die Wespen). Später gründet er ein eigenes Magazin mit dem Titel »Le Sourire – Journal sérieux« (Das Lächeln – ein ernsthaftes Blatt), in dem er polemische Artikel mit eigenhändigen Illustrationen veröffentlicht.

Woher kommen wir?

Woher kommen wir? Wer sind wir? Wohin gehen wir? Das großformatige Bild (139 x 347 cm; Boston, Museum of Fine Arts) entstand 1897 und gilt als Gauguins künstlerisches und geistiges Vermächtnis.

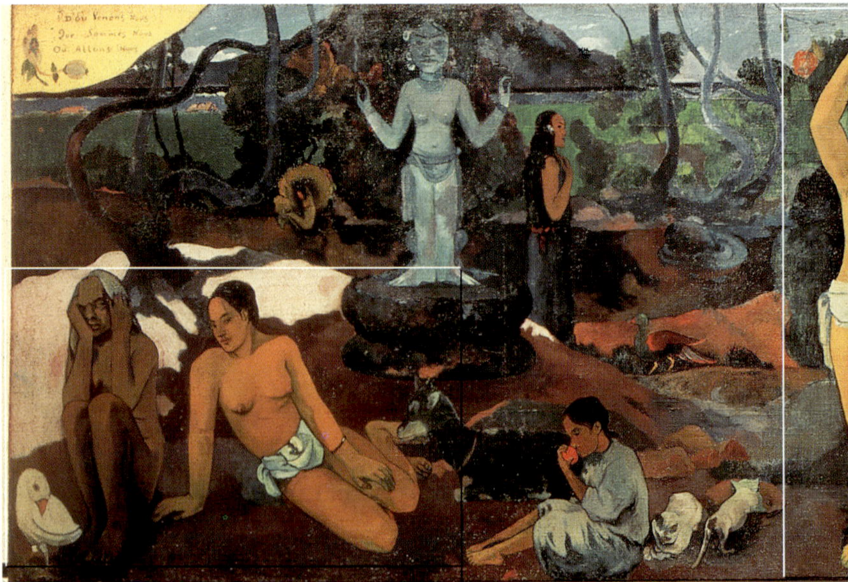

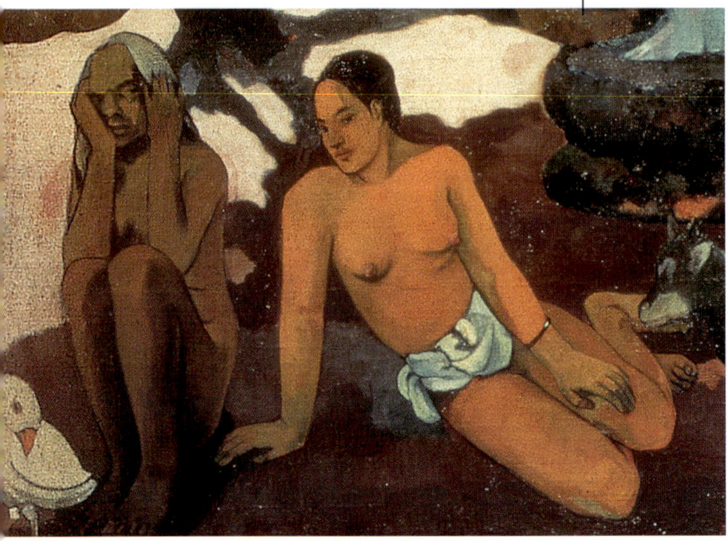

◄ Bevor Gauguin das Bild malte, legte er verschiedene Zeichnungen an. Es folgte ein guter Monat fieberhaften Arbeitens, in dem er sich Tag und Nacht keine Ruhe gönnte. Im Juli 1898 schließlich schickte er das vollendete Gemälde nach Paris. Es wurde bei Vollard ausgestellt und beeindruckte die Kritiker durch seine stilistische Kühnheit und den tiefgreifenden Symbolismus. Finanziell allerdings war die Ausbeute mehr als dürftig: Dieses und weitere acht seiner Werke brachten ihm alles in allem nur tausend Francs ein.

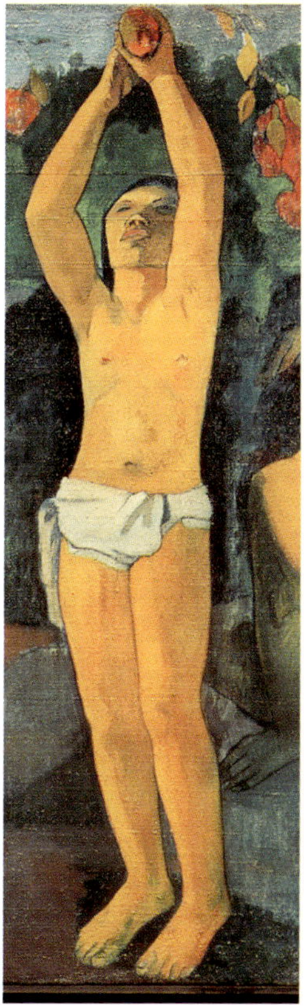

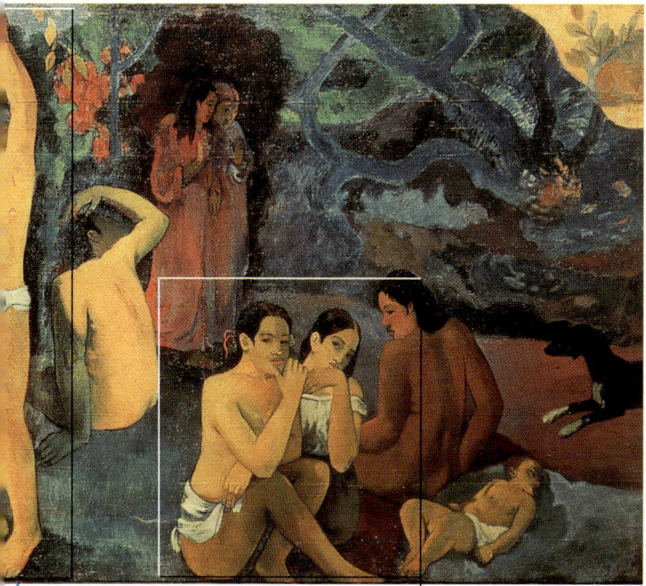

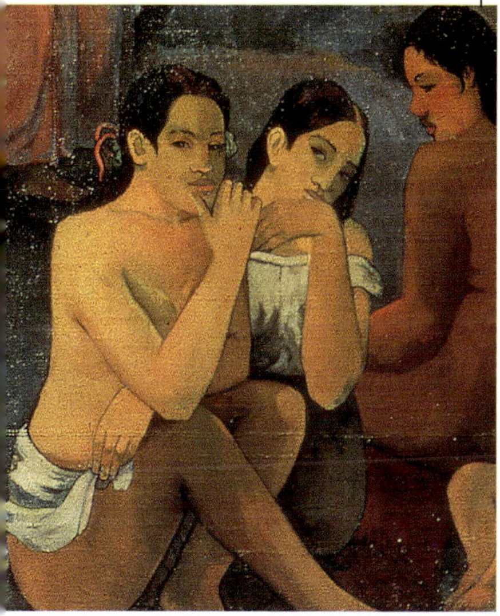

◄ Von Anfang an erregte das Gemälde große Aufmerksamkeit und wurde zum Gegenstand zahlloser Interpretationen. Man erkannte in ihm eine Metapher der menschlichen Lebensphasen von der Kindheit bis zum Greisenalter und eine Meditation über den Sinn des Lebens, eine Gegenüberstellung von Natur und Vernunft, wobei die Vernunft von den beiden in nachdenklicher Pose dasitzenden Frauen verkörpert wird.

▲ Die Anordnung der Figuren in der Landschaft erinnert an die großen Freskenzyklen der Renaissance, aber auch an den *Heiligen Wald* von Puvis de Chavannes. Gauguin hat sie aus seinen früheren Gemälden übernommen und ihnen eine neue, symbolische Bedeutung verliehen. Das blaue Idol und die Tiere gaben Anlaß zu den unterschiedlichsten Deutungen, vor allem der seltsame weiße Vogel, der sich auch in Gauguins Bild *Vairaumati* (Seite 113) findet, wo er eine Eidechse zwischen den Klauen hält.

Auf der Suche nach dem Primitiven

▶ Pablo Picasso in seinem Atelier in der Villa »La Californie« in Cannes (um 1960, Foto: Edward Quinn). Der Künstler zeigt eine seiner Schöpfungen. Rechts erkennt man eine Bronzeskulptur der ozeanischen Rurutu-Kultur, eines der zahlreichen Exemplare aus Picassos Sammlung primitiver Kunst.

Bis zur Mitte des 19. Jahrhunderts sind die Kunst der Antike und die Meister der italienischen Renaissance die kanonischen Vorbilder für angehende Maler. Perspektive, Symmetrie, Harmonie und Dominanz der Zeichnung über die Farbe gehören zu den vorherrschenden Dogmen, die noch nie ernsthaft in Frage gestellt worden waren. Doch Gauguins polynesische Werke eröffnen ästhetische Perspektiven, die sich vom bisher Bekannten völlig unterscheiden. Zu einer Zeit, da sich in Europa ein unglaublicher wissenschaftlicher, technologischer und industrieller Fortschritt abzeichnet, findet in der Kunst eine Gegenbewegung statt. Man kehrt zu den Wurzeln der menschlichen Gesellschaft zurück, zu den Ausdrucksformen der Primitiven. Diese Rückbesinnung manifestiert sich vor allem in einer Abwertung der Räumlichkeit zugunsten dekorativer und expressiver Aspekte, einer formalen Reduktion, die später in der abstrakten Malerei bis zum Äußersten gehen wird, sowie im freien Umgang mit Farben und Bildrhythmen. Mit der Erfindung von Fotografie und Film ist endgültig besiegelt, daß die Malerei ihre Funktion als Abbild der Realität eingebüßt hat und folglich ein neues Selbstverständnis braucht. Etliche Maler suchen daher in der rituellen Kunst außereuropäischer Völker nach den verlorenen Wurzeln des menschlichen Daseins.

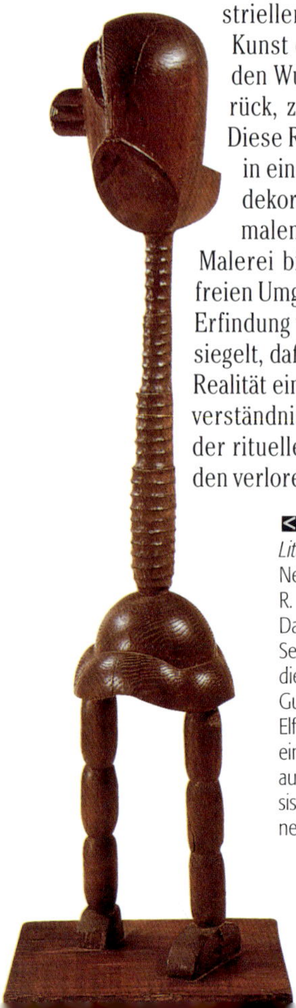

◀ Constantin Brancusi, *Little French Girl,* 1914–18, New York, The Solomon R. Guggenheim Museum. Das Werk gehört zu einer Serie von Holzskulpturen, die sich an Vorbilder aus Guinea-Bissau und der Elfenbeinküste anlehnen; ein entscheidender Schritt auf dem Weg zu Brancusis nach 1918 entstandenen abstrakten Werken.

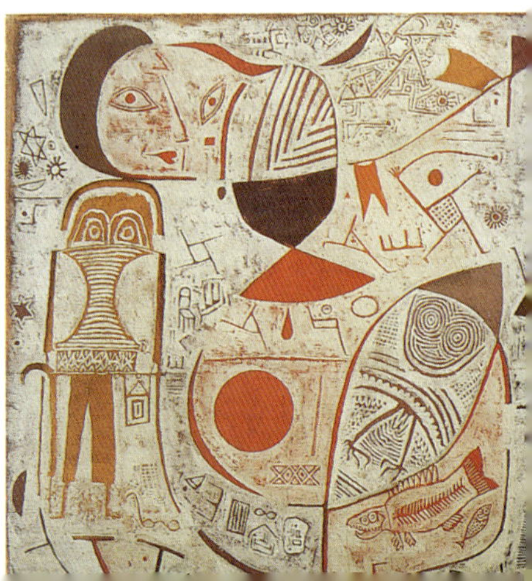

▼ Paul Klee, *Bilderbogen,* 1937, Washington, Phillips Collection. Seit den ersten Kontakten mit der Künstlergruppe *Der Blaue Reiter* begeisterte sich Klee für künstlerische Ausdrucksformen, wie sie von Kindern und primitiven Völkern hervorgebracht werden. Für ihn waren dies die einzigen nicht von der Vernunft gesteuerten Kunstformen, die direkt aus der Tiefe der Seele entspringen.

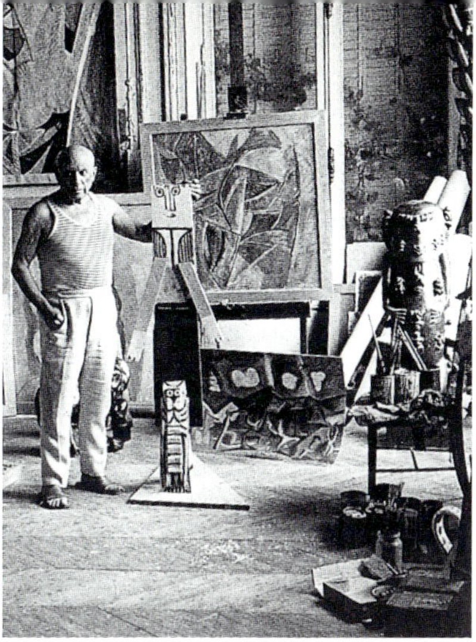

▼ Jean Dubuffet, *The Reveler,* 1964, Dallas, Museum of Art. Dubuffet gehörte zu den Anhängern der Art Brut, einer spontanen Kunstart mit Ausdrucksformen, vergleichbar denen von Kindern, Geisteskranken oder primitiven Kulturen.

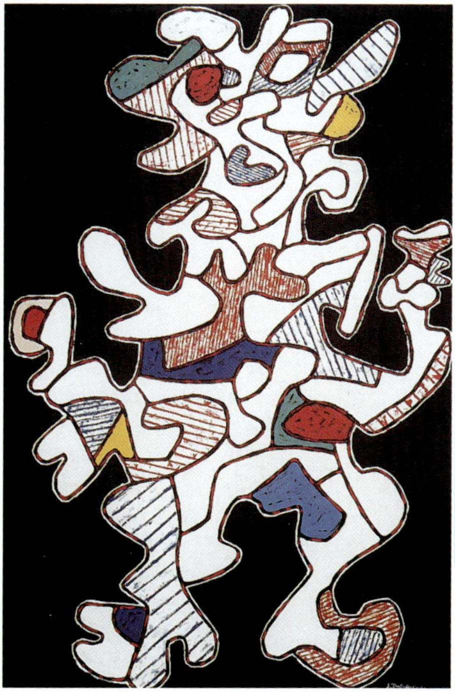

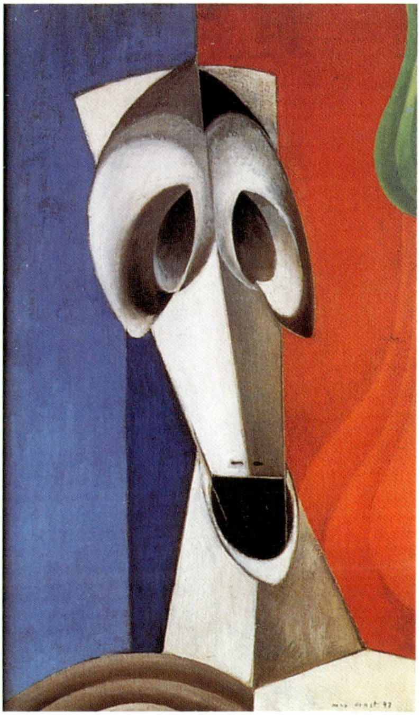

▲ Max Ernst, *Männerkopf,* 1947, Paris, Privatsammlung. Einer der Merkmale des Surrealismus ist sein totemistischer Charakter und die Inspiration durch primitive Gottheiten.

▶ Henry Moore, *Modell für König und Königin,* 1952, Privatsammlung. In seiner Jugend beschäftigte sich Moore im Londoner British Museum intensiv mit den archaischen Kulturen.

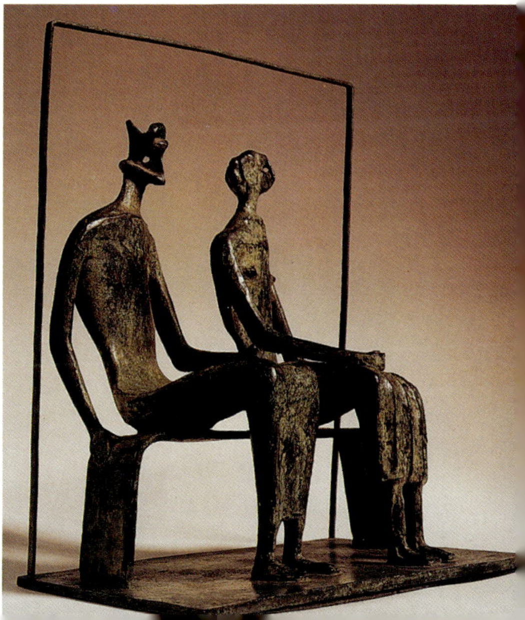

1901: Die Marquesas-Inseln

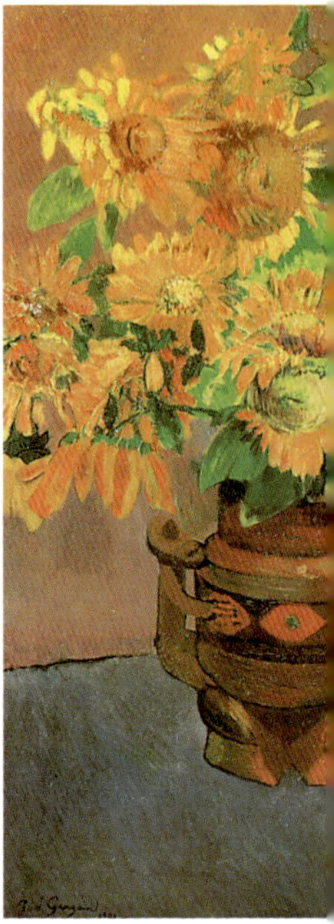

Anfang des Jahres 1901 schließt Ambroise Vollard von Paris aus einen Vertrag mit Gauguin, in dem er dem Künstler monatlich 300 Francs zusichert, wenn dieser ihm 25 Bilder pro Jahr liefert. Unterdessen kehrt Gauguin zum zweiten Mal einer tahitianischen Familie den Rücken: Nachdem er seinen Besitz gewinnbringend vekauft hat, verläßt er Pahura und seine Kinder, um zu den etwa 1400 Kilometer nordöstlich von Tahiti gelegenen Marquesas aufzubrechen. Dieser Archipel aus zwölf Inseln vulkanischen Ursprungs, von denen sechs bewohnt sind, wird von den Einheimischen *Te henua enata*, Land der Menschen, genannt. Ein undurchdringlicher Dschungel und felsige Gebirgswände prägen die Landschaft. Gauguin wählt eine der südlichen Inseln, Hiva Oa, auch La Dominique genannt, zu seinem Domizil. Enttäuscht muß er jedoch feststellen, daß Missionare die Gewohnheiten der Einwohner bereits zum Teil verändert haben. Die primitive Sozialstruktur der Eingeborenen zerfällt, sie beginnen sich bereits den westlichen Wertmaßstäben anzupassen, vor denen Gauguin vergeblich geflüchtet war.

▼ Gauguin, *Stilleben mit Papageien,* 1902, Moskau, Puschkin-Museum. Die mit einem weißen Tischtuch bedeckte Reisekiste, die sich auf vielen Stilleben jener Monate wiederfindet, gleicht in diesem Gemälde einem heidnischen Altar mit Opfergaben für das Idol.

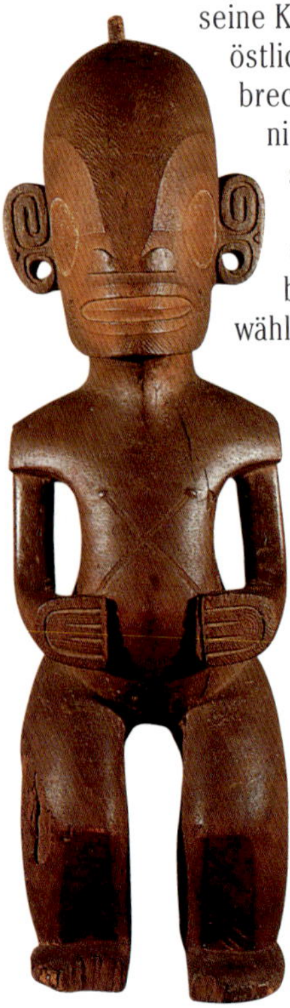

▲ *Tiki-Figur,* Privatsammlung. Die Kunst der Marquesas-Inseln hatte ein reiches Formenrepertoire ausgebildet. Als Spezialität der Eingeborenen galten Tätowierungen.

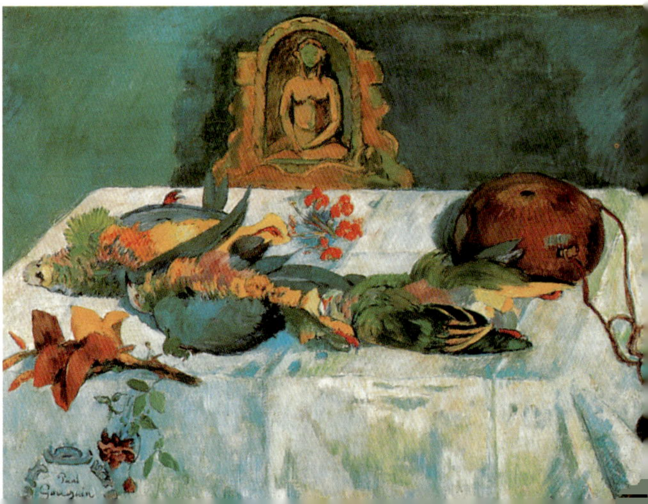

▽ Gauguin, *Sonnenblumen auf einem Sessel,* 1901, St. Petersburg, Eremitage. Um Vollards Wünschen nach Blumenmotiven nachzukommen, die sich angeblich leichter verkauften, hatte sich Gauguin aus Frankreich Blumensamen schicken lassen. Damit verwandelte er seinen Garten in ein Fleckchen mediterraner Blütenpracht. Auffallend das Maori-Bildnis im Hintergrund.

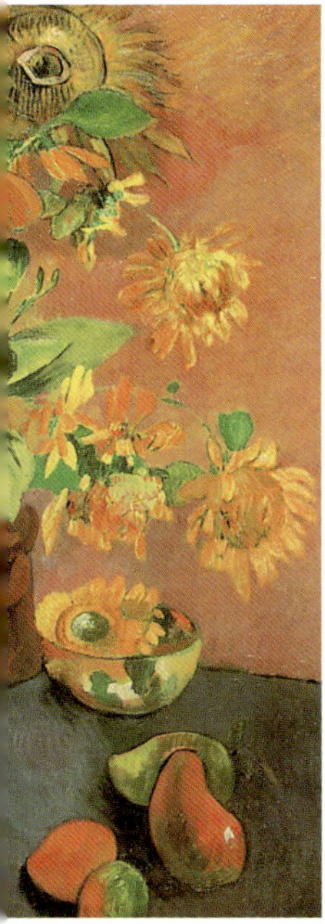

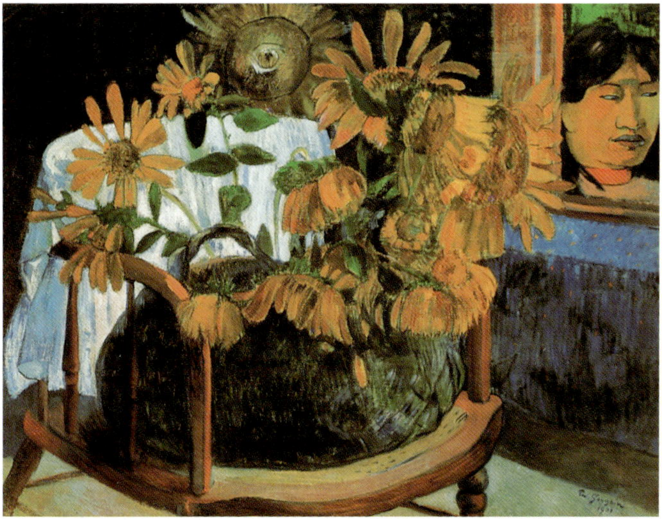

△ Gauguin, *Sonnenblumen und Mangofrüchte,* 1901, Lausanne, Privatsammlung. Hier nimmt Gauguin van Goghs Sonnenblumenmotiv wieder auf; das Blumenauge allerdings verleiht der Komposition etwas Beunruhigendes. Die abgebildete Vase ging entweder im Lauf der Zeit verloren oder existierte nur in der Phantasie des Künstlers.

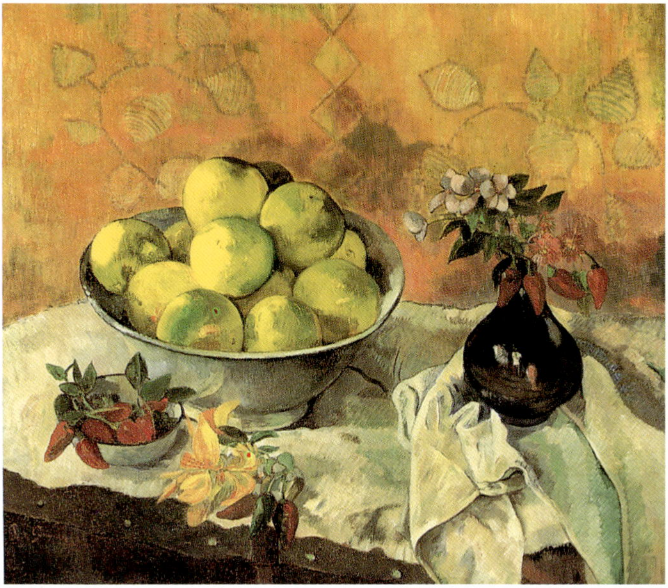

▷ Obgleich Stilleben Gauguin nicht befriedigten, setzte er sich doch ernsthaft mit dem Thema auseinander. Er schuf Bilder von außerordentlicher künstlerischer Qualität, wie dieses *Stilleben mit Äpfeln* (um 1901, Lausanne, Privatsammlung). In der Nuancierung der Farbtöne wie auch im klassischen Bildaufbau folgt das Werk dem Vorbild Cézannes.

1895–1903

Die Flucht

Dieses außerordentlich symbolreiche Gemälde, auch *Die Furt* genannt, wurde ebenfalls als ein geistiges Testament des Künstlers verstanden, der sich am Ende seines Lebens angelangt sah (1901, Moskau, Puschkin-Museum).

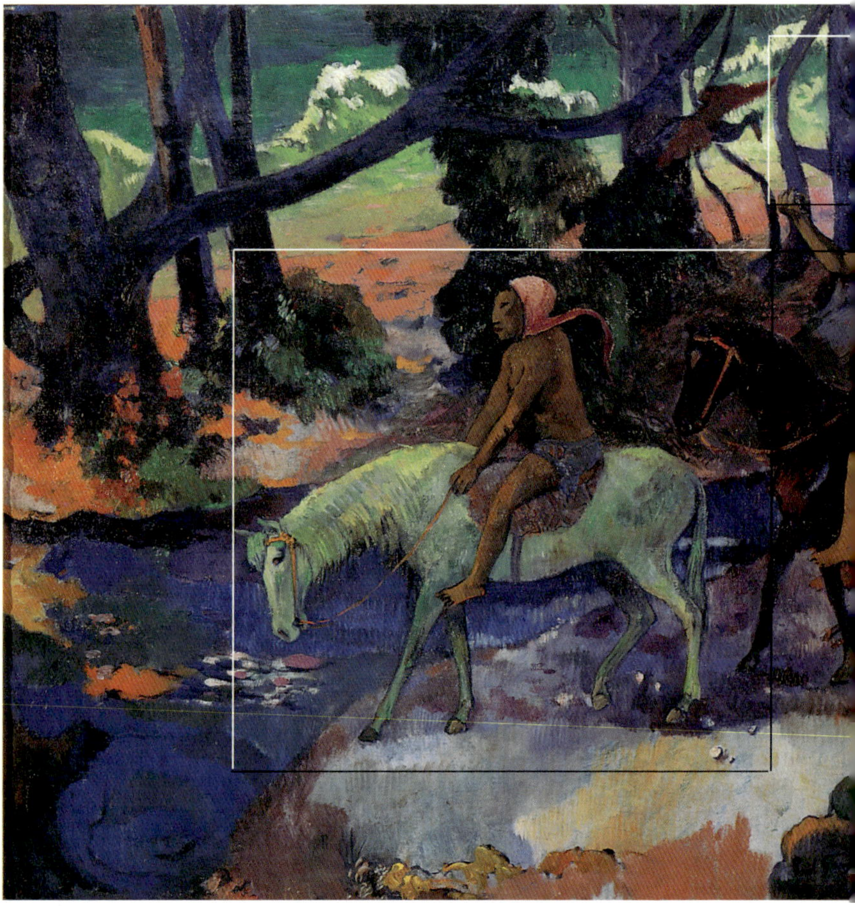

▶ Während die beiden Reiter sich bereits auf ihrer Reise ins Unbekannte befinden, verläuft hinter ihnen das Leben weiter. Am Strand fährt gerade eine Gruppe mit einem kleinen hölzernen Kahn in die Weiten des Ozeans hinaus. Das Bild verdankt seine Ausdruckskraft ganz den Farben. In manchen Partien sind bereits die Prinzipien der späteren gegenstandslosen Malerei vorweggenommen.

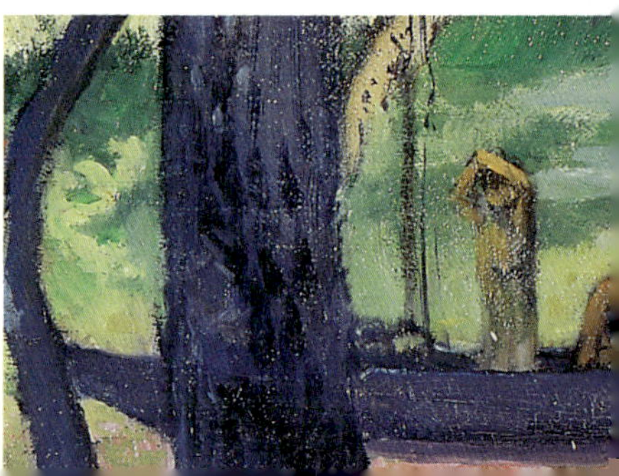

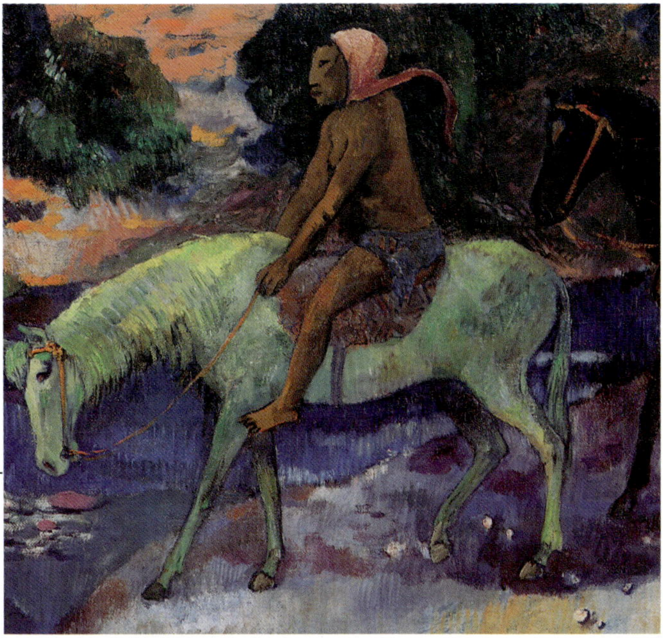

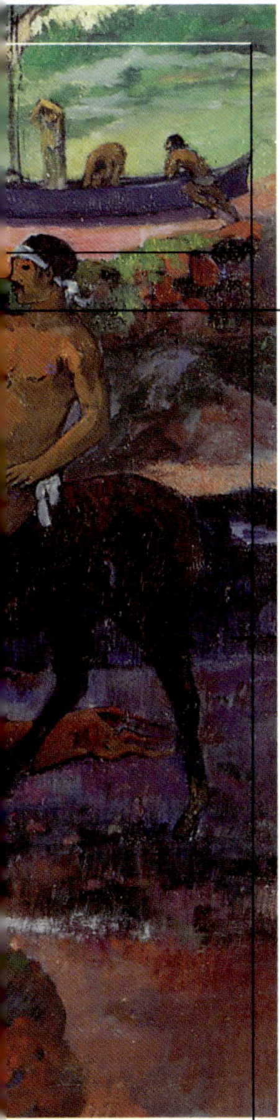

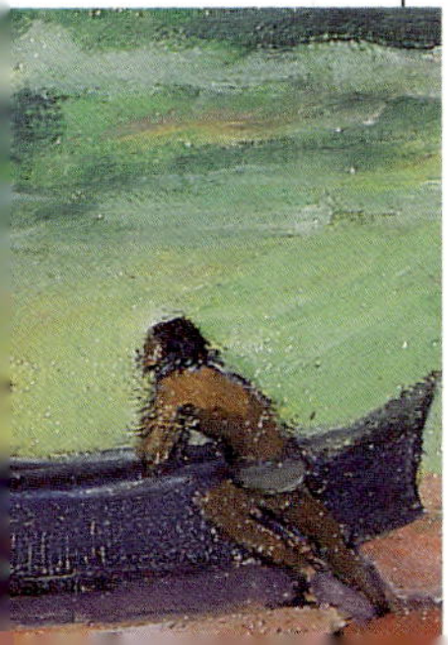

▲ Gauguin nimmt Anleihen bei der klassischen Kunst. Die Person auf dem Rappen erinnert an eine Figur des Parthenon-Frieses, aber auch an einen Holzschnitt von Dürer. Der Reiter auf dem weißen Pferd – Weiß war in der Vorstellungswelt der Eingeborenen die Farbe der Trauer – symbolisiert einen polynesischen Dämon, einen *tupapau,* der den jungen Reiter ins Jenseits begleitet.

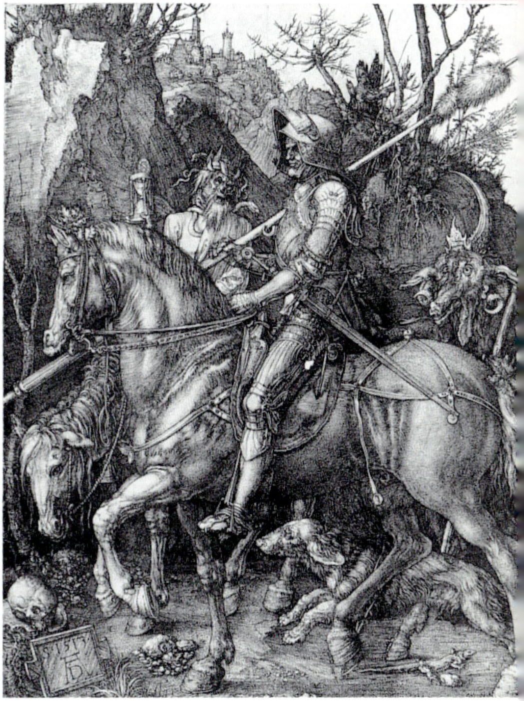

▶ Gauguin hatte auf die Rückseite seines Manuskripts von *Vorher und Nachher* eine Reproduktion von Dürers *Ritter, Tod und Teufel* montiert. Die Ähnlichkeit mit seinem Gemälde, das den Übergang vom irdischen Leben in das jenseitige darstellen soll, ist unübersehbar.

1902–1903: Das Haus der Wonnen

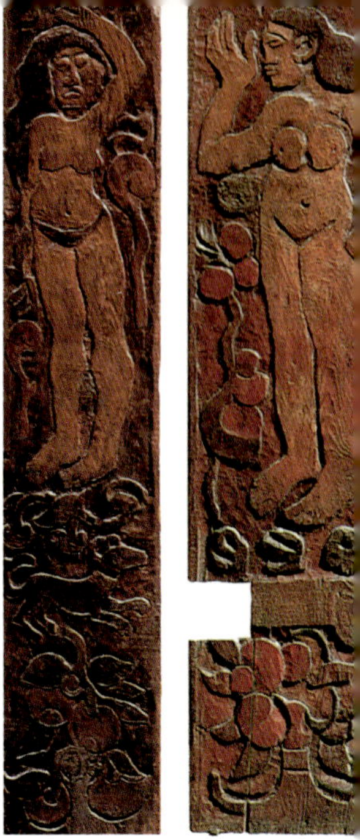

In der Ortschaft Atuana erwirbt Gauguin von der katholischen Mission, der inzwischen die ganze Insel Hiva Oa gehört, einen Bauplatz, auf dem er sich sein letztes Domizil errichten läßt. Er stattet es mit Paneelen aus geschnitztem und bemaltem Holz aus, die viele Motive seiner früheren Gemälde und Skulpturen wiederaufnehmen, und nennt es provokativ *Maison du Jouir*, Haus der Wonnen – eine offene Kampfansage an die Missionare. Er freundet sich mit den Inselbewohnern an, während er für die Behörden ein gefährlicher Rebell ist, der die Einheimischen gegen Recht und Gesetz aufhetzt. Gauguin lebt in Atuana mit der 14jährigen Vaeoho zusammen, die ihm eine Tochter mit Namen Tahiatikaomata schenkt. Weder seine Krankheit noch die ständigen Querelen mit der Gendarmerie halten ihn vom Schreiben, Zeichnen, Schnitzen und Malen ab, ja, in dieser Zeit entstehen sogar einige seiner Meisterwerke. Am 8. Mai 1903 stirbt Paul Gauguin, wahrscheinlich an Herzversagen. Die einzigen, die ihm bis zu seinem Ende treu bleiben, sind Tioka, ein alter Maori-Zauberer, und der protestantische Pastor Vernier. So zeigt sich noch im Tode Gauguins Zwiespalt eines Europäers, der ein »Wilder« sein wollte.

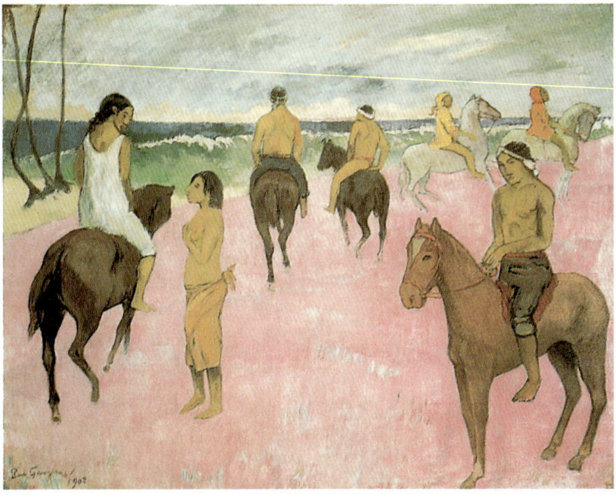

◀ Gauguin, *Reiter am Strand,* 1902, London, Privatsammlung. Eine Hommage an Edgar Degas' Darstellungen der Pferderennen in Longchamp. An die Stelle von Degas' Realismus tritt hier allerdings Gauguins Symbolismus. Schauplatz ist ein korallenroter Sandstrand am Meer. Den Platz der Jockeys haben zwei geheimnisvolle Gestalten mit Kapuze eingenommen, die an *tupapau* erinnern und die Reiter auf eine Reise ins Jenseits zu begleiten scheinen.

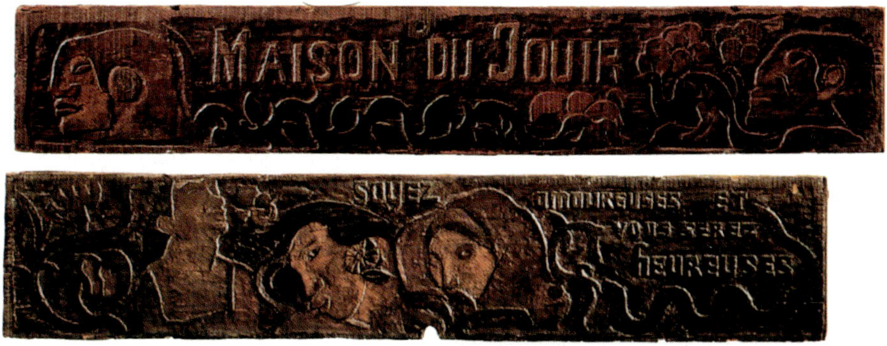

▲ Gauguin, *Paneele aus dem Haus der Wonnen,* 1902, Paris, Musée d'Orsay. Die Paneele aus Sequoia-Holz schmückten Gauguins Schlafzimmer und Atelier in der Hütte in Atuana. Die stilisierten Figuren und ausgefeilten floralen Ornamente zeugen vom Primitivismus seiner letzten Arbeiten aus Polynesien. Der Marinearzt Victor Segalen gab als Augenzeuge von Gauguins Lebensstil auf den Marquesas folgende Beschreibung vom Haus der Wonnen: »eine ebenso prunkvolle wie düstere Szenerie, wie es sich für eine derartige Agonie gehörte; es war herrlich und traurig zugleich und gab den passenden atmosphärischen Hintergrund ab für den letzten Akt eines Vagabundenlebens.«

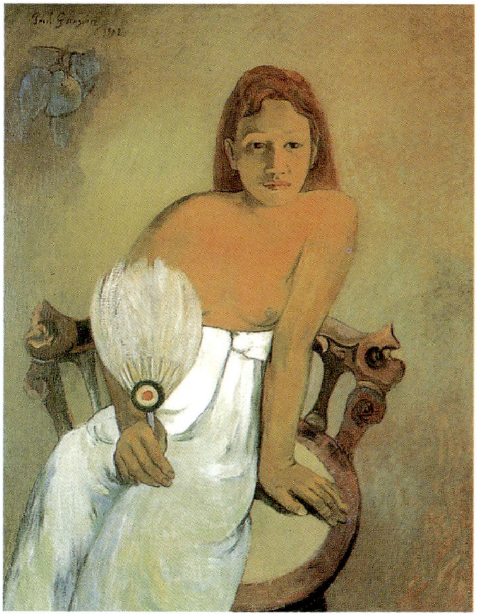

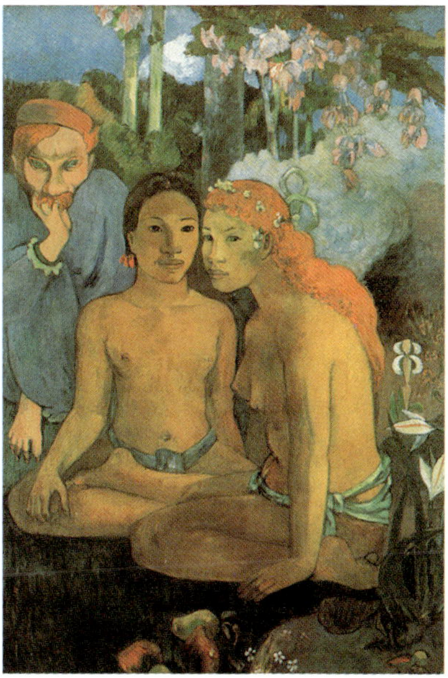

◀ Gauguin, *Contes barbares,* 1902, Essen, Museum Folkwang. Auf diesem Bild ist Meyer de Haan als dämonisches Wesen dargestellt, der als Sinnbild westlichen Vernunftdenkens die Reinheit der Frauen bedroht, die symbolisch für eine lebensbejahende, instinktgeprägte Kultur stehen.

▲ Gauguin, *Mädchen mit Fächer,* 1902, Essen, Museum Folkwang. Das rothaarige Modell, das der Künstler auch in *Contes barbares* porträtierte, ist Tohotaua, die Frau von Haapuani (siehe Seite 131). Gauguin malte das Bild nach einer Fotografie und hob dabei den melancholischen Ausdruck des Mädchens besonders hervor.

Gauguins Vermächtnis

Seine letzten Lebensjahre verbringt Gauguin im selbstgewählten Exil. In seinen während dieser Zeit entstandenen Schriften *Vorher und Nachher* und *Geschichten eines Farbenklecksers* beklagt er sich bitter über seine Einsamkeit und das Unverständnis von Künstlerkollegen und Kritikern. Dennoch zeugen bereits die ersten posthumen Ausstellungen – 1903 unter der Regie Ambroise Vollards und 1906 im Grand Palais – von seinem nachhaltigen Einfluß auf die Kunst des 20. Jahrhunderts. Pablo Picassos Bewunderung für Gauguins Werk und seine Begeisterung für die ungezähmte Energie der primitiven Kunst geht so weit, daß er für sein Bild *Les Demoiselles d'Avignon* Gauguins Plastik *Oviri* zum Vorbild nimmt. Wie viele andere Fauvisten ist auch Henri Matisse hingerissen von den leuchtenden Farben der Bilder Gauguins und dem warmen, hellen Licht, das von ihnen ausgeht. Ebenso setzen die deutschen Expressionisten eine Reihe seiner ästhetischen Ansätze künstlerisch um und teilen sein Interesse für heidnische Riten und Idole. Sogar die abstrakte Malerei hat ihm vieles zu verdanken: Gauguin lehrte die Dominanz der Farben über die Zeichnung und die Kraft des unmittelbaren und spontanen schöpferischen Aktes. Nach Gauguin ist die Malerei nicht mehr nur Hilfsmittel zur Erkenntnis und zur Abbildung der Natur, sondern freier Ausdruck der Gefühls- und Vorstellungswelt des Künstlers.

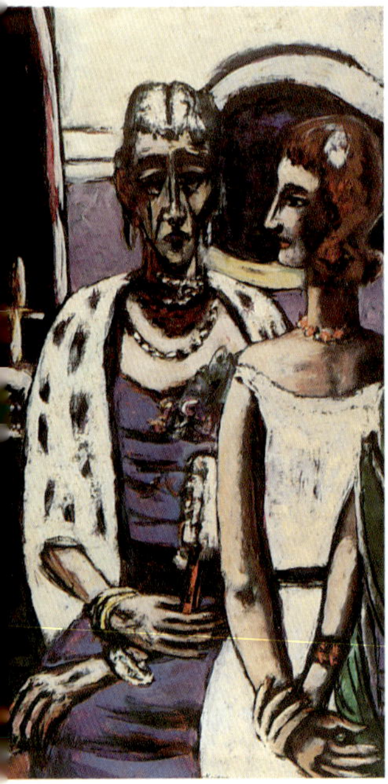

▲ Max Beckmann, *Alte Dame mit Tochter,* 1946, Privatsammlung. Die Expressionisten sahen Gauguin als ihren Vorläufer und Lehrmeister. Vor allem seine Holzschnitte hatten es ihnen angetan, sie bewunderten die einfachen Konturen und den virtuosen Umgang mit Helldunkel-Effekten.

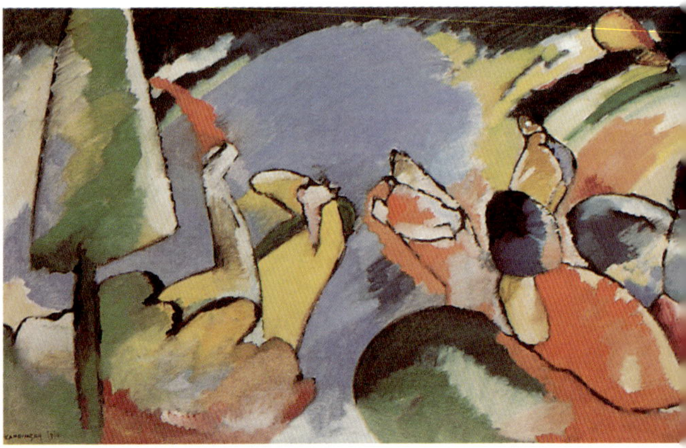

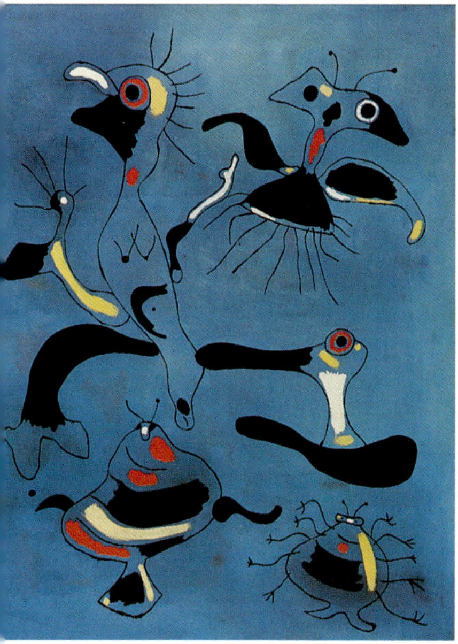

◄ Joan Miró, *Vögel und Insekten,* 1938, Privatsammlung. Von Gauguin übernahm Miró den Symbolismus, die leuchtenden Farben und den Einsatz des Lichts, den poetischen, märchenhaften Blick auf die Dinge wie auch die Umsetzung von Bildern aus dem eigenen Unbewußten.

▼ Pablo Picasso, *Sitzende Frau auf grünem Grund,* 1960, Privatsammlung. 1905 kam der 24-jährige Picasso nach Paris und erhielt durch seine Bekanntschaft mit dem Kunsthändler Ambroise Vollard Gelegenheit, Gauguins auf den Marquesas entstandene Werke zu studieren.

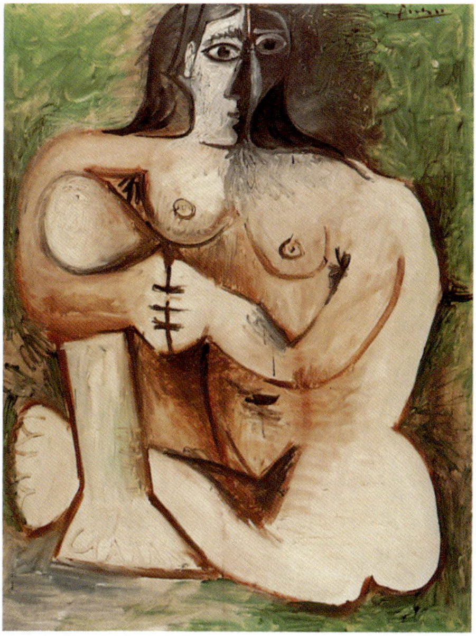

▼ Henri Matisse, *Luxus, Stille und Wollust,* 1904, Paris, Musée d'Orsay. 1899 erwarb Matisse von Vollard einige Gemälde, darunter Gauguins *Jungen Tahitianer mit Gardenie* (Seite 69). Diese Werke beeinflußten seine Malerei in jenen Jahren außerordentlich.

◄ Wassily Kandinsky, *Improvisation 14,* 1910, Paris, Musée National d'Art Moderne. Der künstlerische Werdegang des russischen Malers führte von der gegenständlichen zur abstrakten Malerei. Als Leitmotiv dienten ihm dabei stets Gauguins Experimente mit der Ausdruckskraft der Farben, die manchmal auch nur um ihrer selbst willen, ohne Bezug zur gegenständlichen Welt, eingesetzt wurden.

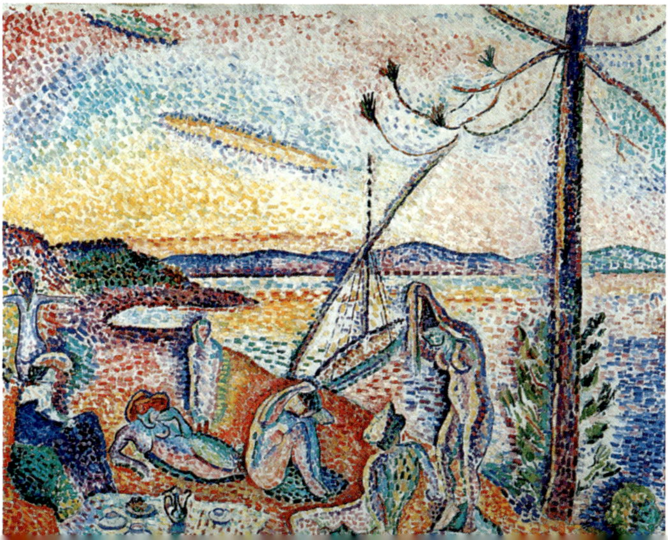

Der Hexer von Hiva-Oa

In diesem Gemälde (1902, Lüttich, Musée d'Art Moderne) ist Gauguin zu einer vollendeten Harmonie von Licht und Farbe gelangt. Die verzauberte Landschaft, in der die Figuren stehen, schafft eine traumähnliche Atmosphäre.

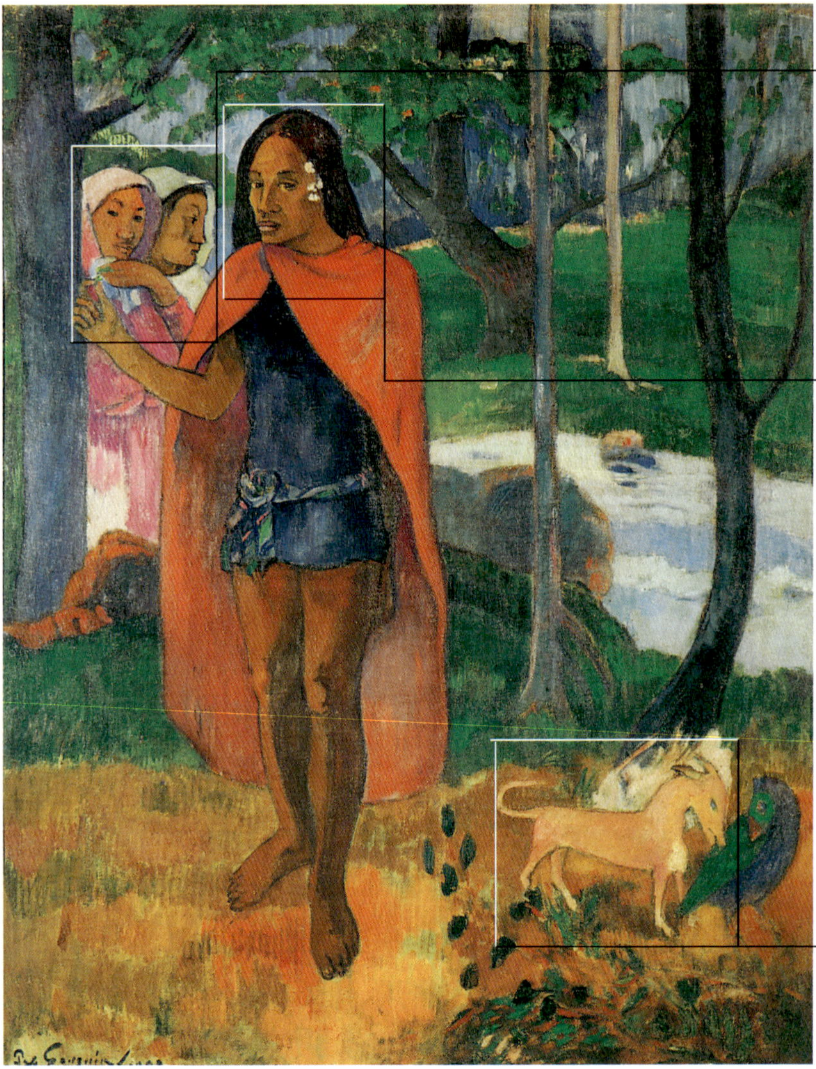

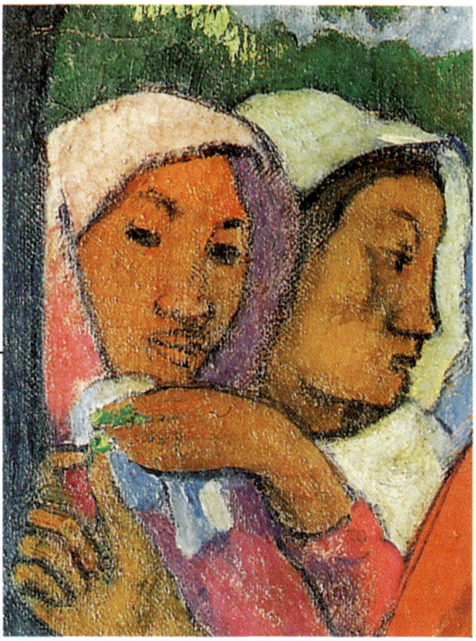

◄ Wie so häufig, übernimmt Gauguin das Motiv der beiden Frauen aus einem anderen Werk. Die Figuren im Vordergrund seines Gemäldes *Der Ruf* (Cleveland, Museum of Art), das im selben Jahr entstand, unterscheiden sich kaum von der Darstellung hier, dennoch wird eine völlig andere Wirkung erzielt.

▼ Die gängige Interpretation sieht in dem Mann Haapuani, einen ehemaligen Hexer der Eingeborenen, der nach der Ankunft der Missionare zum Zeremonienmeister geworden war. Andere halten ihn für einen *mahu,* einen langhaarigen Mann mit weiblichen Zügen, dem Gauguin auf den Inseln begegnet war.

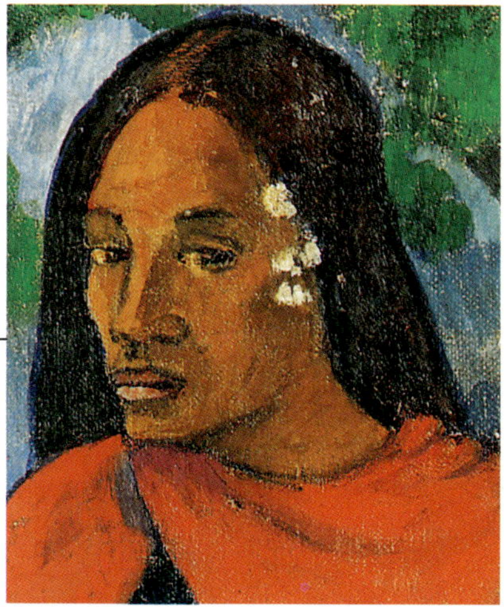

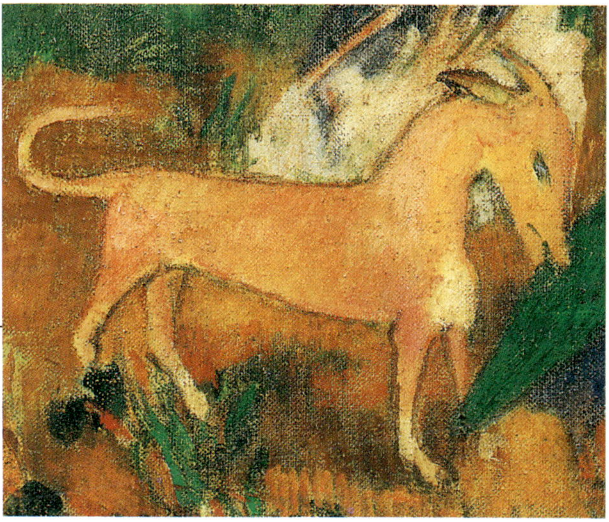

◄ Die beiden Tiergestalten tragen reale wie phantastische Züge. Sie mögen auf die religiösen Riten der jahrhundertealten Kultur der Marquesas-Inseln verweisen, die Gauguin so sehr in ihren Bann gezogen hatten. Die Formen sind skizzenhaft angedeutet, der Raum läßt sich nur erahnen, wirklich dargestellt ist er nicht. So entfalten die Farben ihre ganze Wirkung. Rolle und Bedeutung der Tiere liegen völlig im dunkeln, was die mystische Stimmung der Komposition noch vertieft.

Gauguin im Film

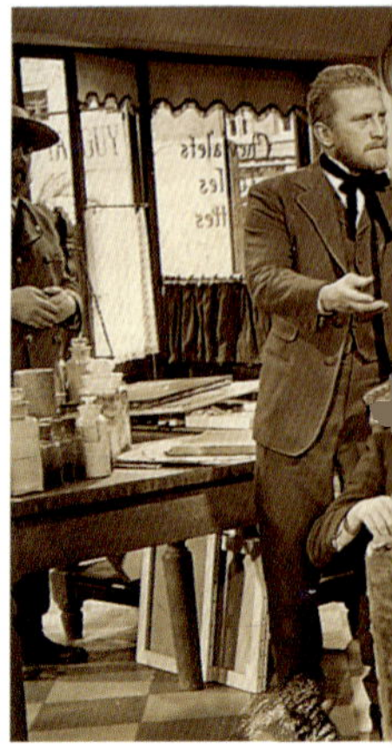

Gauguins bewegtes Leben hat der Filmwelt reichlich Stoff für Drehbücher geliefert. Allerdings liefen die Regisseure manchmal Gefahr, in das Klischee vom verkannten Genie und unverstandenen Künstler zu verfallen. 1942 drehte Albert Lewin den Film *Der Besessene von Tahiti* nach einem Roman von William Somerset Maugham. Wesentlich mehr Bekanntheit erlangte 1956 Vincente Minnellis *Vincent van Gogh – ein Leben in Leidenschaft,* in dem Gauguin von Anthony Quinn und der Titelheld von Kirk Douglas hervorragend verkörpert werden. Der Film erzählt von der schwierigen Freundschaft van Goghs mit Gauguin. Schließlich drehte Henning Carlsen 1986 *Die Augen des Wolfes* mit Donald Sutherland als Gauguin und Max von Sydow als Strindberg in den Hauptrollen. Der Streifen zeigt die prekäre Situation des Malers in Paris nach der Rückkehr von seiner ersten Tahitireise.

▼ Gauguin, *Tahitianerinnen an einem Bach,* 1893, Privatsammlung. Am 27. Juni 1995 erzielte dieses Gemälde bei Sotheby's in London 5 Millionen Pfund.

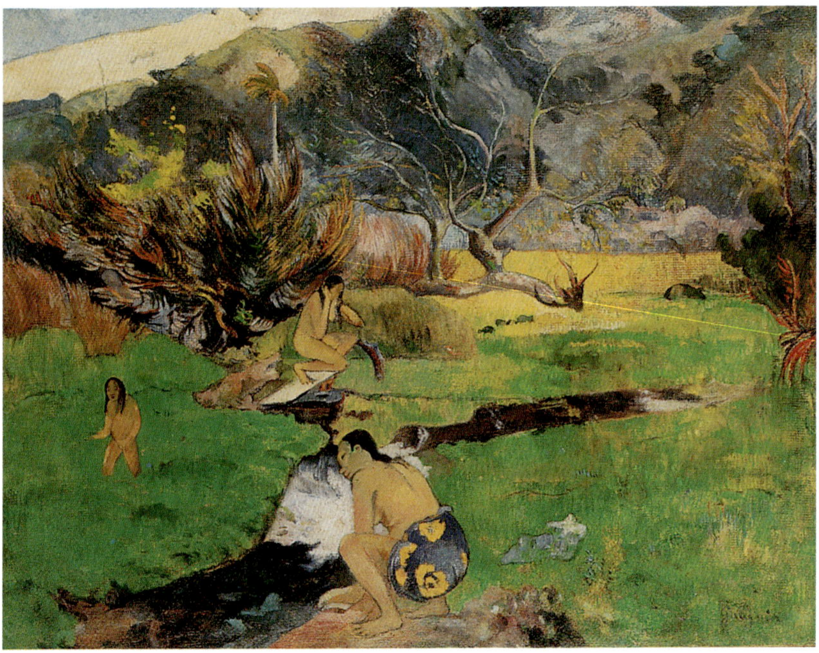

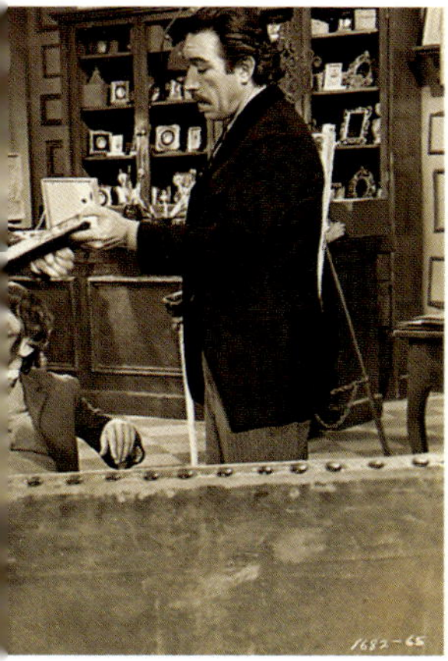

Anthony Quinn gelang es meisterhaft, Gauguins ungestüme Ausdruckskraft, die Kreativität und den Zorn des verkannten Genies zu vermitteln. Für die eindringliche Darstellung wurde er mit einem Oscar ausgezeichnet.

Herausragende Beispiele der zahlreichen Dokumentarfilme sind Alan Resnais' *Gauguin* (1951), Felder Cooks *Gauguin the Savage* (1979) und die italienische Produktion *Van Gogh e Gauguin* von 1980.

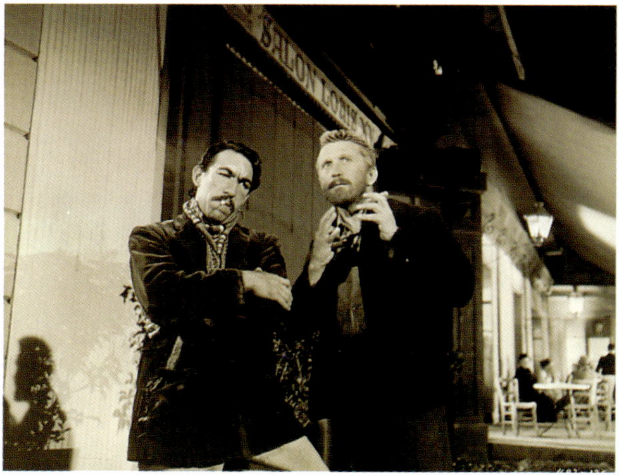

Gauguin, *Das Haus,* 1892, Privatsammlung. Dieses Gemälde wurde am 7. November 1991 in Paris von Ader Tajan zum Verkauf angeboten und wechselte für 52 Millionen Francs den Besitzer.

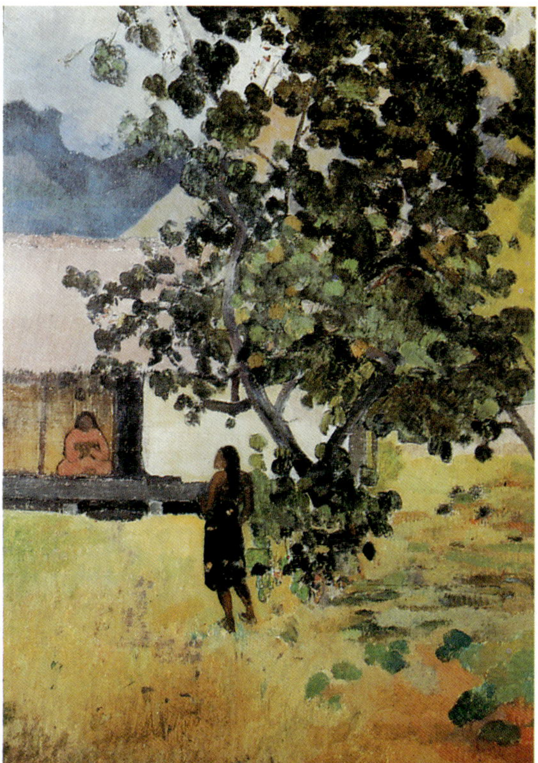

Der Wert eines Gauguin

Zu Lebzeiten hatte Gauguin große Schwierigkeiten, seine Werke an den Mann zu bringen – heute reißen sich Museen und Kunstsammler auf der ganzen Welt um seine Bilder. Holzschnitte des Künstlers sind bereits für 2000 bis 3000 Dollar zu haben, während *Tahitienne nue de dos assise,* eine Monotypie von 1902, erst bei 266 000 Dollar zugeschlagen wurde (Christie's, November 1997). Noch weitaus mehr muß man für seine Skulpturen und Zeichnungen aufbringen: *Tahitianerinnen* (1891–93) war einem reichen Liebhaber eine knappe Million Dollar wert (Sotheby's, November 1996). Und auch die Gemälde erzielen rekordverdächtige Preise: erst kürzlich wechselte Gauguins *Selbstbildnis vor der Staffelei* von 1885 für fast vier Millionen Dollar den Besitzer (Christie's, Mai 1997).

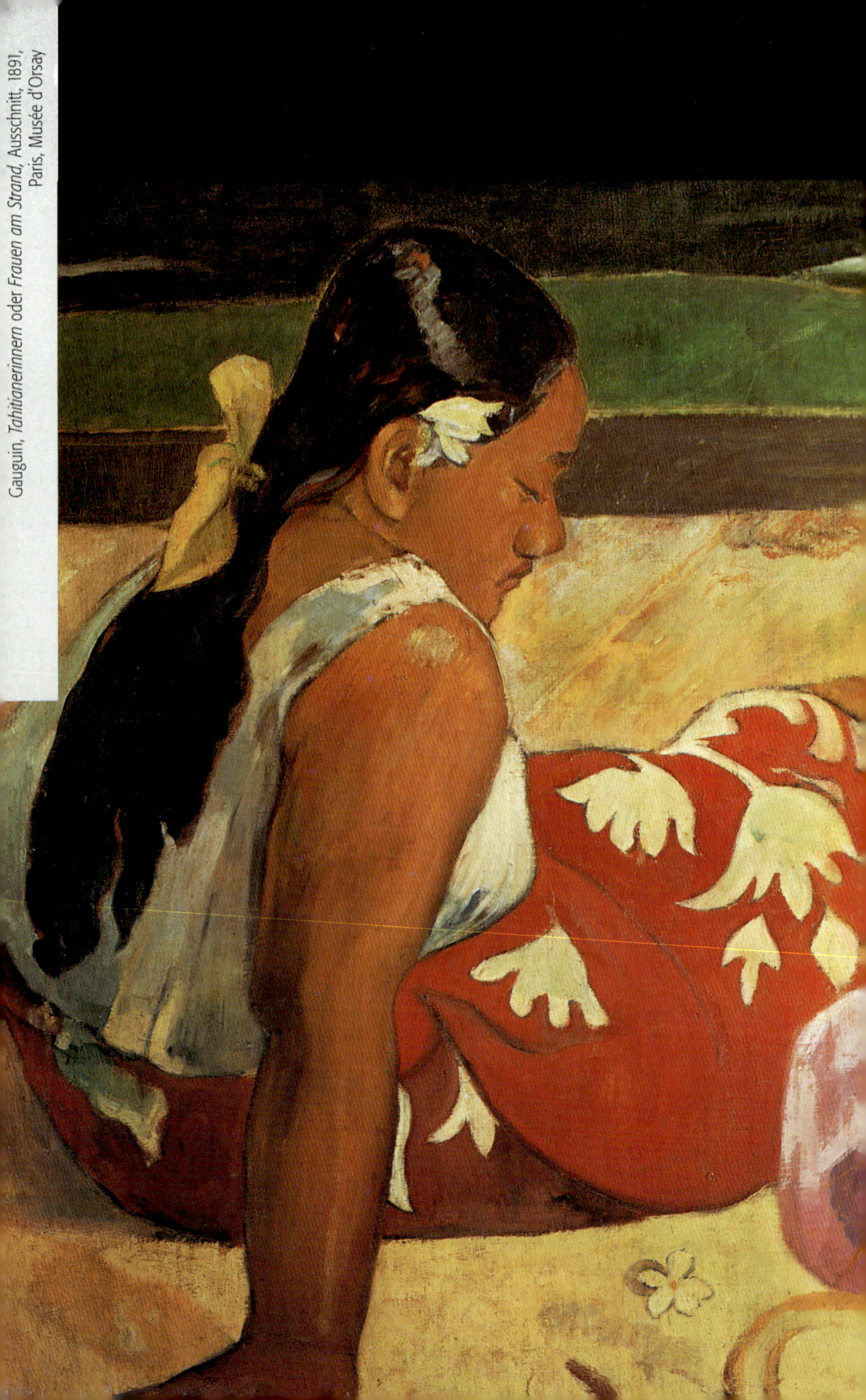

Gauguin, *Tahitianerinnern* oder *Frauen am Strand*, Ausschnitt, 1891,
Paris, Musée d'Orsay

Anhang

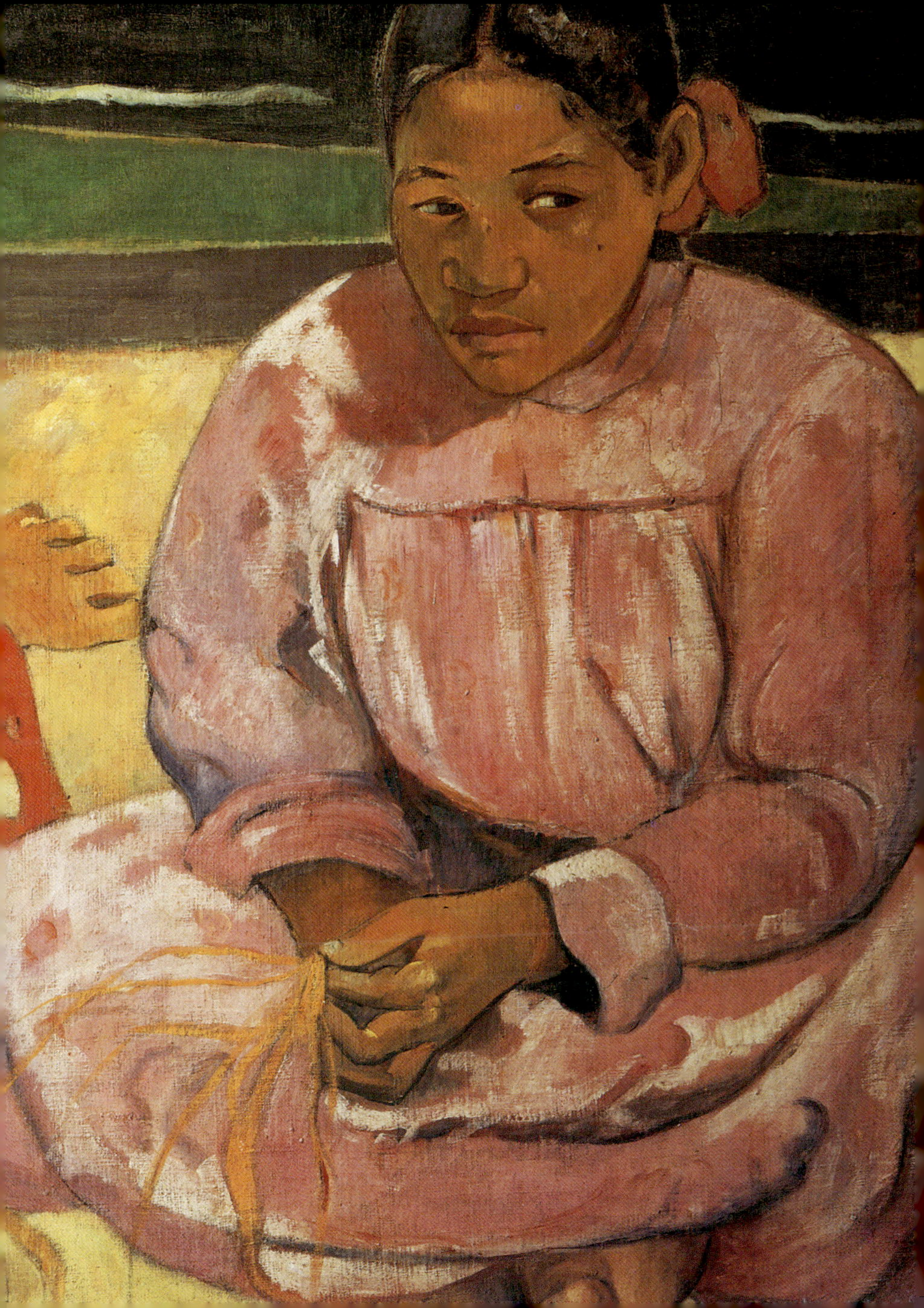

▶ Gauguin, *Parahi te marae, Dort liegt der Tempel,* 1892, Philadelphia, Museum of Art.

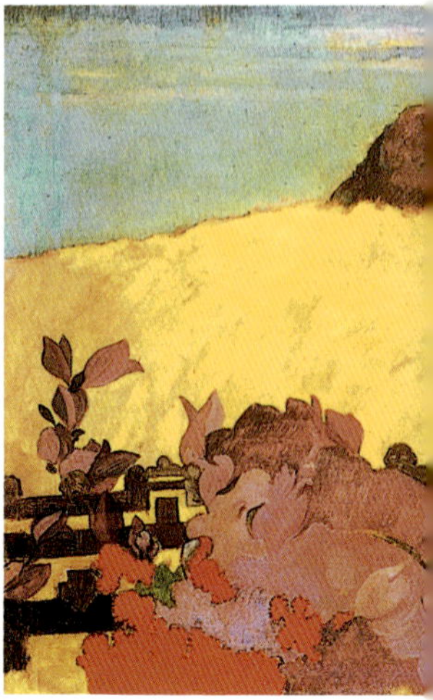

Hinweis

Das Verzeichnis enthält die in diesem Buch abgebildeten Werke Gauguins, geordnet nach den Orten, an denen sie sich heute befinden und in alphabetischer Reihenfolge.

Werke in Privatsammlungen sind nicht aufgeführt.

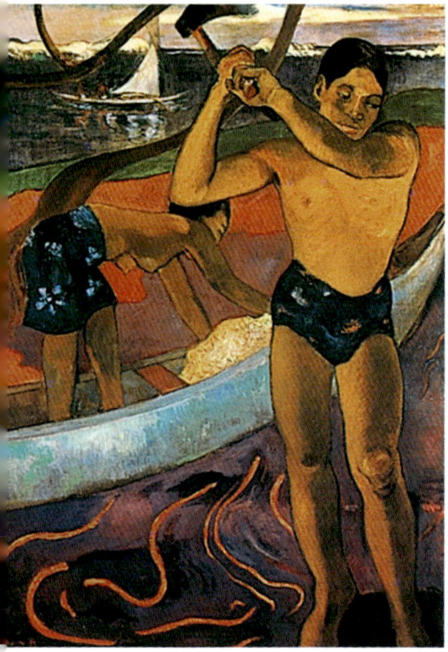

◀ Gauguin, *Der Mann mit der Axt,* 1891, Basel, Privatsammlung.

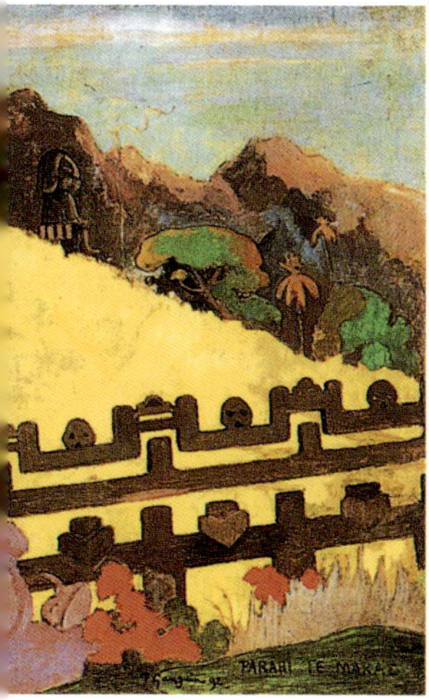

▼ Gauguin, *Studie zu Parau na te Varua ino, Worte des bösen Geistes,* um 1892, Basel, Kunstmuseum.

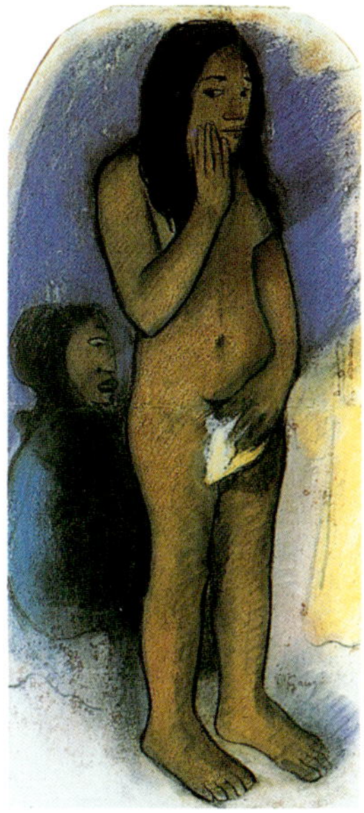

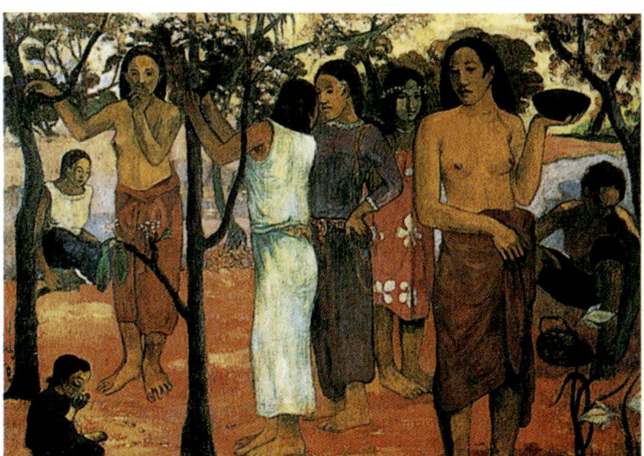

◀ Gauguin, *Nave nave mahana, Herrliche Tage,* 1896, Lyon, Musée des Beaux-Arts.

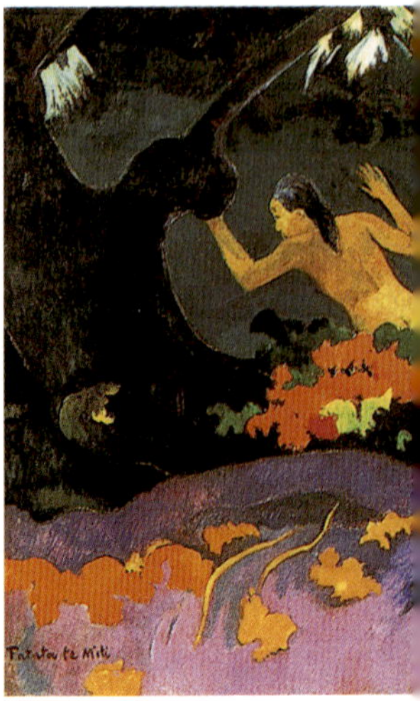

▶ Gauguin, *Fatate te Miti, Am Meer,* 1892, Washington, National Gallery of Art.

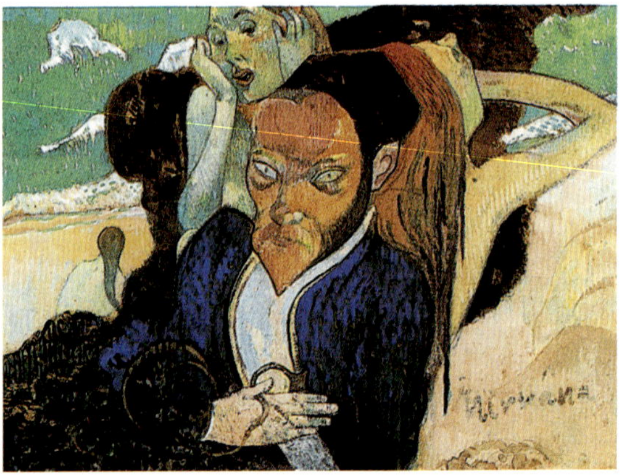

▲ Gauguin, *Nirvana, Bildnis Meyer de Haan,* 1889, Hartford, Wadsworth Atheneum.

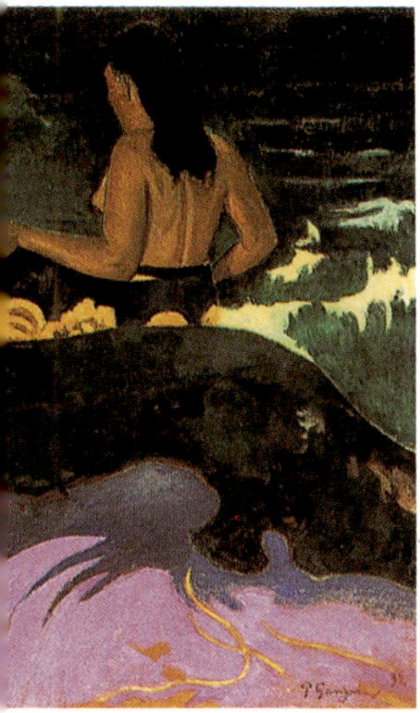

Gauguin, *Selbstbildnis »près du Golgatha«*, 1896, São Paulo, Museu de Arte.

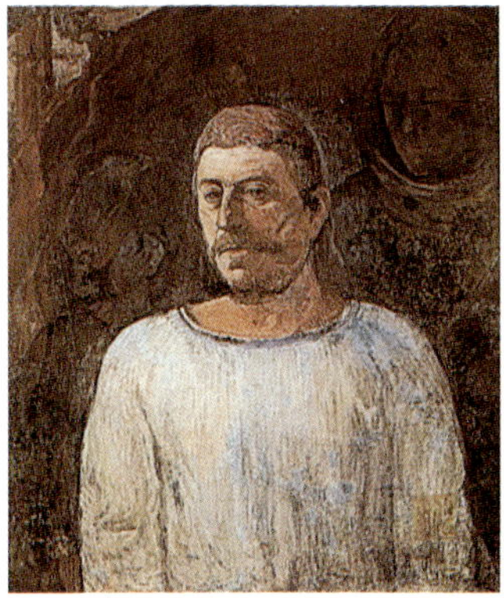

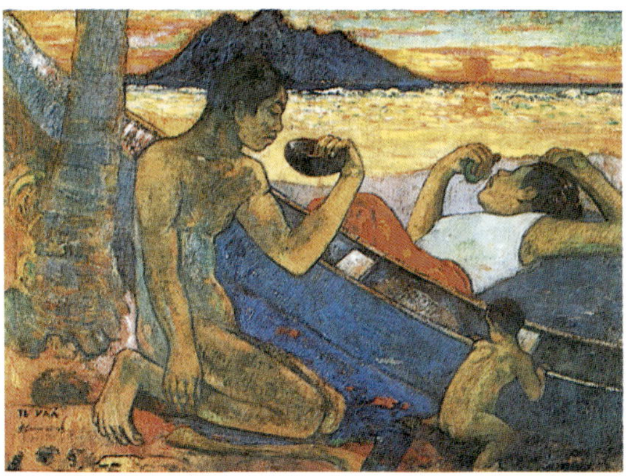

Gauguin, *Te vaa, Der Einbaum*, 1896, St. Petersburg, Eremitage.

Hinweis

Die hier aufgeführten Persönlichkeiten – Künstler, Gelehrte, Politiker und Geschäftsleute – standen auf die eine oder andere Weise mit Gauguin oder seinem Werk in Verbindung. Hinzu kommen zeitgenössische Maler, Bildhauer und Architekten, die an denselben Orten wie Gauguin wirkten.

Amiet, Cuno (Solothurn 1868 bis Oschwand 1961), Schweizer Maler, Graphiker und Bildhauer. 1892 kam Amiet während seines Bretagne-Aufenthalts in Pont-Aven mit den Ideen Gauguins in Berührung. 1906 war er kurze Zeit Mitglied der Künstlervereinigung *Die Brücke*. Neben Ferdinand Hodler gilt Amiet als der bedeutendste Jugendstil-Maler der Schweiz. S. 46

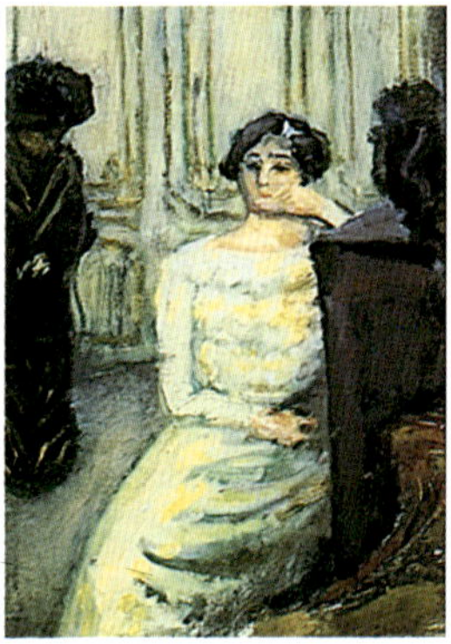

Annah, das 13jährige Mädchen aus Java, war Gauguins Geliebte und saß ihm für einige Porträts Modell. S. 98, 100, 101, 104

Arosa, Paul Gustave, Geschäftsmann, Fotograf und Sammler moderner Kunst. Er interessierte sich als einer der ersten für die Maler des Impressionismus. Als Gauguins Vormund hatte er entscheidenden Einfluß auf dessen künstlerischen Werdegang. S. 8, 12, 99

Ballin, Mogens (Kopenhagen 1871–Hellerup 1914), dänischer Maler. Sein Malstil zeichnete ihn als einen der kühnsten Schüler Gauguins aus. S. 46, 47

Bambridge, Suzanne, Gattin eines lokalen Würdenträgers von Papeete, sie machte Gauguin mit den Sitten und Gebräuchen der Inselbewohner vertraut. S. 68, 69

Bernard, Emile (Lille 1868 bis Paris 1941), französischer Maler. Er malte an der Seite von Gauguin und Paul Sérusier in Pont-Aven, wobei er die Farbflächen mit dunklen Konturen einfaßte (Cloisonnismus). S. 32, 40, 42–43, 46, 51, 55, 57, 58, 63, 64, 97

Bonnard, Pierre (Fontenay-aux-Roses 1867–Le Cannet 1947), französischer Maler und einer der Hauptvertreter der Nabis-Gruppe. S. 83, 108, 109

◀ Pierre Bonnard, *Auf Besuch,* 1902, Privatsammlung.

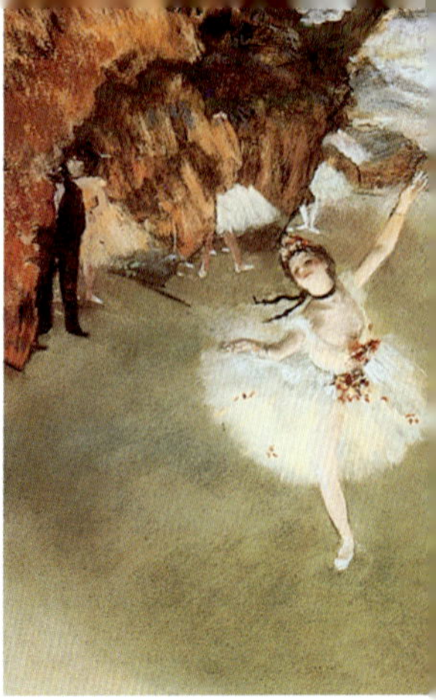

Cézanne, Paul (Aix-en-Provence 1839–1906), französischer Maler. Sein Werk zeichnet sich durch besonderes Streben nach Synthese und Beschränkung auf das Wesentliche in Gestaltung und Raumdarstellung aus. S. 12, 16, 20, 21, 32, 43, 64, 102, 123, 141

Corot, Jean-Baptiste-Camille (Paris 1796–1875), französischer Maler. Einer der Hauptvertreter der romantischen Landschaftsmalerei. Seine Werke lassen eine erstaunliche atmosphärische Dichte und naturgetreue Wiedergabe der Landschaft erkennen und inspirierten vor allem die Impressionisten. S. 12, 17, 20, 59

Degas, Edgar (Paris 1834 bis 1917), französischer Maler. Zunächst setzte er sich mit der traditionellen Historienmalerei auseinander, aber schon bald schloß er sich Manet und den Malern des Café Guerbois an. Später stieß er zu den Impressionisten, wobei sein Hauptinteresse weiterhin der Interieur-Malerei galt. Sein bevorzugtes Gebiet waren Porträts und Sujets wie Pferderennen, Tänzerinnen und weibliche Akte, bei denen er in Anlehnung an die Fotografie zu neuen perspektivischen und kompositorischen Lösungen gelangte. S. 18, 19, 21, 32, 55, 61, 92, 126, 140

Delacroix, Eugène (Carenton-Saint-Maurice 1798–Paris 1863), Hauptvertreter der französischen

◀ Edgar Degas, *Der Stern* oder *Tänzerin auf der Bühne*, 1878, Paris, Musée d'Orsay.

▶ Edouard Manet, *Der Pfeifer*, 1866, Paris, Musée d'Orsay.

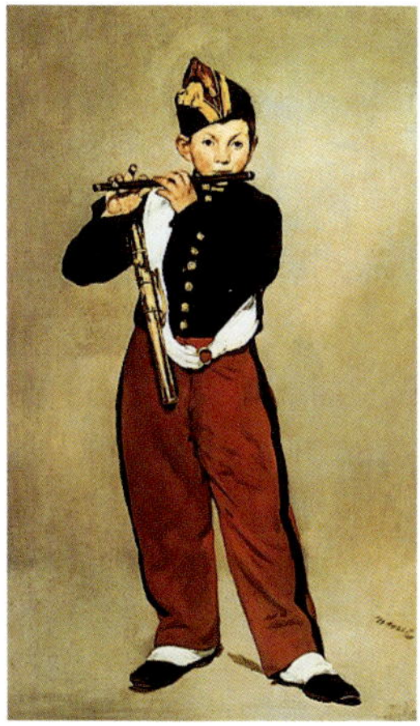

Romantik. Seine Kompositionen zeichnen sich durch ungemeine Dynamik und durch einen von Rubens und den Venezianern beeinflußten Kolorismus aus. Eine ausgedehnte Reise nach Marokko und Algerien gab ihm Gelegenheit, seine Auseinandersetzung mit den Problemen von Licht und Farbe zu vertiefen. S. 17, 20, 45, 87, 95

Denis, Maurice (1870–1943), französischer Maler. Mitbegründer der Nabis-Gruppe und ihr wichtigster Theoretiker. S. 82, 83, 108, 109

Durand-Ruel, Paul (Paris 1831 bis 1922), französischer Kunsthändler und Galerist. Er war ein wichtiger Förderer der Impressionisten und widmete sich der Bekanntmachung ihrer Werke. S. 16, 92

Gad, Mette Sophie, Gauguins erste Frau, Freundin der Familie Arosa. Gauguin und Mette hatten fünf Kinder zusammen: Emile (geb. 1874), Aline (geb. 1877), Clovis (geb. 1879), Jean-René (geb. 1881) und Paul (geb. 1883). S. 12, 13, 18, 23, 24, 36, 92

Gauguin, Aline, Gauguins Tochter aus der Ehe mit Mette. Aline starb mit nur 20 Jahren an einer Lungenentzündung. S. 12, 54, 112

Gauguin, Clovis, Gauguins zweiter Sohn aus der Ehe mit Mette. S. 12, 18, 32

Gauguin, Marie, Gauguins Schwester. S. 32

Gloanec, Marie-Jeanne, Wirtin der Pension in Pont-Aven, in der Gauguin für gewöhnlich logierte. S. 32, 40, 99

Gogh, Theo van, Kunsthändler. Theo war nicht nur Vincent van Goghs Lieblingsbruder, sondern auch sein wichtigster Freund und Berater. S. 40, 41, 52, 54, 64

Gogh, Vincent van (Groot Zundert 1853–Auvers-sur-Oise 1890), niederländischer Maler. In Paris entdeckte er 1886 seine Vorliebe für die impressionistische Kunst, beschäftigte sich mit japanischen Holzschnitten und der Technik des Pointillismus. Seine Malerei zeichnet sich durch bewegte Pinselführung und reine Farben aus; sie ist ein Ausdruck der »schrecklichen Leidenschaften der Menschen«. Sein Leben verlief tragisch, er litt darunter, daß sein Werk zu Lebzeiten keinerlei Anerkennung fand, schließlich unterlag er seinen schweren Depressionen und beging Selbstmord. Für die nachfolgende Künstlergeneration war van Gogh wegweisend. S. 40, 41, 42, 48, 49, 50, 51, 52–53, 54, 64, 106, 123

Guillaumin, Armand (Moulins 1841–Paris 1927), französischer Maler, der an den meisten Impressionistenausstellungen teilnahm. In seinen Werken behandelte er städtische Szenerien und schuf neben Landschaftsbildern vor allem Stilleben und Porträts. S. 15, 16, 20, 25

Hugo, Victor (Besançon 1802 bis Paris 1885), französischer Dichter und Romanautor. Einer der wichtigsten Vertreter der literarischen Romantik in Frankreich. Sein umfangreiches Werk umfaßt Gedichte, Historienromane, politische Schriften und Romane humanitären Inhalts. S. 26, 45, 50, 97

Jongkind, Johan Barthold (Lattrop 1819–Côte-Saint-André 1891), niederländischer Maler. Er

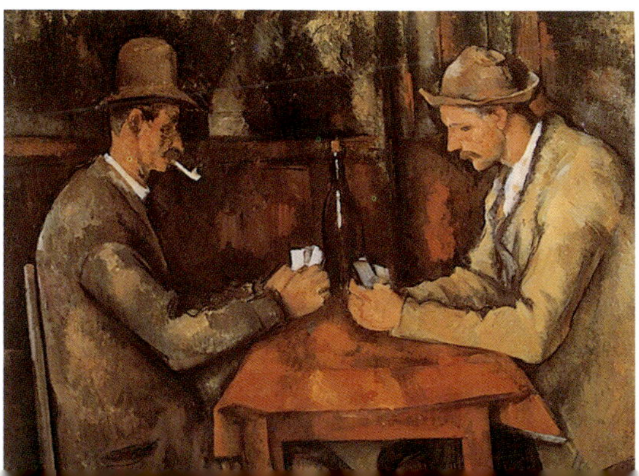

◀ Paul Cézanne, *Zwei Kartenspieler*, 1892–95, Paris, Musée d'Orsay.

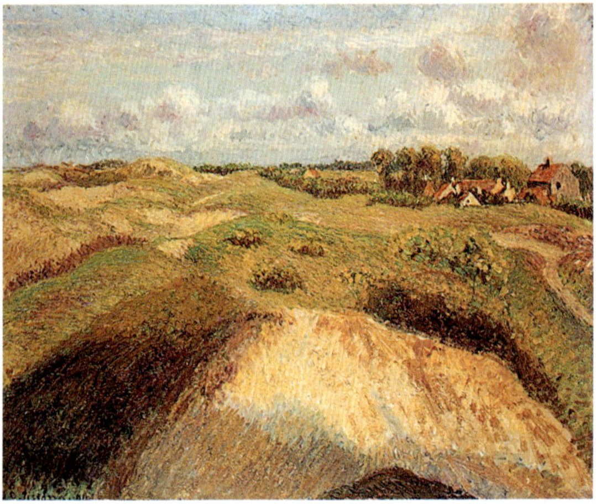

Camille Pissarro, *Dünen bei Knocke,* 1902, Privatsammlung.

war ein großer Bewunderer Corots und befaßte sich vor allem mit der Aquarellmalerei. S. 15, 16

Laval, Charles (Domme/Dordogne 1864–1892), französischer Maler. 1886 lernte er in Pont-Aven Gauguin kennen und begleitete ihn auf seiner ersten Reise nach Martinique. S. 32, 33, 36, 40, 46, 47, 64

Maillol, Aristide (Banyuls-sur-Mer 1861–Marly-le-Roy 1944), französischer Bildhauer. Er begann seine künstlerische Karriere als Maler, doch schon bald zeigte sich seine besondere Vorliebe für die Plastiken Rodins. Wichtige Anregungen bezog er aus seinem Studium der klassischen antiken Skulptur. Seine zahlreichen weiblichen Aktfiguren sind kräftig und von naturverbundener Sinnlichkeit. S. 82, 108, 109

Manet, Edouard (Paris 1832 bis 1883), französischer Maler. 1863 sorgte sein Gemälde *Das Frühstück im Grünen* im Salon des Refusés für einen Skandal, Kritiker und Publikum waren empört. Er verbannte gebrochene Töne aus seiner Malerei und arbeitete mit scharfen Farbkontrasten. Sein virtuoser Einsatz der Farbe Schwarz geht auf sein intensives Studium der alten Meister zurück. Nach 1870 näherte er sich zeitweise dem Impressionismus. S. 16, 21, 56, 141

Matisse, Henri (Le Cateau 1869 bis Cimiez 1954), französischer Maler und Bildhauer. Sein beständiges Experimentieren mit den Farbwerten rückte ihn in die Nähe verschiedener künstlerischer Avantgarde-Bewegungen, wobei er sich aber stets eine eigene, unverwechselbare Handschrift bewahrte. Kennzeichnend für seine Werke sind die grellen Farben und die oft wild bewegten Konturen, die ihm und seinen Mitstreitern den Beinamen »Fauves« (»Wilde«) eintrugen. S. 69, 82, 88, 89, 102, 108, 128, 129

Meyer de Haan, Jacob (Amsterdam 1851–1895), niederländischer Maler. Während seines Aufenthaltes in Le Pouldu 1889 beschloß de Haan, sich Gauguin anzuschließen. Er nahm bei ihm Malstunden und zahlte ihm als Gegenleistung sein Pensionszimmer. De Haan widmete sich vor allem dem Stilleben, wobei die warmen, leuchtenden Farben seiner Werke die Schulung an den alten niederländischen Meistern verraten. S. 46, 54, 60

Monet, Claude (Paris 1840 bis Giverny 1926), französischer Maler. Zur Leitfigur der Impressionisten ließ ihn seine Fähigkeit werden, das Nichtgreifbare auf die Leinwand zu bannen, etwa schmelzenden Schnee, das Wehen des Windes und wabernde Nebelschwaden. Er fand Wege, die Auflösung der Formen im Licht darzustellen und komplexe optische Phänomene in Malerei umzusetzen. S. 12, 16, 18, 20, 21, 64

Monfreid, Daniel de, war ein enger Freund Gauguins, den er 1887 in Paris kennenlernte. Während der Aufenthalte in Ozeanien übernahm de Monfreid Schuffeneckers Rolle als Korrespondent und Vertrauter Gauguins. S. 57, 64, 74, 92, 104, 112, 117

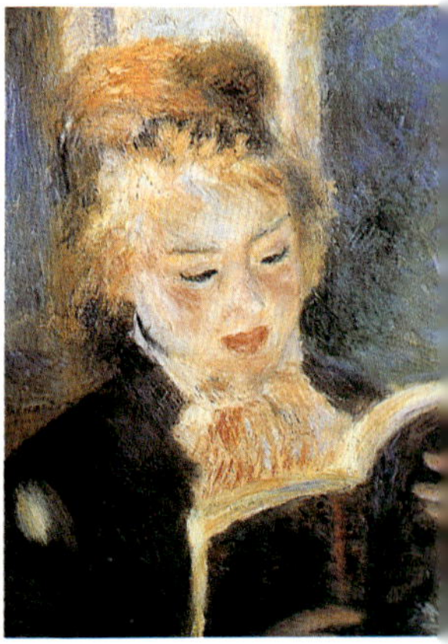

Auguste Renoir, *Die Lesende,* 1874–76, Paris, Musée d'Orsay.

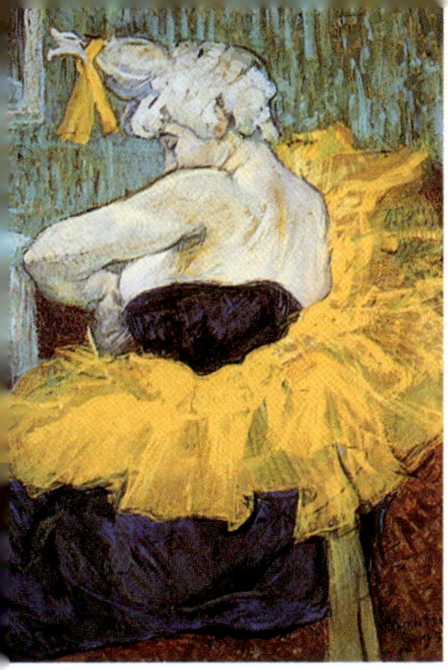

◀ Henri de Toulouse-Lautrec, *Die Clowness Cja-U-Kao im Moulin Rouge,* 1895, Paris, Musée d'Orsay.

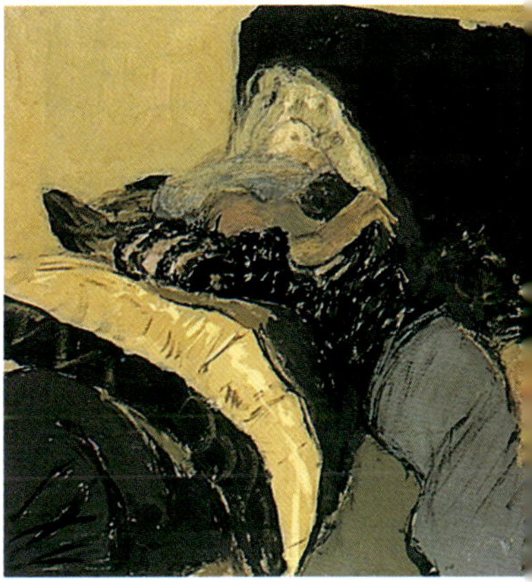

▲ Edouard Vuillard, *Der Divan,* 1910, Privatsammlung.

Umschlagvorderseite:
Paul Gauguin, *Das Nachtcafé,* Ausschnitt, 1888. Moskau, Puschkin-Museum.
Paul Gauguin, *Arearea, Freude,* Ausschnitt, 1892. Paris, Musée d'Orsay.

Herausgeber der Reihe:
Stefano Peccatori und Stefano Zuffi

Text des vorliegenden Bandes:
Gabriele Crepaldi

Abbildungen:
Archivio Electa, Mailand
Alinari-Giraudon, Florenz
Archivio Scala, Antella (Fi)
Archivio Mondadori, Segrate (Mi)
Agenzia Ricciarini, Mailand
Wir bedanken uns bei den Museen und den Bildarchiven, die uns freundlicherweise das Bildmaterial zur Verfügung gestellt haben.

Das Projekt wurde realisiert mit
La Biblioteca editrice s.r.l., Mailand

Die Deutsche Bibliothek - CIP-Einheitsaufnahme
Crepaldi, Gabriele:
Paul Gauguin / [Text des vorliegenden Bd.: Gabriele Crepaldi.
Aus dem Ital. übers. von Iris Plack]. - Köln : DuMont, 1999
(Berühmte Maler auf einen Blick)
Einheitssacht.: Gauguin <dt.>
ISBN 3-7701-4540-2

© 1998 der italienischen Originalausgabe: Leonardo Arte s.r.l., Mailand
Elemond Editori Associati
© 1998 by SIAE
© 1999 der deutschsprachigen Ausgabe: DuMont Buchverlag, Köln
Alle deutschsprachigen Rechte vorbehalten

Aus dem Italienischen übersetzt von Iris Plack
Fachlektorat: Dr. Jürgen Schönwälder
Redaktion der deutschsprachigen Ausgabe: Werkstatt Gillhofer, München
Satz der deutschsprachigen Ausgabe: Sabine Kopp, Werkstatt Gillhofer
Umschlaggestaltung: Groothuis + Malsy, Bremen

Printed and bound in Italy
ISBN 3-7701-4540-2